AF613432

TRAITÉ PRATIQUE

DE LA

COLIQUE DE PLOMB.

In dictis hominum non quis, confidero, sed quid.
Epigram. Oweni.

Citò, tutò et jucundè.
Celse.

Non dubito hanc colicam esse specificam, et sui generis.
Stoll.

Lyon. — Imp. Dumoulin et Ronet, rue St-Côme: 6.

TRAITÉ PRATIQUE

DE LA

COLIQUE DE PLOMB,

PAR

J. L. BRACHET,

CHEVALIER DE LA LÉGION-D'HONNEUR,

Professeur de pathologie générale à l'Ecole de médecine de Lyon,
Membre de l'Académie de médecine de Paris et de Vienne, des Académies des sciences, belles-lettres, etc. de Lyon, Toulouse, Dijon, et de la plupart des Sociétés de médecine de France et de l'étranger.

—

Ouvrage couronné par l'Académie des sciences, inscriptions et belles-lettres de Toulouse.

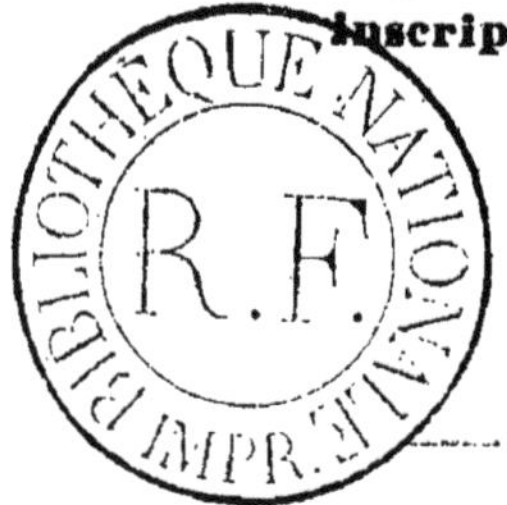

PARIS.

BAILLIÈRE, Libraires. | V. MASSON, Libraire.

LYON.

CHARLES SAVY JEUNE, LIBRAIRE-ÉDITEUR,
Place Bellecour, 14.

TOULOUSE.

JOUGLA, LIBRAIRE, rue St-Rome, 46.

—

1850.

Des circonstances favorables me mirent de bonne heure dans la position d'observer et d'étudier la colique de plomb. A mon début dans la pratique médicale, je fus le médecin de tous les étameurs de notre cité; et leur profession est, après celle des cérusiers et des peintres, celle qui fournit le plus de coliques. Aussi, dès 1824, je fis connaître, dans le *Journal général de médecine* mon opinion sur le siége et la nature de la maladie. Les faits nombreux que j'avais l'occasion d'observer ne firent que me confirmer dans cette manière de voir, comme on peut s'en convaincre dans la notice que je donnai à l'administration des hôpitaux, qui la fit insérer dans son compte-rendu pour l'année 1838. Enfin, en 1845, onze cas furent admis dans la salle de clinique, pendant les mois de juillet, août et septembre. Les leçons que je fis aux élèves à cette occasion me firent faire de nouvelles réflexions. L'année suivante, le programme de l'Académie des Sciences de Toulouse me tomba entre les mains. Il m'inspira la pensée d'utiliser mes recherches précédentes, et de me mettre au nombre des compétiteurs.

Dès ce moment je me livrai sans relâche aux investigations nécessaires pour répondre convenablement à la question. M. le docteur Pomier, alors chef de clinique, avait conservé les feuilles de visite de l'année précédente : il eut la bonté de me les remettre.

Comme on le voit, mon travail n'est pas une œuvre éphémère de circonstance. Il remonte à bien des années, puisqu'en 1824 j'avais déjà écrit sur ce sujet. Ma manière de voir n'a fait que s'élucider chaque jour davantage : chaque jour les faits sont venus la confirmer de plus en plus, de façon qu'aujourd'hui c'est véritablement une œuvre de vingt-cinq ans.

J'ai fait tous mes efforts pour répondre d'une manière convenable à l'appel de l'Académie. Mais comme nul ne peut être bon juge dans ses propres œuvres, pour justifier ma témérité, j'invoquerai le témoignage de l'Académie elle-même, en transcrivant quelques passages du savant rapport qui lui a été présenté par le docteur Gaussail, au nom de la commission qui avait été chargée d'examiner les pièces du concours. Le rapport tout entier eût été beaucoup trop long; aussi j'ai cru devoir me borner à en reproduire quelques extraits pour faire connaître l'opinion des juges, bien plus que pour présenter l'analyse habile qu'ils ont faite.

« Nous resterions peut-être en-deçà de la vérité en disant que ce mémoire, dont la lecture en commun a nécessité huit séances de deux heures, formerait un volume de cinq à six cents pages.

« Dans son avant-propos l'auteur envisage l'étendue,

l'importance et les difficultés de la question. Il interprète le programme, il se pénètre de son esprit, il s'associe à son but, et trouve dans sa lettre un plan tout tracé. Pensant toutefois que l'historique de la colique saturnine se trouve implicitement renfermé dans ces mots : *d'après l'état actuel de la science*, il fait précéder les trois divisions fondamentales de son travail d'une analyse historique, qui peut être supprimée sans inconvénient.

« Il n'est pas de sujet sur lequel on ait autant discuté; de nos jours encore les opinions se heurtent sans beaucoup de profit pour la science. Aussi c'est en premier lieu à cet élément rattaché à l'état actuel de la science que le compétiteur va demander la solution du problème. En conséquence, il aborde l'examen de toutes les opinions émises et soutenues avec plus ou moins de fondement; il les commente, les apprécie et les expose de manière à prouver qu'il en a une parfaite connaissance. Nous avons dû renoncer à donner une idée complète de cette exposition savante que l'on suit avec intérêt dans le mémoire, mais qui, par sa nature même, se refuse à une reproduction analytique.

« Votre commission reconnaît d'ailleurs tout le mérite, tout l'intérêt que présente cette partie si considérable du mémoire; elle loue cette excellente méthode suivie dans l'exposition des faits; elle approuve cette discussion toujours convaincante et cependant toujours calme, modérée, bienveillante, indulgente même pour les opinions u'elle combat. La même indulgence qu'il accorde aux autres, parce que s'ils se sont trompés ils étaient de bonne foi, notre auteur la réclame pour lui-même au même titre et avec des droits égaux; seulement, à l'aide de tous les moyens que la science et l'art mettent à sa disposition et dont il s'empare avec les ressources d'une logique vigoureuse pour les interpréter dans toute leur signification, il s'est constamment efforcé de démontrer que l'erreur n'était pas de son côté; et, disons-le, il y est parvenu.

« Dans le deuxième chapitre, nous trouvons d'abord quelques généralités destinées à faire ressortir l'importance du diagnostic différentiel et à signaler les sources des erreurs qui peuvent être commises. Vient ensuite un exposé des signes caractéristiques de la colique de plomb, exposé qui était nécessaire pour faire mieux apprécier les différences qu'ils présentent avec ceux qui appartiennent à d'autres maladies.

« Ce chapitre ne laisse rien à désirer, et cette déclaration nous dispense de nous y arrêter plus long temps; nous avons hâte d'ailleurs d'arriver à la partie thérapeutique.

« Les agents médicateurs que comportent ces méthodes curatives, qu'ils aient été anciennement employés ou nouvellement introduits dans la thérapeutique, tous, sans aucune exception, sont successivement étudiés au point de vue historique d'abord, puis sous le rapport de leurs effets. Toujours l'expérience des autres et souvent la sienne propre fournissent à l'auteur les éléments de ses appréciations. On conçoit dès lors combien sont multipliés les détails renfermés dans ces quatre premières subdivisions.

« Dans ses conclusions qui font le sujet d'un huitième paragraphe, l'auteur établit qu'aucune médication ne doit être rejetée : que toutes au contraire méritent d'être conservées, parce qu'elles peuvent trouver pour leur application le moment préférable. Mais il s'agissait de rechercher la médication applicable à la majorité des cas ; cette médication devait être celle qui remplirait le mieux ces trois conditions exigées par Celse, *citò, tutò et jucundè ;* elle a été trouvée dans le sulfate acide d'alumine, dont les bons effets ne sont pas seulement démontrés par les sept observations précédentes prises d'ailleurs au hasard, mais par plus de 150 faits recueillis pendant dix ans.

« Cet agent médicamenteux guérit *promptement,* puisqu'il guérit dans les deux ou trois premiers jours ; il guérit *sûrement*, puisqu'il évite les rechutes et les accidents consécutifs ; enfin il guérit *agréablement,* si on le compare au dégoût procuré par les purgatifs et notamment par le traitement de la Charité et le croton tiglium.

« Lorsque des résultats thérapeutiques se présentent entourés de garanties semblables à celles que nous avons fait connaître, ils ne peuvent soulever la moindre suspicion.

« En terminant, l'auteur fait comprendre l'urgente nécessité de transformer les prescriptions hygiéniques en articles réglementaires, obligatoires pour les ouvriers et pour les chefs d'atelier. Il fait à cette occasion un appel aux gouvernants, et cet appel dénote chez lui un médecin doué d'une belle âme, qui n'accepte pas comme une vaine formule les mots de *philantrophie* et de *fraternité*, et qui comprend toute l'étendue de la mission qu'il est appelé à remplir.

« A mesure que se déroulaient devant nous les pages de ce manuscrit, pages aussi compactes pour la forme que substantielles pour le fond, les difficultés que nous éprouvions à les résumer devenaient plus grandes, et souvent même se transformaient en impossibilité réelle ; aussi, cette analyse, malgré son étendue, demeure bien incomplète. Sans doute elle n'a pas omis des points fondamentaux ; mais cette intelligence parfaite du sujet, cette immensité de faits, de détails si méthodiquement enchaînés les uns aux autres ; mais ces nombreux aperçus pratiques, ces réflexions profondes disséminées dans le travail ou servant d'introduction à ses divisions principales et qui sont autant de fragments de haute philosophie médicale ; mais cette exposition nette et précise, cette démonstration convaincante, cette discussion pleine d'aménité ; mais cette absence de toute prétention, cette défiance de soi-même, et cette bonne foi qui se font surtout remarquer dans la partie thérapeutique, voilà ce qu'elle n'a pu reproduire ou dont elle n'a pu donner qu'une bien faible idée.

« On peut le dire, une considération domine ce travail tout entier, c'est celle de *l'état actuel de la science*. De là ces nombreuses citations bibliographiques ; de là aussi ces répétitions qui, au premier abord, pourraient paraître oiseuses et fatigantes. L'auteur prévoit lui-même que, sous ce double rapport, il pourra lui être adressé un reproche; mais il a préféré le défaut d'avoir trop dit, à celui de n'avoir pas dit assez; car, avant tout, il devait arriver aux déterminations réclamées par le programme, et ces éléments lui étaient indispensables. Après cet aveu, et considérant surtout l'immense labeur qu'ont dû nécessiter la collection et la coordination de ces nombreux matériaux bibliographiques, la critique reste désarmée.

« Au moment d'arriver au terme de notre mission, cette question se présente bien naturellement: Le but de l'académie a-t il été rempli? Hâtons-nous de produire la réponse unanimement affirmative des membres de la commission d'examen et du bureau général; hâtons-nous de dire aussi que, dans leur conviction intime, c'est le mémoire analysé en dernier lieu qui seul, et dans les limites assignées par *l'état actuel de la science*, a atteint ce but de la manière la plus satisfaisante.

« Entre ce mémoire et celui qui a été placé immédiatement après lui dans l'ordre de mérite, on remarque certaines analogies pour la conception du plan, mais on constate aussi d'immenses différences en ce qui concerne son exécution. Le premier est une monographie complète au point de vue analytique comme au point de vue pratique; sa forme n'a rien de saillant si l'on veut, mais elle est parfaitement adaptée au sujet; il laisse à peine prise à la critique, et ce n'est encore qu'à l'occasion de points d'une importance secondaire. »

Je me suis permis de transcrire des éloges aussi flatteurs, que parce que ce n'est point à moi qu'ils étaient adressés, mais au mémoire dont l'auteur était inconnu, et que c'est précisément de ce mémoire qu'il s'agit. Je n'ai pas cru pouvoir lui donner une meilleure recommandation que celle d'un jugement prononcé par une commission composée d'hommes aussi compétents et aussi distingués. Combien ces encouragements causent de satisfaction! Combien ils dédommagent des peines et de veilles qu'il a fallu pour conduire à sa fin un travail aussi long et aussi épineux! Là au moins se voient des âmes grandes et généreuses, qui ont voulu moins récompenser qu'exciter le zèle qui ne reculait devant aucune difficulté pour payer son tribut à la science. Combien de pareils sentiments devraient faire rougir ces petits esprits pétris de jalousie, ces eunuques de la science, qui, incapables de rien produire, sont offusqués par les œuvres de ceux qui travaillent, et se font un devoir de les persécuter pour les punir de ce qu'ils ont la témérité de s'élever au-dessus d'eux!

Je m'applaudis d'avoir trouvé des juges aussi éclairés; j'ai profité avec empressement et avec reconnaissance des observations judicieuses qu'ils ont pris la peine de présenter. J'ai corrigé tous les points défectueux qu'ils ont signalés. C'était un devoir d'autant plus agréable pour moi que ces fautes ne portaient que sur des objets de détail, et qu'elles étaient l'effet d'une rédaction précipitée, bien plus que de vices inhérents à l'ouvrage ou à ses doctrines. Aussi j'adresse mes remercîments bien sincères à la commission pour avoir pris la peine de relever ainsi quelques inexactitudes qui pouvaient nuire à la régularité de l'ouvrage. Avec son assentiment sur le fond du travail, avec les corrections qu'elle m'a indiquées, j'espère qu'elle l'aura rendu plus digne d'être offert au public.

Malgré les nombreuses répétitions auxquelles la partie historique m'a exposé, je ne l'ai point supprimée parce que cette partie est beaucoup plus complète que celle des autres auteurs qui ont traité le même sujet. D'ailleurs ces répétitions ne sont pas entières ; elles ne portent la plupart que sur quelques points de l'historique. Je l'ai donc conservée pour faire une monographie aussi complète que pouvait le comporter le programme. Quoique la forme ne soit pas aussi scientifique, aussi scolastique que pourrait l'être une monographie, j'ai eu soin d'y rattacher tous les points essentiels ; de façon que rien ne manque à cette description pour faire à la fois connaître la maladie et apprendre à la traiter.

Une partie du vœu que nous émettions dans la prophylaxie vient d'être accomplie. Au mois d'octobre dernier, sur l'avis du conseil de salubrité et d'une commission spéciale composée de savants et d'architectes, l'emploi du blanc de zinc, à l'exclusion du blanc de céruse, a été ordonné par le ministre des travaux publics, dans les travaux de peinture des bâtiments de l'Etat. Espérons que cet exemple sera suivi dans toute la France et par tous les architectes, les peintres et les propriétaires ; alors nous verrons diminuer des trois quarts au moins le nombre des coliques saturnines. Honneur et félicitation au ministre philanthrope qui a su prendre l'initiative.

Je m'estimerai heureux si le public daigne accueillir ce dernier fruit de mes veilles avec la bienveillance dont il a usé envers mes autres productions. Alors mes efforts n'auront pas été perdus, et le bonheur d'avoir contribué à soulager quelques douleurs sera ma plus douce récompense.

AVANT-PROPOS.

L'Académie des sciences de Toulouse a mis au concours la question de médecine suivante :

« Exposer d'après l'état actuel de la science :

« 1° La nature et le véritable siége de la maladie connue « sous le nom de colique saturnine (vulgairement colique « des peintres).

« 2° Les signes qui peuvent la faire distinguer des affec- « tions abdominales qui ont avec elle quelque ressemblance.

« 3° Les indications curatives qu'elle présente et la médi- « cation rationnelle pour les remplir. »

Cette question est vaste et importante. Elle touche à plusieurs points de doctrine les plus controversés, sur une maladie tout à la fois grave et remarquable par ses phénomènes. La science n'a pas cessé de marcher ; elle a chaque jour ajouté de nouvelles acquisitions à ses possessions antérieures. Trop souvent aussi elle a pris pour des conquêtes et des découvertes, des opinions, des théories, des systèmes ou même des hypothèses qu'un examen attentif a bien vite réduits à leur juste valeur : *comenta delet dies.* La colique des peintres a toujours subi le joug des opinions du jour. Toujours elle s'est prêtée à toutes les nuances, à toutes les formes, même les plus contradictoires, qu'on a voulu lui donner. Aujourd'hui encore, malgré les travaux qu'on possède, on peut se demander si la science est bien fixée sur la nature de la maladie, s'il ne reste pas quelques points de son histoire qui exigent de nouvelles recherches, qui ont besoin d'être éclairés ou mieux précisés. C'est d'après cette anarchie et ce doute, que la savante société de Toulouse a été conduite à en faire le sujet d'un concours. Comme les opinions viennent toujours s'insinuer dans le traitement des maladies, ainsi que le prouve l'histoire de la colique des peintres, elle a pensé que la question devait s'étendre à sa thérapeutique. C'était tout à la fois être utile à la science et aux malades, que de chercher à fixer les esprits, d'une part sur la nature de l'affection, et par suite sur son traitement : et comme il est impossible de bien traiter une maladie que l'on confondrait avec d'autres, elle a voulu faire éviter la confusion, en demandant les moyens de la distinguer d'un grand nombre d'affections avec lesquelles elle a quelque ressemblance. Tel est, si je ne me trompe, le but de l'Académie. Il importe de bien le préciser, parce que dans une question aussi large, s'il est essentiel de traiter tout ce que demande le programme, il n'est pas moins indispensable de ne traiter que ce qu'il exige, afin de ne pas s'écarter dans des digressions étrangères au sujet, et qui, en multipliant le volume des mémoires, prendraient un temps précieux aux juges du concours. Nous pensons même qu'en s'écartant du sujet, en y joignant les questions qui sont en dehors du cercle tracé, on manque le but; quelque parfait que soit un travail de ce genre, il doit être exclu du concours: autrement ce serait un leurre fait aux candidats qui se mettent de bonne foi sur les rangs, et qui s'abandonnent naïvement à toute la sécurité que leur inspirent les limites posées par la société elle-même. D'ailleurs le sujet est assez vaste par lui-même; s'il n'embrasse pas toute la question des coliques de plomb ou des maladies saturnines, il en embrasse la partie la plus essentielle. L'Académie l'a bien senti; et c'est parce qu'elle a jugé ces trois points comme les plus importants à résoudre, qu'elle a appelé sur eux l'attention des praticiens, afin qu'en limitant leurs efforts, ils puissent ne pas perdre un temps inutile à la recherche d'autres questions; elle a pensé que leur solution serait un service assez grand rendu à la science. Nous nous associons à son esprit, et, avec elle, nous croyons que la grande question des coliques saturnines est à peu près toute renfermée dans ces trois points, et qu'en les éclaircissant ou tout au moins en les fixant, on ne peut que rendre un service immense à la médecine et à l'humanité. Honneur donc à la compagnie qui a demandé la solution de cette grande question! Elle fait preuve de son origine littéraire et scientifique. C'est en proposant de pareils sujets, qu'elle se montre digne à la fois de son antique célébrité et du rang distingué qu'elle occupe dans la marche progressive du siècle.

Dans ce travail je me conformerai donc à son programme. J'en admets les trois divisions; avec ce guide, je ne pourrai pas m'égarer. Si je me permets de les faire précéder d'une analyse historique succincte, c'est parce qu'elle me paraît implicitement renfermée dans ces mots du programme : *d'après l'état actuel de la science*. Je n'y attache aucune importance, on peut la supprimer sans inconvénients, et passer de suite aux trois parties qui constituent le fond de la question. Là seulement se trouvent des points litigieux de doctrine à résoudre et à éclairer. Puissent mes efforts n'être pas jugés indignes du sujet et de la bienveillance de l'Académie !

HISTORIQUE.

Lorsqu'une maladie présente des caractères qui lui sont communs avec d'autres affections, lorsque surtout la cause qui la détermine n'agit pas d'une manière assez brusque, assez *visible* pour être saisie facilement, il n'est pas étonnant qu'elle reste longtemps confondue avec celles avec lesquelles elle présente quelques traits de ressemblance. Voilà pourquoi la colique saturnine n'a pas été décrite en particulier par les auteurs anciens. Ils l'avaient certainement observée, parce que de temps immémorial on connaît l'usage du plomb et de ses préparations, et que les rapports de ses qualités avec la susceptibilité organique de notre économie ont toujours été et seront toujours les mêmes. Or, les mêmes causes ont dû produire les mêmes effets. Aussi les recherches de plusieurs savants ont fait retrouver des traces indubitables de cette affection dans les ouvrages de l'antiquité la plus reculée. C'est surtout à Dehaen, Gardane, Joseph Frank et MM. Mérat et Tanquerel-des-Planches qu'on est le plus redevable à cet égard. Aussi nous n'avons pu qu'y puiser largement. Il ne nous a guère été possible d'y ajouter que les travaux qui ont paru depuis la publication de leurs ouvrages Nous n'avons pas même cru nécessaire d'y admettre la gigantesque érudition de Frank. Cette nomenclature indigeste nous a souvent effrayé.

Bien que le plomb fût employé longtemps avant Hippocrate, il est impossible de trouver, dans les auteurs qui l'ont précédé, aucun indice de la connaissance de son action toxique sur l'économie. Au vieillard de Cos appartient donc le premier monument qui soit relatif à ce sujet. « L'ouvrier qui travaillait à l'extraction des métaux éprouva une constriction dans la région de l'estomac; sa rate se gonfla; le ventre se durcit, devint peu libre et se remplit de gaz; les tissus se décolorèrent; le mal se jeta sur le genou gauche, il reprit ensuite le ventre et à la fin se termina par une crise. » (De morbo vulgari, lib. IV, art. 20.) Ilsemann et quelques autres critiques ne trouvent pas là des signes suffisamment développés pour y voir une colique de plomb. Si on se reporte à la science de cette époque, on sera moins difficile puisque la maladie n'était pas encore connue.

Après Hippocrate, vient Nicandre; on lit dans les Alexipharmaques une description assez exacte de la colique saturnine, occasionnée par des préparations de plomb introduites dans l'estomac: «On n'a pas plus tôt pris intérieurement de la litharge et de la céruse, dit-il, qu'on est constipé; les vents s'accumulent avec bruit vers le milieu du ventre, et dans la région ombilicale; ils causent des douleurs de tortillement aussi cruelles que celles qu'on éprouve dans les coliques les plus rebelles; le malade ne rend plus l'urine, il sent une chaleur brûlante dans les membres, sa couleur devient plombée. L'homme ainsi tourmenté, abattu par tous ces maux, finit par perdre l'usage de ses membres qui tombent. »

Sans la décrire, Celse ne fait-il pas voir qu'il la connaît, lorsqu'il recommande de faire vomir ceux qui ont avalé de la céruse?

A une description assez exacte des accidents occasionnés par l'ingestion du plomb dans les voies digestives, et à l'indication de faire vomir, de purger et d'exciter les urines pour les combattre, Dioscoride ajoute plus loin, que la poussière qui s'exhale des métaux resserre le gosier de ceux qui les travaillent, fait tousser, paralyse les membres, rend hébété et cause de très-vives coliques. Déjà de son temps les ouvriers s'enveloppaient la tête pour se garantir de cette poussière. Il n'y avait plus qu'un pas à faire pour saisir les rapports de cause à effet, entre les émanations saturnines et les coliques de plomb. (Sect. de alexipharmacis, lib. de venenis, cap. 27, Dioscorid. Sarac, interpr. Vienne, 1498.)

Ce qu'avait dit Dioscoride, Galien l'a répété et commenté. Il a aussi fait l'histoire d'une colique particulière, qui ressemble beaucoup à celle que Citois et plusieurs auteurs ont appelée *colique de Poitou et colique végétale*, et qui ne semble être qu'une colique saturnine dont on a méconnu l'origine. (Méthod. méd. tom. VI.)

Sous le nom de colique mélancholico-nerveuse, Arétée a décrit des phénomènes singuliers, qui ont la plus grande ressemblance avec ceux qu'on a plus tard attribués à l'action du plomb : « Les malades, dit-il, ne dorment point et dépérissent; leur bas-ventre est sec et resserré; quelquefois cependant ils rendent des matières arrondies, sèches, noires et comme teintes en jaune; les urines ne coulent presque pas, et les hypochondres sont remplis de flatuosités; il faut administrer avec énergie les purgatifs contre de pareils accidents. Quelquefois la maladie devient incurable, c'est lorsque la contraction des nerfs, la paralysie et l'épilepsie se déclarent. » (Lib. 1 de diuturn., et lib. II de caract. morb. caus. et sing., morb. diuturn.)

Peu d'auteurs se sont autant rapprochés des modernes

que l'a fait Paul d'Ægine. Non content de reconnaitre avec la plupart des médecins grecs et latins les mauvais effets du plomb, du minium, de la céruse et de la litharge, et d'en déduire les accidents comme l'a fait Dioscoride, il décrit une colique semblable à celle que nous appelons colique saturnine : et, à la fin du même chapitre, sous le nom de colique pestilentielle *colica pestifera*, il fait l'histoire d'une colique épidémique, que Citois a cru être la même que celle qui régna dans le Poitou. Elle se répandit dans toute l'Italie ; chez plusieurs sujets, elle se termina par la paralysie des membres ; d'autres devinrent épileptiques, et ils en moururent. (Oper. de remed. L. III, de morb. intest. sub fin. cap. 18 et 43, plus 149. De resolut. obs. colic, dolor.) La description de ces deux coliques dont il ignora la cause est la même que celle de la colique occasionnée par le plomb.

On trouve dans Aetius une description des effets morbides dus à l'ingestion des différentes préparations de plomb dans l'estomac. Elle est si semblable aux phénomènes de la colique saturnine, qu'on ne peut pas douter qu'elle ne soit cette maladie elle-même. Il range les préparations de plomb dans la classe des poisons. (Tetrabit. lib. IV, serm. IV.)

Un passage de Rhazès prouve qu'il a connu les mauvais effets du plomb et la colique saturnine. Le voici : « Les symptômes de la litharge prise intérieurement, sont la suppression des urines, la constipation, l'épaississement de la langue, des douleurs dans le corps et la paralysie des membres. » Il veut qu'alors on fasse vomir, et qu'on purge avec les drastiques si les symptômes deviennent plus violents. (Oper. parv. albub. fil. zachar. tract., lib. VIII.)

D'après Haly-Abbas, ceux qui ont avalé la céruse sont tourmentés par des douleurs térébrantes du ventre, de la toux et du hoquet; les membres se paralysent. Il prétend qu'on guérit ces accidents par les vomitifs et les purgatifs violents. (Theor. lib. IV, c. 35, et lib. IX, c. 8.) Dans le chap. 27, *de colica*, quelques passages semblent se rapporter aussi, quoique moins directement, à la colique des peintres.

Réunissant tout ce qu'on avait écrit avant lui sur la colique de plomb, Avicenne en a donné la description la plus étendue qu'on eût encore. Il l'attribue à l'ingestion des préparations saturnines, telles que la céruse et la litharge. Cependant il laisse penser qu'elle peut se développer à la suite des émanations de ce métal *imparfait*. Il en trace les phénomènes d'une manière caractéristique (Lib. III, cap. 16, tract. 3, et lib. IV, fen. VI, tract. I), tellement qu'on a lieu de s'étonner que dès-lors la colique de plomb n'ait pas été plus généralement connue. Outre cette colique par ingestion, il en décrit une autre qui présente tous les caractères de la même maladie, sauf la cause qui est inconnue, et qui l'a fait classer dans la colique végétale, qui au moins le plus souvent n'a pas été autre chose que la colique de plomb occasionnée par les boissons lithargirées. Dans l'une et dans l'autre il reconnaît la *privation du mucus intestinal*; aussi il conseille les purgatifs qu'on réitère en raison de l'opiniâtreté de l'affection.

Voilà à quoi se résument les connaissances des anciens sur la colique de plomb. Observateurs toujours attentifs, ils ont su la reconnaître lorsqu'elle était produite par l'ingestion des préparations saturnines, quoiqu'elle fût bien rare. Celle qui était occasionnée par leur émanation, leur a échappé. Cependant Dioscoride et Avicenne l'ont soupçonnée. Mais, s'ils ont ignoré sa cause, ils paraissent avoir bien étudié la maladie : car cette colique singulière dont Galien, Paul d'Ægine, Arétée, Haly-Abbas, Avicenne nous ont transmis l'histoire sans en connaître l'origine, ne s'observe plus que chez les ouvriers qui travaillent sur le plomb. N'est-il pas à présumer que les faits de ce genre qu'ils ont recueillis, ont été observés sur des individus qui travaillaient dans les mines? Ils n'en disent rien, mais tout nous porte à le croire. Leurs boissons ne pouvaient-elles pas aussi en être la cause? Ils ne connaissaient pas, il est vrai, l'art de frauder les vins et les cidres avec la litharge et autres préparations plombiques; mais Caton, Pline, Palladius, Columelle nous apprennent qu'on préparait dans des vases de plomb un sirop de raisins qu'on mêlait ensuite aux vins nouveaux pour en adoucir l'âpreté. N'est-il pas à présumer que dans cette opération, il y avait oxydation des parois du vase et combinaison de l'oxyde ainsi formé avec le sirop? De plus, suivant Columelle, les fermiers avaient l'habitude de placer un plat de plomb dans chaque tonneau, afin d'empêcher le vin de passer à l'aigre. N'y avait-il pas là aussi une oxydation et une combinaison du plomb avec le vin? D'après ces considérations, n'est-il pas à présumer que c'est dans leurs vins que les anciens puisaient cette colique mystérieuse quant à sa cause, qui a excité l'étonnement de Van-Zelst, et qui nous paraît être saturnine, malgré quelques nuances de symptômes dans la description qu'ils nous en ont laissée.

Voici comment s'exprime M. Tanquerel-des-Planches sur l'histoire de la colique de plomb dans le moyen-âge, nous ne saurions mieux faire que de le copier textuellement. « Depuis le 12e jusqu'au 16e siècle inclusivement, plusieurs écrivains firent mention de cette maladie dans des ouvrages sur d'autres parties de l'art; mais pendant tout ce temps on ne publia pas de travaux spéciaux propres à en éclairer l'histoire. Nicolas Nicolle (Serm. V, tract. VIII, cap. XI et serm. III, cap. V, 1412); Jean-Michel Savonarole (Pract. tract. VI, cap. XVI, 1430); Jean Arculan (in pract. med., apud Forestum, 1480); Alexandre Benedict (1496), n'ont rien ajouté à ce qu'avaient écrit à ce sujet les médecins grecs et arabes. La même remarque s'applique à Dulaurent (1500), Andernac(1552), Trincarellius (1550), Léon Jacchin (1550), Valcher Coëter (1553), dont nous ne faisons mention ici que pour ne pas interrompre l'histoire chronologique de la colique de plomb.

« Fernel nous a transmis l'histoire pleine de détails intéressants d'un peintre d'Angers atteint de colique et de paralysie saturnines, dont il ne put découvrir la cause dans la profession du malade. L'autopsie ne lui révéla aucune altération. Ce fut la première dans cette maladie. (De lue venerea, cap. VII.) Cet auteur parle encore dans un autre endroit d'une colique dont il ne sait pas davantage indiquer la cause, et qui avait des symptômes en tout semblables à ceux de la colique de plomb. (De febribus, lib. IV, cap. X.) (Ces faits sont inexactement rapportés.)

« La colique de plomb était très-fréquente en Bretagne au temps de Hollerius, (de morbis intern. lib. I, cap. XLI, de colico dolore.) Paracelse, Droët (Consilium novum de pestilentia, 1572) Craton de Krafthein, Engalenus, ont parlé de la colique de plomb sans ajouter beaucoup aux notions déjà acquises sur cette maladie. Il leur arrive souvent de décrire l'empoisonnement, la colique et la paralysie de plomb, sans se rendre un compte exact de tous ces phénomènes morbides. En effet, à l'époque où écrivaient ces auteurs, les préparations saturnines étaient sans cesse employées comme médicaments; c'est ainsi que Paracelse s'écrie : *saturnus purgat fibres.* »

A ces noms, on pourrait en joindre beaucoup d'autres, tels que Constantinus Africanus (Op. pars. II, lib. IX, cap. 29, de colicâ passione), Jean Gaddesden (Rosa anglica, cap. XX, 1502), Forestus (observ. et curat. med. lib. XXI, obs. V et XV), Félix Plater (Praxeos med. tom. II, cap. XIII), Baillou, (Consil. med., cons. V), Spigel, (*De febre semi tertianâ*, lib. IV, cap. 13 et 14), Roderic de Fonseca, (Consult. méd. tom, II, consultat. 57). Tous paraissent en avoir distingué les caractères particuliers, sans pourtant la différencier des autres coliques par sa cause. D'autres auteurs encore, tels que Agricola *(De re metallicâ*, lib. VI.), Pansa, *(De peripneumonià metallicorum*, 1614.) ont aussi observé l'influence délétère des métaux comme cause productrice de maladies, mais sans en faire une application spéciale à la colique de plomb, quoiqu'il fût reconnu que la colique nommée hutten-katze était occasionnée par le plomb.

Langius dit dans la 38e épître du livre II de ses œuvres qu'elle était endémique dans la Silésie et la Germanie. La colique de plomb ne formait point encore une maladie à part. Elle n'avait point été étudiée pour elle-même. Les notions incomplètes qu'on en avait se trouvaient disséminées dans quelques passages souvent obscurs de traités généraux, dans lesquels la cause de la maladie était même souvent méconnue, surtout la cause par absorption extérieure, comme nous le voyons dans Riedlin, Jockel, etc., Il faut arriver au 17e siècle pour voir les médecins s'en occuper d'une manière spéciale. Alors parurent plusieurs dissertations, parmi lesquelles brilla la fameuse diatribe de Citois, (*De novo et populari apud Pictones dolore colico bilioso diatriba.* Poitiers, 1616.); car celle de Milon, médecin de Henri IV, n'est connue que par la citation qu'en a faite Citois lui-même. Malgré le nom qu'il lui donne, cet auteur reconnaît qu'elle n'est pas renfermée dans les limites du Poitou, et qu'on l'observe aussi dans les provinces voisines. La description qu'il donne est presque aussi complète qu'on pourrait le faire aujourd'hui. Les nuances légères qu'on pourrait y trouver ne suffisent pas pour y faire admettre une maladie différente de la maladie de plomb. Il la décrit comme une épidémie occasionnée par les vins durs, acerbes, ou aigres, dont on faisait usage alors. Il n'y voit pas, il est vrai, pour cause de l'affection, le plomb, quoiqu'il ait plusieurs fois confondu avec elle les coliques survenues chez les ouvriers peintres, potiers de terre, plombiers, etc.; mais on ne peut en douter, si l'on fait attention que depuis longtemps on adoucissait les vins du Poitou avec la litharge, et que cette fraude fut cette année plus grande que jamais, à cause de la nécessité où les marchands de vin se trouvèrent de corriger la plus grande verdeur des vins. Ce qui le prouve, c'est que depuis cette époque, on n'a plus vu de semblables épidémies dans le Poitou, parce que depuis lors il y a eu plus de surveillance dans la préparation des vins, peut-être aussi parce que les récoltes n'ont pas été aussi mauvaises ; car dans cette épidémie qui a valu à la maladie le nom de colique de Poitiers ou du Poitou, *colica Pictonum*, il y avait quelquefois certains phénomènes étrangers à l'action du plomb, et qui ne peuvent tenir qu'à l'action des mauvaises boissons, telle était surtout la diarrhée par laquelle la maladie débutait souvent. Cette raison la fait encore ranger par beaucoup d'auteurs parmi les coliques végétales, ou tout au moins, parmi les complications des deux maladies. Quoi qu'il en soit, cette dissertation de Citois éveilla l'attention ; et la maladie saturnine fut décrite par presque tous les auteurs, soit dans des mémoires particuliers, soit dans des ouvrages où on lui consacra une place à part. Cabagnasius lui destina sous le nom de *colica pictaviensis* un chapitre entier dans son Traité des fièvres. *(Brevis facilisque method. curandi febr. Gadomi*, 1616.)

Ce fut une colique de plomb dont Charles Lepois nous a transmis l'histoire, dans cette colique extraordinaire dont furent atteints, en 1618, les religieux de l'abbaye de Beaupré. (Tract. de morb. seros., obs. et consil., sect. IV, cap. 2.) Il n'en connut point la cause, mais les accidents abdominaux et céphalo-rachidiens l'assimilent à l'empoisonnement saturnin.

Nicolas Fontanus en parle sans rien ajouter à nos connaissances. Il en est de même de Florileg en 1637. Zacutus Lusitanus dans le 1er volume de ses œuvres, page 71, Amsterdam 1640, décrit une colique bilieuse *(De colico dolore)* qui ne cédait qu'aux vomitifs et aux purgatifs et dont la cause n'est pas mentionnée. Nous pouvons en dire autant de Jonhstonus, dont la troisième espèce *(à fecibus duris et retentis)* semble appartenir à la colique saturnine, bien qu'il n'en indique pas la cause, *(Idea medicinæ practicæ*, 1652, pag. 563*)*.

Ce ne fut qu'en 1656 que la véritable cause de la colique des peintres fut connue. Stokhusen, médecin des mines de plomb de Goslar, étudia le premier cette colique dans ses rapports avec les émanations du plomb. Il démontra que celles-ci seules en étaient la cause et que les autres vapeurs métalliques y étaient étrangères. Il fit connaître l'action des différentes opérations qu'on fait subir au plomb, et il eut le talent de démontrer que ces effets étaient les mêmes que ceux de la colique de Poitou. Il fit ainsi faire un grand pas à la science, et il l'eût dès-lors fixée pour toujours, si son travail eût de suite été mieux connu. *(De lithargyrii fumo, noxio, morbifico, ejusque metallico frequentiori morbo vulgò dicto hutten-katze.)* Cependant Balth. Timœus, à Guldenklée, *(Casus medicinales et Obs. pratic*, lib. VII, cap. 10.*)*Cummen, *(De noxa a vapore plumbi. Eph. nat. curi. dec. I.)* Dethar-ding(Ibid. dec. III.) l'observèrent également sur les potiers, et ils reconnurent que l'influence du plomb en était la cause.

Quinze ans plus tard Wepfere reconnut que les coliques occasionnées par les vins frelatés étaient dues à la litharge qu'on y ajoutait. Il dénonça cette fraude au gouvernement de Wurtemberg, *(Miscell. nat. curios, anno* 1671. Obs. de paralys., *post colicam à vino)*. On ne savait pas encore à quoi attribuer ces coliques épidémiques. Un peu plus tard Thomas Burnet consigna dans son Trésor de médecine, plusieurs observations de coliques ainsi occasionnées par le plomb.

Les auteurs les plus célèbres de cette époque ont aussi accordé une mention particulière à la colique de plomb, dans leurs ouvrages généraux. De ce nombre sont : Lzaare

Rivière, *(Praxis medic.*, lib. IV, cap. I.*)* Sennert, *(Pract.* lib. III, p. 2, sect. II, cap. 2.*)* Nic. Pison, *(De morbis cognoscendis et cura.* lib. III, cap. 20.*)* Puerrar, *(Burnetti thesaus. Obs. ad, lib.* III, sect. XLVIII, subsect. XIII.*)* Sydenham, *(Opera. prac. integri in curandis morbis, de colicâ Pictonum.)* Vanhelmont, Willis, *(De anima brutorum,* Part, pathol., cap. 9.*)* Junken, Craanem, Muys, *(Praxis medic. chirurg., rat. dec.* 6, Obs. X.*)* Baglivi, *(Opera.)* Musgrave, *(De arthridide symptomaticâ*, cap. 10, Hist. 4.*)* Schenchzer, *(Itiner., alpinum,* tom. I, 1702.*)*

Ces travaux ne restèrent point stériles. La maladie mieux connue fut aussi mieux étudiée, et sous quelque nom qu'on la désignât, le zèle fit éclore une foule d'ouvrages importants, qui ont la plupart jeté quelque jour sur cette maladie. Bianchus (Hist. hep., 1725), Calmeth, Moursousmith. Boerhaave et son savant commentateur en ont parlé convenablement. Théodore Van-Zelst dans un livre remarquable sur la goutte, la colique et le scorbut, *(Libellus singularis de podagra, et dolore colico, scorbutico simili, pictonico æmulo.* 1760, Lausanne.*)* a consacré un très-long chapitre à la colique de Poitiers. Avec Paul d'Ægine, il l'attribue à l'abondance et aux qualités de la bile. Avec Citois, il la fait dépendre des vins aigres et de mauvaise qualité. Tout en lui reconnaissant un développement épidémique, il lui refuse l'endémicité admise jusqu'alors, puisque la maladie a disparu du Poitou et qu'on l'a vue se montrer dans différentes localités pour en disparaître aussi. Ce n'est point encore au plomb qu'il en attribue la cause; aussi le traitement qu'il admet est évacuant par les purgatifs. Il signale les mauvais effets des sudorifiques. Il indique plusieurs transformations de la colique et surtout son analogie avec certaines coliques scorbutiques alors assez fréquentes et occasionnées par la mauvaise qualité du régime. Le lait d'ânesse lui a été d'un grand secours, lorsque les douleurs se prolongeaient indéfiniment.

Comme on le voit, la découverte de Wepfere n'avait pas eu de retentissement ; elle était restée sans résultat. Il nous faut arriver à Henkel pour retrouver la véritable origine de la colique saturnine. Ce médecin minéralogiste a, dans sa Pyrétologie, reconnu la cause des maladies saturnines chez les ouvriers qui travaillent dans les fonderies de plomb et il l'appelle colique des fonderies, des fondeurs. Son opinion fut goûtée et elle forma l'opinion générale, qui n'a plus guère varié, ainsi que nous le voyons dans les ouvrages qui ont été publiés depuis. Telle est une annotation de Wilson, dans laquelle il prétend que, dans les mines de Léad-Hils, la colique est produite par la seule vapeur du plomb. Telles sont les deux dernières dissertations de Dehaen sur la colique de plomb, qu'il appelle cependant encore, avec le commun des médecins, *colica Pictonum*. Les trois dissertations qu'il a publiées à ce sujet sont insérées dans le 1er volume de son *ratio medendi*. Dans ces opuscules, il se tient à la hauteur de sa réputation de grand observateur, quoiqu'on en ait pu dire; il a fait à cette époque tout ce qu'il était possible de faire, et sa description ne laisse rien à désirer. Mieux que personne, il a démontré que le petit intestin partipait à la maladie aussi bien que le gros : *constat non intestina crassa duntaxat, sed et tenuia morbosa reddi*. Il a aussi insisté sur le resserrement des brides intestinales, qui donnent aux matières la forme de crotins de brebis. Frédéric Hoffmann le signale dans ses vastes et savantes productions, mais sans y rien ajouter. (*Med. rat. cyst.* tom. IV, part. II, sect. II, cap. 5.)

Ce fut à peu près vers le même temps que parut la relation d'Huxham sur une colique qui éclata dans le Devonshire, en 1724, et dont les symptômes n'étaient absolument que ceux de la colique de plomb. (Traité des fièvres, page 455, mémoire particulier.) Il en place la cause dans la boisson du cidre, qui, cette année là, fut très-abondante à cause de la récolte des pommes qui fut prodigieuse. C'est en suspendant la sécrétion et l'évacuation de la bile, que le cidre et l'acide de la pomme agissent dans la production de cette colique. Beker et plusieurs autres médecins chimistes démontrèrent plus tard, dans les Transactions médicales, ce que Huxham n'avait pas même soupçonné, que cette colique avait été occasionnée par le plomb qui se trouvait dans les boissons dont on faisait usage, soit accidentellement par les vases dans lesquels on les tenait renfermées, soit par les sophistications dont elles étaient l'objet. Aussi, dès que l'usage des vases eut cessé, la colique cessa aussi. C'est d'après cela que James, à l'article *Bellon* de son grand dictionnaire, l'a fait dépendre dans le Derbyshire, des vapeurs saturnines que les usines répandent dans l'atmosphère, à une certaine distance, qu'on appelle pour cela sphère *du Bellon*. Il est très-dangereux, dit-il, pour l'homme et même pour les animaux, de vivre dans cette atmosphère.

Nous devons rapporter à cette même colique de Poitou, celle que Wédel et Nyster (*De colicâ scorbuticâ, Iena* 1688.) Friccius (*De colicâ scorbuticâ. Ulm* 1696), Schulz (*De colicâ scorbuticâ. Eph. cari. natur.*) et Toxel (*de colicâ scorbuticâ spasmodicâ,* 1736,) ont appelée scorbutique et qu'on a observée d'une manière endémique ou épidémique chez les habitants du Devonshire, du Derbyshire, de Caribe, de Surinam, d'Amsterdam, etc., comme le prouve la description qu'ils ont donnée de la maladie.

Vers le même temps il parut une dissertation publiée par Weismann et Zeller (Haller. disput. tom. III), et dans laquelle on trouve beaucoup de faits intéressants. Mieux que personne ils ont fait connaître la colique et les autres accidents saturnins occasionnés par la litharge et autres préparations de plomb. La plupart furent le résultat de l'usage qui s'introduisit dans la Souabe de corriger l'âpreté des vins par la litharge. Leur zèle les poussa trop loin. Ils rapportèrent à ce métal une foule de lésions pathologiques et organiques tout-à-fait étrangères à son influence sur notre économie. Des applications bien innocentes de céruse sur la peau auraient occasionné les plus graves accidents, les vins lithargirés auraient causé des asthmes, des attaques, des délires, des ulcérations de l'estomac, des hydropisies, etc. (*Docimasia, signa, causæ et noxa vini lithargyrio manganisati, etc.*)

On trouve dans le même recueil de Haller (Disputat. tom. III, 1752), une thèse non moins intéressante d'Asemann (*De colicâ saturninâ metallurgorum*). Rien de ce qui se rapporte à l'action des différentes préparations de plomb sur l'économie ne lui échappe. Peut-être est-il trop minutieux sur les détails de chaque procédé métallurgique. Sa description de la colique est bonne, sauf un peu de confusion. C'est un répertoire complet où on trouve tout ce qui a été fait jusque-là.

Vers la même époque à peu près, Astruc fit paraître une thèse qui fit beaucoup de bruit (*Ergo morbo, colica pictonum dicto, venæ sectio in cubito*, 1751) Sans ajouter beaucoup aux connaissances positives sur les causes et sur le traitement de la maladie, il chercha, par une série de raisonnements théoriques, à prouver que la colique saturnine était une rachialgie (*De rachialgiâ*). Il fut conduit à donner la préférence à la saignée du bras, dont il fait l'éloge, et il lui associa l'administration des émollients internes et externes et des narcotiques (*De venâ cubiti secandâ in colicâ pictonum* 1757.) Cette dissertation est fort remarquable, quoique les raisons sur lesquelles elle s'appuie ne soient plus admises. Charles Lepois et Willis avaient déjà pensé comme lui. Wilson fit aussi connaître le résultat de ses observations pratiques : Du meilleur mode de traitement par les évacuants, et l'autopsie qu'il pratiqua sur un chien (chirurg. 1757.).

Immédiatement après, la thèse de Dubois vit le jour. Ecrite avec prétention, elle n'ajoute rien aux connaissances acquises. En examinant les ouvriers de Ville-Dieu-les-poëles qui employaient le cuivre, il en tira la conséquence que ce métal, aussi bien que le plomb, occasionnait la colique et ses accidents. S'il eût fait attention que le plomb entre pour beaucoup dans les soudures, et que les ouvriers qui ne travaillent que sur le cuivre ne prennent pas la colique, il n'aurait pas accordé à ce métal une aussi grande influence. Il s'éleva contre l'emploi exclusif de la saignée et des émollients, et il préconisa le traitement évacuant de la Charité, dont il était médecin. Il a beaucoup exagéré l'action malfaisante des vapeurs du cuivre, et l'état déplorable des habitants de Ville-Dieu-les-poëles. *De vend in colico saturnino non secandâ, et de ejus curatione per emeticâ. An colicis figulinis venæ sectio? negat.* — 1751.)

Quelques années plus tard, Bordeu fit paraître un mémoire [Recherches sur le traitement de la colique métallique de Poitou, des peintres, etc. 1762.] dans lequel le médecin physiologiste cherche à prouver le danger du traitement de la Charité, dont il fait l'historique le plus détaillé que je connaisse. Il lui préfère les antiphlogistiques. C'est assez dire qu'il fait la critique de la thèse de Dubois et l'éloge de la dissertation d'Astruc. Bordeu n'avait pas assez observé la maladie par lui-même; aussi sa thèse manque de faits et de preuves et elle se trouve ainsi sapée dans sa base essentielle lorsqu'il veut établir la nature inflammatoire de la maladie. Il en est de même de sa thèse : *Utrum Aquitaniæ minerales aquæ morbis chronicis?*

Aussi Baglivi se contente de regarder la colique comme une maladie convulsive.

La société des érudits d'Harlem en Hollande mit au concours une question relative à ce sujet. Le mémoire de Grashuis fut couronné et ensuite publié sous ce titre : *De colicâ pictonum tentamen.* Cette production ainsi que son supplément passa presque inaperçue, bien qu'elle fit connaître l'emploi de l'alun.

Dans ses commentaires sur la chimie de Lemery, Baron ajouta au chapitre de l'antimoine quelques notes sur la colique de plomb et sur les bons effets de l'antimoine pour la combattre.

Ce qu'en dit Ramazzini, dans son Traité des maladies des artisans, ne change ni n'ajoute rien à la question. Il n'en aurait même rien dit sans une note de Fourcroy, son traducteur, qui cherche ainsi à suppléer à son silence. L'article que M. Patissier y a ajouté pour remplir cette lacune, n'est qu'un extrait de nos connaissances là-dessus.

Le célèbre Tronchin publia, vers le même temps, 1756, son traité de la colique de plomb : *de colicâ pictonum*. Cet ouvrage eut beaucoup de retentissement ; cependant il est au dessous de ce qu'on attendait et de ce que promettaient les prétentions de son épigraphe : vidi in arte peritissimos huncce morbum non intellexisse (Spigel). Sa description de la maladie est incomplète, et souvent il l'embrouille en la confondant avec d'autres coliques rhumatismales, scorbutiques, végétales, etc. Il met cependant une grande différence entre la colique des minéraux et celle des végétaux. Il admet une foule de causes qui n'ont aucun rapport avec le plomb, et qui prouvent son peu de fixité sur ce point. Il insiste beaucoup sur les mauvais effets des boissons qui ont été conservées dans des vases de plomb ; mais il ne connaissait pas leur sophistication par ce métal.

Bouvart fit de cet ouvrage une critique un peu trop amère dans son Examen d'un livre ayant pour titre : Tronchin De colicâ pictonum, en l'accusant de compter ses expériences par ses revers : inventus per mortes experimenta feci. L'un des premiers il révéla la véritable origine de la colique occasionnée par les vins et les cidres frelatés avec la litharge pour en adoucir l'âpreté. Ce qui lui fit admettre deux coliques, l'une des minéraux, l'autre des végétaux.

Sans rien ajouter aux travaux connus, Allen donne le

premier une recette méthodique du traitement de la Charité; il dit s'être bien trouvé du baume du Pérou pour apaiser les douleurs, et encore mieux de l'opium. Ce qu'il y a d'étonnant, c'est que, selon lui, la paralysie en est la terminaison ordinaire. (Abrégé de méd. pratiq. tom III, page 58.)

Peu de temps après Bouvart, Doazan publia une lettre critique, analogue à son Examen, afin de combattre la dissertation de Dehaën. La critique est exacte et fondée sur l'observation. Elle tend à réhabiliter l'efficacité des purgatifs, que Dehaën avait condamnés. (Jour. de méd. 1760, page 291.)

Les observations et réflexions sur la colique de Poitou ou des peintres, etc. de Combalusier, parurent quelques temps après, en 1761; il attribue au cuivre les mêmes effets qu'au plomb. L'histoire des malades qu'il a observés est excessivement intéressante, et ses explications sur l'action des purgatifs sont admirables.

Pendant que la lutte était engagée entre les médecins de la Charité et ceux qui en repoussaient le traitement, Nicolaïs du Saulzais, à Fougère, eut occasion d'en traiter et de se convaincre que le traitement ne pouvait pas être unique, et qu'il devait être modifié suivant les circonstances et même aux différentes époques de la maladie, et que lorsqu'il y avait trop d'éréthisme, il fallait l'apaiser par les calmants et les antiphlogistiques, avant de passer aux évacuants. (Journ. de méd. 1764, tom. 21, page 24.)

Poitevin publia, en 1760, une dissertation assez bien conçue sous le titre de *De colico dolore pictonum dicto*. Praticien habile, il se décide pour la méthode purgative, sans méconnaître les cas exceptionnels qui doivent la faire modifier.

Glatigny, médecin à Falaise, traitait beaucoup de coliques végétales assez singulières par la variété de leur développement. Pendant longtemps il prescrivait les émollients et les calmants. Il échouait, ou du moins il ne réussissait que lentement. Il en vint aux évacuants. Leurs bons effets les fit regarder comme les seuls moyens convenables. Il crut même s'apercevoir que ceux chez lesquels on commençait par des adoucissants étaient plus longs à guérir. (Journ. de méd. 1764, tom. 21, page 409. Lettre à feu M. Dubois.)

On trouve dans les Transactions médicales de Londres, 1772, des vues très-sages, surtout sur le traitement, par Waren. Il admet les évacuants et les calmants.

Dans son ouvrage sur la colique des fondeurs, ou plutôt sur les mauvais effets de la fumée de la litharge, Stokhusen suppose que cette vapeur est portée dans l'estomac et qu'elle y cause la maladie. Il en conclut l'utilité du traitement évacuant, et surtout des émétiques. Ce travail était fort peu connu en France, Gardane se chargea de l'y populariser en le traduisant, et en y joignant des notes intéressantes. Plus tard, en 1768, à la suite de ses conjectures sur l'électricité médicale, il fit paraître ses recherches sur la colique métallique. Il y fait un inventaire exact des travaux anciens sur ce sujet. Il donne un tableau curieux de tous les malades qui sont entrés à la Charité de 1755 à 1767. Il s'élève contre la méthode antiphlogistique proposée par Dehaën et il préconise le traitement de la Charité.

Peu à peu la colique saturnine s'accoutumait à ne reconnaître pas d'autres causes que le plomb. Cependant Bonté, médecin de Coutances en Normandie, publia dans l'ancien journal de médecine 1760 et 61, plusieurs articles dans lesquels il s'efforça de consacrer les deux coliques; l'une métallique ou saturnine et l'autre végétale. Son travail est un des meilleurs, et il s'appuie sur des faits nombreux. Malheureusement il n'a point analysé les cidres de Normandie qui produisaient la colique végétale, et il nous laisse ignorer si la maladie n'était point occasionnée par le plomb qu'on y ajoutait. Malheureusement aussi il eut l'idée d'en faire une espèce qu'il appelle secondaire, et qui est occasionnée par les vices arthritique, scrofuleux, rhumatismal, mélancholique et fébrile, ce qui nuit beaucoup à la clarté de son mémoire, d'ailleurs rempli de bonnes choses. Car à part les diarrhées de la colique de cuivre, les autres phénomènes et surtout les conséquences de faiblesse, de paralysie, d'épilepsie, etc., sont tous les mêmes.

Deux ans plus tard, Marteau de Grand-Villiers fit connaître l'épidémie endémique curieuse qui régnait parfois chez les religieux de l'abbaye de Savigny; sans qu'il ait pu en connaître la cause, il la compare à la colique de Poitiers. Cependant le voisinage, à part deux autres abbayes, n'a présenté aucun cas de colique semblable.

Il était réservé à Stoll d'établir que le plomb seul pouvait occasionner la colique saturnine, en faisant voir que la plus grande fréquence à Vienne était due à l'usage plus grand qu'on y faisait du plomb. Le travail du célèbre professeur de clinique est inséré dans la pars 11 de son *Ratio medendi*. Bien que l'auteur n'ait fait que donner le résumé de ses nombreuses observations, qu'il se promettait de publier un jour avec tous les développements que ce sujet important méritait, ce travail n'en est pas moins digne de sa haute renommée; et il est étonnant qu'il n'ait pas fait plus de sensation qu'il n'en fit dans le temps. Indépendamment d'une description exacte et purgée de tout accessoire, autant lorsque la maladie est simple que lorsqu'elle est accompagnée de paralysie, il en fait une affection *spéciale*, et il établit le premier avec certitude l'heureuse influence des opiacés, en leur associant toutefois les vomi-purgatifs : *sanabantur opio, et evacuationibus alternatim. Opium neutiquam morbum palliat, sed cum perseverantiâ sanat.* Il voulait qu'on en portât de suite la dose à dix grains par jour. Dans plusieurs endroits il signale différentes complications.

Piquer avait englobé la colique saturnine avec la colique

iliaque, et il n'avait fait aucun effort pour éclairer cette question *(Praxis medica*, tom II, p. 138. 1755.) Méad en a fait à peine mention à l'article *de ileo (Monita et præcepta medica*, tom 1, *de morbis ventriculi et intestinorum.)* En 1770, Pouppé Desportes signala sa fréquence à St-Domingue et dans les iles d'Amérique, et son analogie avec la colique bilieuse. *(Histoire des maladies de St-Domingue*, tom. 1, p. 36.)

Dans le premier volume de sa Matière médicale, Desbois de Rochefort, en traitant du plomb, a consacré un article substantiel à la colique saturnine. Médecin de la Charité il avait pu l'y observer beaucoup. Selon lui, la maladie n'est point inflammatoire; elle est causée par les particules de plomb qui sont transportées dans les voies digestives et qui s'attachent aux parois de la membrane muqueuse gastro-intestinale. Aussi il condamne la méthode antiphlogistique, excepté dans les cas rares de complication ; et il préconise le traitement de la Charité, dont il donne la meilleure description qu'on en ait.

Tissot chercha à fixer l'attention sur le danger de l'administration des préparations de plomb, en publiant trois observations de coliques saturnines très-graves occasionnées par l'acétate de plomb. Il les traita par les adoucissants huileux.

Les études profondes de Lepecq de la Cloture sur les maladies épidémiques de la Normandie lui firent constater, dans différentes localités et à des époques différentes, quelques-unes des coliques épidémiques et peut-être même endémiques. Il ne les attribue ni au cidre ni au plomb. Il les met sous l'influence de l'air voisin de la mer et de ses vicissitudes.

En 1787, Jean Alexandre Brambilla ne vit, dans la colique des peintres, que des signes d'irritation et de spasme, auxquels par conséquent les purgatifs devaient nuire. Il n'admet que les émollients, et surtout le laudanum et l'huile d'amandes douces. Il cite trois faits. La guérison fut obtenue de 4 à 6 jours. (De la colique des peintres.)

En 1785 et 1788, Jean Hunter fit connaître la cause des coliques qui furent si fréquentes dans l'armée anglaise de la Jamaïque en 1781 - 82. Il la trouve dans le plomb. Praticien sage, il rejette les vomitifs au moins dans les pays chauds. Il leur préfère les vésicatoires, l'opium et les laxatifs, et surtout le mélange de calomélas avec l'extractum catharticum, auquel cependant il reproche de faire saliver trop facilement dans les pays chauds. (Observations sur les maladies de l'armée anglaise de la Jamaïque, 1788.)

Grimaud fit connaître son opinion à la page 229 du 2e volume de son Cours complet des fièvres, publié après sa mort en 1791. Il n'y voit qu'une irritation spéciale des gros et petits intestins, surtout des gros. En conséquence, il donne les plus grands éloges aux calmants, et surtout à l'opium, auquel il fait succéder les huileux lorsque la douleur est calmée. Il insiste beaucoup sur les dangers des purgatifs, dans le cas de complication avec une phlegmasie intestinale.

Vers la même époque, 1791, Fothergil publia, dans ses Avis aux chefs de famille, les faits les plus remarquables sur l'action nuisible des vases de plomb. Il y indiqua aussi les moyens de l'empêcher et les moyens curatifs de la colique.

Nous sommes redevables à Luzuriaga d'une bonne description de la colique de Madrid (*Dissertacion medica sobro el colico de Madrid*, 1796.) Il attribue la maladie aux sophistications des vins avec les préparations plombiques, et à l'usage des batteries de cuisine qui, étant mal étamées et avec du plomb, laissent combiner le métal avec les aliments et les boissons. Il en déduit la nécessité d'un traitement évacuant. Il veut auparavant neutraliser le plomb par le soufre. Il se trouve bien des opiacés et des émollients pour apaiser les douleurs. Il voudrait qu'on l'appelât kolalgie, douleur de ventre, ou mieux entéralgie. C'est l'entripado des Espagnols.

L'histoire de la colique de plomb pendant le 18e siècle offre donc le plus grand intérêt. D'une part, les travaux d'Ilsemann et ceux de Stokhusen nous font bien connaître les coliques et les autres affections des ouvriers qui travaillent sur le plomb. D'autre part, les recherches de Beker, de Bouvart, de Stoll, de Luzuriaga, de Desbois de Rochefort, etc. démontrent, sinon toujours, du moins le plus souvent, l'identité de la colique saturnine avec la colique de Poitou, de Devonshire, de Madrid. Ils y trouvent à la fois identité de symptômes et identité de cause. Nous ferons remarquer que c'est en Allemagne et en France qu'a été soulevée la grande question du traitement par les purgatifs. Déjà quelques auteurs, entre autres Astruc et Bordeu, exercent leurs talents sur la nature de la maladie.

C'est dans cet état de progrès que le 19e siècle trouva l'étude de la colique de plomb. Il héritait pour ainsi dire de la science toute faite. De nombreux et excellents mémoires avaient beaucoup révélé. Il semblait qu'on n'avait plus rien à faire. Cependant il manquait une monographie ou traité complet qui s'occupât moins de faire connaître une découverte nouvelle, ou de présenter ou faire valoir une opinion au détriment des autres, que de mettre sous les yeux toutes les richesses qu'on possédait, et d'en déduire, dans un cadre lumineux, des conséquences théoriques et pratiques qui ne laissassent rien à désirer. C'est à remplir cette lacune que travailla M. Mérat. D'abord, en 1804, il soutint une thèse intitulée *Dissertation sur la colique métallique*. Plus tard, en 1814, il publia son *Traité de la colique métallique*, monographie précieuse dans laquelle l'auteur a su appuyer par les faits tout ce qu'il a dit et tout ce qu'il a puisé dans les auteurs. Son ouvrage ne laissait rien à désirer à l'époque où il parut. Pour lui, la maladie n'est point inflammatoire, elle est d'une nature particulière qu'il ne spécifie pas. Il en donne une description aussi complète qu'il soit possible de le faire. Il se montre prudent et réservé dans le choix du traitement. Cependant les faits parlent en faveur du traitement évacuant de la Charité et il le préconise. Il ne pouvait pas faire plus à cette époque. Si cette remarquable monographie est aujourd'hui un peu en arrière de la science, c'est parce que 30 ans se sont écoulés depuis son apparition, et qu'en marchant la science a fait des acquisitions nouvelles.

Dans l'article *colique de plomb* du Dictionnaire des sciences médicales, Pariset fait le résumé le plus lucide, le plus impartial et le plus consciencieux de nos connaissances. Il semble faire consister la maladie dans une action du plomb sur les nerfs rachidiens d'une part, et sur la membrane muqueuse intestinale d'autre part. Il se range pour le traitement à une opinion mixte. Il admet avec Stoll la combinaison des opiacés avec les purgatifs.

Les médecins français que la guerre de la péninsule y avait appelés publièrent successivement le résultat des observations qu'ils avaient faites à Madrid : tels sont Thierry, Larrey, Coste, Pascal, Deplace, Jourdain, Gauthier, de Claubry. Ils ont pensé que cette colique n'était point produite par le plomb, attendu que les eaux séjournent dans des vases et dans des conduits de plomb dans beaucoup d'autres localités où la colique ne s'observe cependant pas. Ils l'attribuent plutôt au froid des nuits qui succède à la chaleur des jours. On se demande s'ils ont pu bien s'assurer si les vins n'étaient pas frelatés. Toutefois, la description qu'ils font de la maladie présente la plus grande analogie avec la colique saturnine. Le professeur Misern vient encore (1840) d'en donner une description distinguée.

M. Andral a réuni, dans la clinique médicale de Lherminier, plusieurs faits de la plus haute importance. Il a su en présenter une analyse profonde, accompagnée des remarques les plus judicieuses.

M. Leroux, professeur de clinique, n'a consigné dans sa Médecine pratique, aucun fait de colique simple. Il n'a publié que cinq observations de coliques compliquées avec différentes affections, afin de faire voir la difficulté de bien s'entendre, si l'on ne fait pas à chaque complication la part qui lui revient.

En 1825, lorsque la doctrine de Broussais était dans tout son éclat, M. Palais fit paraître un mémoire intitulé : *Traité pratique de la colique métallique.* Dominé par la doctrine régnante, il en adopte toutes les conséquences. Il cherche par quelques observations à établir la nature inflammatoire de la maladie, et par suite le traitement antiphlogistique. C'était reproduire l'opinion de Dehaën, d'Astruc et de Bordeu, mais d'une manière plus franche, plus positive.

M. Renauldin se rangea à cette opinion, d'après quelques autopsies où l'inflammation des intestins était manifeste.

Les tendances de Boisseau, dans le premier volume de sa *Nosographie organique*, sont vers l'inflammation. Cependant, il finit par rester en suspens entre cette opinion et celle qui en fait une affection nerveuse. Il en est de même de M. Roche, qui en fit d'abord une entérite bien franche, et qui plus tard a singulièrement modifié son opinion.

G. Héberden a distingué une colique aiguë et une colique chronique. La description qu'il en donne est exacte, mais elle ne contient rien de neuf. *(Oper. med.*, cap. LXXIII, *de colicâ pictonum*, 1831.*)*

Dans son *Précis de Nosologie et de Thérapeutique* (1828), Barbier, d'Amiens, en fait une phlogose, puisqu'il la classe dans la première classe des phlogoses, dans celle des appareils nerveux, et surtout de la moelle épinière. Il n'ose pourtant pas affirmer que la maladie ne soit une simple irritation.

Alors aussi M. Montanceix fit connaître par la voie des Archives générales, cahier de novembre 1828, les bons effets que M. Kapeler obtenait à l'hôpital St-Antoine, de l'emploi de l'alun.

Trois ans après, M. Bricheteau publia les résultats avantageux que lui avait procurés l'emploi de l'opium à la dose de deux à dix grains par jour.

Aucun de ces auteurs estimables n'a rien ajouté à nos connaissances sur la maladie. Il en est de même de l'article *colique de plomb* du dictionnaire de médecine par MM. Chomel et Blache ; de celui du *Dictionnaire de médecine et de chirurgie pratique* par M. Bouillaud ; de celui du *Compendium de médecine pratique* par MM. Delaberge et Monneret. Chacun de ces articles donne un résumé succinct et fidèle de nos connaissances, aucun n'y ajoute rien. Plus tard, dans le cinquième volume de *Nosographie médicale*, M. le professeur Bouillaud n'a fait que suivre M. Tanquerel-des-Planches, dont il combat quelquefois les opinions, principalement sur le siége de la maladie, qu'il place lui dans la moelle épinière, sans en faire une phlegmasie. Sa thérapeutique est d'une pauvreté inconcevable.

En 1831, M. Gendrin se livra avec ardeur à des recherches thérapeutiques de la plus haute importance. Le 19 décembre, il envoya une lettre à l'Académie de médecine, afin de prendre date, sur l'emploi du sulfate acide d'alumine. Il y rend pleine justice à ses devanciers, entre autres à M. Kapeler. A la même époque aussi, il prit date pour l'emploi de la limonade sulfurique; la priorité de ce moyen lui a été disputée à tort par M. Tanquerel, qui l'attribua à M. Mosley. Celui-ci n'en a jamais écrit un mot, ainsi que l'a démontré M. Aran dans un très-bon mémoire publié en 1840 dans le journal des *Connaissances médico-chirurgicales*, et dans lequel il cite vingt-cinq cas de succès, le plus souvent en cinq jours.

Le D[r] Bo, de Genève, en juillet 1835, écrit au Dr Trompeo une lettre dans laquelle il lui fait part de l'impuissance de cette limonade et des avantages qu'il a retirés de l'huile de croton.

Vers ce même temps, quoique à des époques un peu différentes, plusieurs thèses ont été soutenues sur la colique de plomb par les élèves de la Charité. Les plus remarquables sont celles de M. Thomas, *(Dissertation sur la thoracospie, suivie de quelques propositions médicales sur la colique de plomb* 1825.); de M Canuet, *(Essai sur le plomb considéré dans ses effets sur l'économie animale, et en particulier sur la colique de plomb.* 1828.), et de M. Grisolle, *(Essai sur la colique de plomb*, 1835.) et quelques autres publiées en 1836. Les recherches de M. Canuet sont assez précieuses : il est conduit à donner un caractère inflammatoire à la maladie, et à préconiser le traitement antiphlogistique. M. Grisolle a cherché à introduire la méthode numérique dans l'étude de cette maladie, au sujet de cinquante malades qu'il a vu traiter de la colique occasionnée par la céruse. Beaucoup de recherches donnent de l'importance à son travail. Plus tard, dans son *Traité élémentaire et pratique de pathologie*, il a reproduit une histoire complète, mais trop concise de la maladie. Elle n'est pas même au niveau de la science.

Dans l'Amérique du nord, le docteur Richard Harlan, médecin de l'un des établissements les plus considérables où l'on travaille le plomb, a livré le fruit de ses recherches au *North American medical and surgical* journal, January 1828, page 16. Il n'a guère vu que la colique et un assez bon nombre d'affections cérébrales. De tous les remèdes, c'est l'association de l'opium avec le calomélas à haute dose qui lui a le mieux réussi.

La Société de médecine de Lyon décerna en 1828 une médaille en or à M. Anquetin, de Paris, qui publia son mémoire sur la colique de plomb. Il traite la question d'une manière satisfaisante; mais il n'y a rien de lui. Il en fait une affection des deux systèmes nerveux cérébro-spinal et ganglionnaire, et il donne la préférence au traitement de la Charité.

Nous pouvons citer avec éloge les *Recherches sur les causes de la maladie dite colique de plomb, chez les ouvriers qui préparent la céruse*, dans les Annales d'hygiène publique et de médecine légale, tom. XV, 1836, de M. Chevallier. Ce travail un peu modifié, a été adressé en 1845, à l'Académie royale belge. Il conclut : 1° Que sous le nom de coliques métalliques on a confondu des maladies qui peuvent n'être pas dues au plomb ni à ses composés, mais à l'antimoine, au mercure, au cuivre, à l'arsenic, à l'essence de térébenthine, etc.; 2° qu'il serait utile que l'attention des médecins fût fixée sur ces maladies, afin de rechercher s'il y a des caractères pathologiques à l'aide desquels on pourrait les différencier.

En 1838, le célèbre professeur de Padoue Giacomini consigna dans son traité de Matière médicale et de thérapeutique, son opinion sur la nature et le traitement de la colique saturnine. L'un des plus fermes soutiens du controstimulisme, il mit cette affection en harmonie avec ses croyances. Il en fit une maladie hyposthénisante, dont le meilleur remède était l'opium à haute dose. Il affecte principalement l'appareil cardiaco-vasculo-cerebro-spinal et gastro-intestinal; or, l'opium exerce précisément une action hyposthénisante sur ces appareils.

En 1848, le docteur Triberti, chirurgien en chef de l'hôpital de Milan, a reproduit, dans la *Gazette de Milan*, la même opinion hyposthénisante et les mêmes bons effets de l'opium.

L'ouvrage le plus complet et le plus remarquable que nous possédions sur ce sujet, est le Traité des maladies de plomb ou saturnines du docteur Tanquerel-des-Planches. Ce savant fut, pendant de longues années, placé le plus avantageusement pour étudier la colique de plomb sous tous les rapports. Il recueillit à la Charité tous les faits qui s'y rapportaient. Il en étudia toutes les nuances, et il sut apercevoir les différences d'un grand nombre d'affections occasionnées par le métal; il ne les confondit plus avec la colique, il n'en fit plus une dépendance nécessaire. Cette première pensée fut consignée dans sa thèse sur la *paralysie de plomb ou saturnine*, en 1834. Cette manière d'envisager la question fut généralement adoptée. M. Tanquerel continua ses recherches dans ce sens, et, cinq ans plus tard, il nous donna son grand travail. Riche de ses observations et des observations de ses devanciers, il a dit tout ce qu'il était possible de dire. Description des symptômes, terminaisons, traitements, il ne laisse rien à désirer. Partout il apporte un esprit sage et réservé qui marche avec conscience à la recherche de la vérité. S'il n'a point fait de grandes découvertes, il a précisé et fait connaître toutes les maladies occasionnées par le plomb; il a, en conséquence, rendu un grand service à la science en débrouillant ce chaos. Par l'étude approfondie des phénomènes, il est conduit à faire de la colique de plomb une névralgie particulière du grand sympathique. Il apprécie les différentes méthodes de traitement, et il donne la préférence à la méthode évacuante, principalement à l'huile de croton tiglium.

Un travail aussi complet, aussi consciencieusement élaboré, semblait avoir tout dit. Cependant l'observation médicale est infatigable: sans cesse agitée pour trouver le mieux, même après le bien, elle n'a pas cessé de faire de nouvelles tentatives, surtout pour combattre une douleur aussi atroce, et ses efforts n'ont pas été complètement infructueux.

M. Devergie (Alphonse) s'occupe de ce sujet; il recherche de nouveau la présence du plomb dans les tissus organisés; il le découvre et il le montre en plus grande quantité dans les parois du canal digestif, fait important qui peut prévenir bien des méprises.

M. Orfila veut ajouter tout le poids de son autorité sur

la présence du plomb normal dans les tissus animaux et sur l'absence du plomb pathologique ; il repousse toute idée d'inflammation et autres altérations organiques, comme le fruit d'observations mal recueillies. Il a beaucoup étudié l'action directe du plomb comme toxique. Il a retrouvé le métal adhérent aux parois de l'estomac et combiné aux humeurs pendant plusieurs jours. Ses recherches, commencées en 1839, ont été poursuivies avec zèle jusqu'en 1848, et elles n'ont fait que se confirmer les unes par les autres, comme on peut le voir dans la quatrième édition de sa Médecine légale.

Dans sa *Toxicologie médico-légale*, M. Galtier a consacré à l'action du plomb sur l'économie et à la colique de plomb en particulier, un des articles les plus substantiels. Il résume avec beaucoup de talent les connaissances acquises ; il y ajoute par les expériences nouvelles qu'il a faites et par les anciennes qu'il a répétées.

Dans un premier mémoire (Quelques faits cliniques relatifs à la colique métallique, intoxication saturnine, *journal des connaissances médico-chirurgicales*, 1843, septembre, page 89), M. Legroux, médecin de l'hôpital annexe, fait connaître plusieurs faits dans lesquels il fixe l'attention sur l'intoxication par la peau, et sur la nécessité d'éliminer le plomb qui s'y trouve incrusté, pour guérir radicalement et prévenir les rechutes. Plus tard, le 27 octobre 1847, il lut à l'Académie de médecine un mémoire intitulé : *Recherches cliniques sur différents points de la pathologie et de la thérapeutique de l'affection saturnine.* Il en fait une intoxication générale, il en déduit la nécessité de l'élimination par la peau, et même par les voies digestives au moyen des drastiques.

M. Mialhe s'est livré à de nombreuses recherches chimiques sur les différentes préparations de plomb. Elles ne sont pas vénéneuses au même degré ; celles qui forment le plus de chlorures doubles dans les premières voies le sont plus que les autres. Leurs miasmes s'introduisent dans l'économie ; ils circulent avec les humeurs et ils vont sortir par la peau, où les bains sulfureux forment le sulfure noir de plomb. Ces recherches sont précieuses ; mais, comme celles de tous les chimistes, elles accordent trop à la chimie et pas assez à l'action vitale.

Dans la séance de l'Académie de médecine du 13 septembre 1847 ; M. Sandras lit un mémoire remarquable sur la *thérapeutique des affections saturnines*. Ses expériences, faites en commun avec M. Bouchardat, s'accordent avec celles de M. Blondlot. Selon lui, le plomb agit comme corps vénéneux. Il en tire des conséquences favorables à l'emploi du persulfure de fer qui lui a procuré des succès étonnants.

MM. Flandin et Dauger ont aussi constaté l'absorption cutanée des préparations plombiques et la présence normale du métal dans les tissus organiques. M. Millon a aussi pris une part active à ce mouvement entraînant des études chimiques.

M. Beau, d'après M. Piorry, a signalé la paralysie du sentiment chez les sujets qui sont tourmentés par la colique de plomb.

Pour ne rien omettre, nous citerons l'article que M. Valleix a consacré à la colique de plomb, dans le dixième volume du Guide des médecins praticiens. Il présente ce qu'il y a d'essentiel à savoir sur cette maladie et sur son traitement. Nous en dirons autant de l'article de M. Bouillaud, dans le cinquième volume de son Traité de nosographie médicale (1846, page 163.) Il ne peut pas y voir une phlegmasie ; il en fait une maladie cachectique constitutionnelle par intoxication.

Nous avons entassé bien des noms ; cependant le nombre en eût été plus que doublé si nous eussions voulu citer tous ceux qui en ont parlé dans leurs ouvrages. Nous avons pensé qu'une semblable surcharge d'érudition serait plus qu'inutile, puisque ces auteurs, en prenant la science où elle était, ne lui ont pas fait faire un pas, ne lui ont pas ajouté un fait nouveau ni une idée importante.

Cette première moitié du XIXe siècle nous présente les travaux les plus complets que nous ayons sur la colique des peintres. Toutes les questions y ont été examinées avec un soin scrupuleux, et nous possédons sur chacune les recherches les plus importantes. La grande lutte entre les opinions sur la nature inflammatoire ou non inflammatoire s'est reproduite plus ardente que jamais. Broussais, Boisseau, MM. Renauldin, Palais, Roche, etc., ont réuni, avec un talent admirable, tout ce qui était en faveur de la première opinion. D'un autre côté, les recherches de MM. Mérat, Barbier d'Amiens, Brachet, Grisolle, Tanquerel, Gendrin, Orfila, Andral, Devergie, Galtier, Legroux, etc., ont démontré la fausseté de cette opinion, en s'appuyant sur les autopsies et sur les raisonnements les plus logiques. Leur accord sur ce point a cessé d'être le même lorsqu'il a fallu reconstruire. Quelques uns, en plus grand nombre, en ont fait une lésion vitale, sur le siége de laquelle ils n'ont pas même été d'accord. La moelle épinière, les nerfs cérébraux, le grand sympathique, les nerfs abdominaux, les intestins, les nerfs cérébraux et ganglionnaires en ont été successivement regardés comme le siége. D'autres, plus livrés aux opérations chimiques, n'y ont vu qu'une intoxication générale, qui avait envahi les tissus par la présence des molécules plombiques. Cette opinion chimique semble avoir fait des progrès dans ces derniers temps, parce que les analyses chimiques se sont multipliées.

Aux signes déjà connus, on en a ajouté un d'une haute importance, c'est le liseré gris-bleu qui occupe le bord des gencives.

Sous le rapport du traitement, les débats ont encore été plus animés, et ils ne semblent ni finis ni près de finir. La méthode purgative de la Charité a trouvé de chaleureux défenseurs dans MM. Mérat, Tanquerel, Lherminier, etc. Quelques médecins ont cherché, avec MM. Chomel, Anquetin, etc., à la rendre plus simple en la dépouillant de son farago pharmaceutique, et c'est elle encore qui semble prévaloir, ou du moins qui se glisse partout.

La méthode antiphlogistique a eu ses péripéties de faveur et de détresse. Aujourd'hui, elle n'est guère plus soutenue que par M. Renauldin. La méthode calmante en a fait de même. Après des éloges mérités de la part de MM. Brachet, Bricheteau, Giacomini et Triberti, elle est restée renfermée dans un cercle très-limité comme méthode exclusive; mais elle s'associe avec avantage à la plupart des autres.

La méthode chimique, par les limonades, sulfurique, hydrosulfurique, par les sulfureux, etc., ne compte guère de partisans, malgré les efforts récents de MM. Bouchardat, Legroux, Mialhe, etc.

Dans la méthode spécifique, le sulfate acide d'alumine et de potasse, rétabli par M. Kapeler, semble attirer une attention remarquable, qui lui gagne chaque jour de nouveaux prosélytes.

Le zèle des travailleurs ne s'est pas ralenti. Espérons qu'il achèvera de pénétrer les secrets cachés de la nature sur les points obscurs de cette cruelle maladie. Espérons surtout qu'il fixera les praticiens sur le mode de traitement le plus convenable.

Il résulte de cette analyse historique que la colique saturnine fut successivement, et à la suite des découvertes que faisaient les auteurs, considérée par la plupart comme une affection spéciale, opinion généralement admise aujourd'hui. Disons encore que la ressemblance de la colique de Poitou avec la colique saturnine a plusieurs fois soulevé la question de savoir si ces deux états morbides constituaient une seule et même maladie, ou bien si chacune était une affection distincte, et si, dans ce dernier cas, la première ne serait point étrangère au plomb. Les expériences chimiques de Baker sur les cidres du Devonshire, ont rangé beaucoup d'auteurs dans la croyance de leur identité. Tels sont : Brambilla, Mason, Good, Pariset, Nison, Wœrterb, Palais, mais après que Bonté en eut donné une nouvelle description, des doutes s'élevèrent, et les recherches de Larrey, Thierry, Coste, etc., à Madrid, semblent avoir augmenté le nombre des partisans de leur isolement. De sorte qu'aujourd'hui les opinions sont partagées. Les uns nient toute différence et admettent toujours l'influence du plomb. D'autres, avec MM. Mérat, Tanquerel, croient aux deux maladies, et ils reconnaissent deux influences différentes. Quelques-uns admettent cette double influence concurremment. Dans cette appréciation, on ne saurait trop se tenir en garde contre certaines observations, dans lesquelles on a mis sur le compte du plomb ce qui ne lui appartenait pas. Ainsi, le docteur Etienne Rova a publié, dans les *Annali d'Omodei*, un fait dans lequel il attribue à des balles de plomb une colique prétendue saturnine et qui n'était rien moins que cela.

Nous allons aborder la question du programme. On se convaincra de son degré éminent de philanthropie en faisant attention aux souffrances atroces que cette maladie occasionne, au danger qu'elle fait courir, et au nombre considérable qu'on en observe chaque année. A Paris seulement, cinq ou six cents sont traités dans les hôpitaux, e en en admettant autant seulement pour le reste de la France, cela ferait douze cents, sur lesquels il y a de vingt à trente morts. Cela ne saurait être différemment : jusqu'à présent, sur dix individus qui sont mis en rapport avec des émanations plombiques, neuf au moins sont atteints de coliques.

Comme nous l'avons déjà dit: trois parties essentielles composent la question; chacune fournira le sujet d'un chapitre. Nous aurons donc à traiter dans l'ordre tracé par l'Académie : 1° la nature et le siége de la maladie ; 2° les signes qui peuvent la faire distinguer des affections abdominales qui ont avec elle quelque ressemblance ; 3° son traitement.

DE LA COLIQUE SATURNINE.

CHAPITRE PREMIER.

Nature et siége de la colique saturnine.

Nous ne devons pas perdre de vue que c'est d'après l'état actuel de la science que la solution de la question doit s'opérer. Cette clause du programme impose l'obligation d'exposer d'abord l'état de la science, afin d'en déduire les corollaires qui seront ainsi la solution. Nous allons donc chercher d'abord si, parmi les opinions émises par les auteurs, il n'en est point qui ait atteint le but. Si le résultat n'est pas satisfaisant, nous chercherons si, d'après nos connaissances anatomiques et physiologiques, il ne serait pas possible d'arriver au but proposé. Ce sujet a beaucoup occupé les médecins ; il en est peu sur lesquels on ait autant discuté, et les opinions se heurtent encore sans beaucoup de profit pour la science. Malgré ces dissidences, malgré ces discussions, contre lesquelles semblent s'élever quelques médecins, nous les regardons comme importantes et comme seules propres à jeter du jour sur l'étude des maladies en général et de la colique de plomb en particulier. Les erreurs qui résultent de ces recherches ne sont pas aussi nuisibles que l'ont paru croire plusieurs auteurs. Aussi nous ne concevons pas comment un jeune médecin distingué a pu écrire les lignes suivantes : « Il est, sinon dangereux, au moins inutile pour la médecine pratique, de chercher à spécifier le siége de cette maladie par des hypothèses ou par des inductions toujours incapables de remplacer les preuves matérielles de l'observation qui nous manquent. »

Parmi les anciens, nous ne trouvons aucune opinion bien décidément formulée. C'est en en méconnaissant la cause qu'ils ont observé et décrit la maladie ; aussi ils n'en ont fait mention qu'avec les autres coliques sous le nom de colique bilieuse. Cette dénomination ne doit pas nous étonner à une époque où les humeurs et surtout la bile jouaient un rôle si grand. Ce n'est donc que longtemps après, lorsque Citois eut signalé cette colique spéciale, qui alors ravageait le Poitou, qu'on peut espérer de trouver, à son sujet, des idées exprimées d'une manière convenable. Encore ce n'est pas tout de suite que la véritable cause en fut connue, de façon que les recherches et les explications n'ont pu être que vicieuses, parce qu'elles partaient d'une base vicieuse.

Nous pensons donc devoir nous dispenser de parler des opinions des anciens. Chez eux nous retrouvons toujours la bile viciée. Nous la retrouvons même depuis qu'elle est mieux connue, et plusieurs auteurs ont encore fait intervenir cette humeur dans le jeu des phénomènes.

Sans chercher à en expliquer la nature, Tauvry en a placé le siége dans le péritoine. (*Traité des maladies aiguës,* tome I).

La vertu styptique du plomb a été, pour Stokhusen, la cause de la colique de Poitiers. C'est par cette action astringente, dessiccative, qu'il explique la constipation, la suppression des sécrétions, l'emprisonnement des gaz et les vomissements. Cette théorie presque toute mécanique n'est plus admissible aujourd'hui, bien qu'elle ait été reproduite et adoptée par l'élégant secrétaire de l'Académie de médecine, Pariset, de regrettable mémoire.

Willis a fait pour la colique de plomb comme pour beaucoup d'autres maladies ; il en a placé le siége dans le cerveau, objet de prédilection de ses recherches.

Nous en dirons autant de Charles Lepois, qui en a aussi placé le siége dans le cerveau, parce que, dans une circonstance, il avait trouvé un amas de sérosité dans la partie postérieure de ses lobes.

Henckel, sans s'expliquer différemment, dit que la colique saturnine cause une inflammation des intestins, qui se termine quelquefois par la suppuration, et quelquefois par la gangrène. De là la préférence qu'il donne au traitement antiphlogistique.

Théodore Van Zelst se range à l'opinion humorale de Paul d'Egine, et avec lui, *humorem erodentem biliosum. acrem, gravissimi hujus affectus causam statuere non dubitavit.* Il s'efforce de prouver cette assertion par toutes les raisons tirées des aliments, de l'air et des lieux.

Observateur attentif et ingénieux, Astruc ne crut pas pouvoir expliquer les phénomènes de la maladie autrement que par l'influence de la moelle épinière lésée dans sa partie lombaire. Il en plaça donc le siége dans le rachis, d'où il fit le mot rachialgie, que Sauvage adopta plus tard avec toutes ses conséquences. Cette opinion fut alors presque généralement adoptée, en donnant plus d'extension au siége, et en faisant agir le plus souvent dans les entrailles les particules de plomb absorbées.

Fernel semblait avoir pressenti cette opinion, lorsqu'il prescrivait des frictions et des fomentations sur cette région lombaire. Depuis, elle fut à peu de chose près adoptée par Laruel, Barbier d'Amiens, M. Serres, etc., parce qu'ils ne pouvaient pas expliquer autrement les douleurs des membres et quelquefois leur paralysie.

Dehaen fut le premier qui en plaça le siége dans le nerf grand sympathique, dont Winslow venait de donner une savante description. Selon lui, ce nerf est tiré, rongé, pressé par la matière morbifique. De cette lésion dépendent aussi la contraction du gros intestin sur les matières fécales qui se moulent en crotins de chèvre, et la paralysie qui affecte souvent les membres supérieurs et qui serait due à la communication des nerfs du bras avec le grand sympathique.

Telle est aussi l'opinion qu'a fait valoir Van Troostwyk, dans son Traité de l'application de l'électricité, page 225.

Comballusier adopte une théorie toute mécanique. Trouvant le plomb moins corrosif que le cuivre, il le regarde comme un poison lent, qui agit par son poids sur la fibre du corps humain (p. 105). En conséquence, la fibre intestinale est la première affectée, puisque le plomb ingéré dans l'estomac, soit seul, soit combiné aux aliments, exerce une action directe sur elle. Si quelques parties les plus volatiles du métal sont absorbées, leur poids ne leur permet pas de passer dans le torrent de la circulation; elles s'arrêtent dans les glandes mésentériques ou dans le réservoir de Pecquet. La poussière de plomb combinée avec la mucosité intestinale, s'insinue dans les villosités de la membrane muqueuse; elle les presse, les distend, les gène et les engourdit par son poids, d'autant plus facilement que cette partie est plus délicate. Telle est la cause des coliques et leur réaction sur les plexus, et sur tout le système nerveux. Il y ajoute ensuite (page 125): « Je puis assurer sans crainte d'être démenti que leur principal siége s'est établi dans l'estomac et dans les intestins. C'est dans ce canal alimentaire qu'a commencé le mal; c'est là qu'il a continué et qu'il a exercé sa plus grande violence; c'est de là que sont partis, comme d'un centre commun, tous les symptômes répandus dans le reste du corps. » Cependant il ne nie pas la possibilité de l'absorption par les poumons et même par la peau.

Beaucoup d'auteurs du XVIIe et du XVIIIe siècle et même quelques-uns du XIXe firent, comme Dehaën, consister la maladie dans une constriction spasmodique des intestins, dont ils faisaient ensuite dépendre tous les symptômes.

L'humorisme luttait toujours; nous pouvons en juger par l'opinion de Strack, professeur à Mayence. Voyant les opinions différentes et les discussions qui s'étaient élevées au sujet de la colique de plomb, et ayant recueilli plusieurs faits dans lesquels des personnes goutteuses avaient éprouvé des coliques violentes, analogues à celles qu'on attribue au plomb, il imagina un miasme arthritique provenant de la goutte vague, et il le regarda comme la cause des coliques prétendues saturnines, qu'il voudrait en conséquence qu'on appelât *colique arthritique*. (Conjectures sur la cause de la colique de Poitou. 1765-66).

Bien qu'elle ait des symptômes qui lui soient communs avec d'autres maladies, Stoll en fait une affection spéciale : *non dubito, inquit, hanc colicam esse specificam et sui generis*. (Rat. med. pars II, page 179). Il en place le siége dans les intestins. Il admet qu'il peut y avoir inflammation, mais seulement dans le cas de complication.

Sans se prononcer sur le siége positif de la maladie, Bordeu laisse entrevoir que c'est dans le canal intestinal, et surtout dans l'intestin grêle que doit se trouver le mal, puisque c'est là que les autopsies lui ont fait rencontrer les lésions morbides. C'est d'après ces lésions aussi qu'il a cru pouvoir donner à la maladie un caractère inflammatoire.

Dubois en a placé le siége dans le mésentère, parce que c'est là qu'il suppose arrêtés en plus grand nombre les particules de plomb ou les miasmes métalliques. C'est là aussi qu'ils agissent directement sur les nerfs pour causer la colique.

Tronchin plaça tout dans les nerfs de l'abdomen qui, par leurs communications avec les autres nerfs, entretiennent des relations qui expliquent tous les phénomènes lorsque, comme il le dit, *les nerfs prennent une disposition physique qui fait naître dans l'âme le sentiment de la douleur*. On voit qu'il se rapprochait de l'opinion de Dehaën.

Baumes de Montpellier ne vit qu'une intoxication générale, et il en fit une Toxicose plombique, sans lui assigner de siége particulier.

Nous laisserons parler Darwin pour ne pas nous exposer à altérer sa pensée. « Le siége de la maladie, dit-il, n'est pas bien certain ; il est probable qu'elle affecte quelque partie du foie, car souvent on remarque que le malade est pâle, a même une couleur bleuâtre, et rend peu de bile, d'où résulte ensuite une anasarque. Cependant il paraît qu'elle est immédiatement produite par la torpeur des intestins, tant lorsque cette affection est primitive, que lorsqu'elle est secondaire, ainsi que le démontre la constipation qui l'accompagne, et dans tous les cas elle est occasionnée par le stimulus du plomb, soit que ce métal ait été introduit à l'intérieur pendant un long espace de temps, soit qu'il ait été seulement appliqué à l'extérieur sur une grande surface. » Il y trouve donc une irritation diminuée et une diminution d'action, soit dans les intestins, soit dans les autres viscères et dans les membres.

Gardane n'a vu dans cette maladie que la rétention des matières fécales et leur pression sur les organes qui les renferment. Cette rétention est vraie, mais elle est l'effet et non la cause.

Selon Desbois de Rochefort, l'action styptique et calmante du plomb se fait sentir sur tous les tissus ; elle dessèche les intestins ; la bile n'y coule plus librement ; elle reflue dans le foie et dans l'estomac ; elle ne sollicite plus les évacuations. De là cette constipation et cette couleur blanche des matières stercorales. Ce qui lui a fait dire que *les boissons ni les excréments ne pouvant plus passer, les malades mouraient réellement parce qu'ils ne pouvaient plus vivre.* Il a fait dépendre la douleur du développement de l'air concentré inégalement dans les intestins, eux-mêmes inégalement contractés et resserrés. Cette théorie mécanique ne fournit point de solution, car les gaz sont un effet consécutif de la maladie; ils n'en sont point les premiers phénomènes : d'ailleurs leur émission peut soulager, mais elle ne guérit pas. Il combat avec énergie l'opinion qui en fait une maladie inflammatoire. Il conclut par ces mots : « Il n'y a donc rien d'inflammatoire dans les maladies de plomb;» Cependant il fait une remarque fort juste, c'est que, chez les enfants et chez les jeunes gens, la maladie a beaucoup plus de dispositions à passer à l'état inflammatoire que chez les adultes.

Macbride en a fait une colique nerveuse. C'est dire assez l'idée qu'il s'est faite du caractère de la maladie. C'est à peu près la même chose pour Vogel. Pour lui, la maladie est une colique *dolor colicus*. Nous en dirons autant de Vitet, qui en fait une des maladies douloureuses sous le nom de colique métallique.

Par le rang qu'il lui a donné parmi les névroses de la digestion, et avec l'*iléus*, Pinel fait assez comprendre qu'il en fait une affection nerveuse et qu'il en place le siége dans les intestins.

C'est par un raisonnement de physiologie pathologique un peu subtil, que M. Mérat a été conduit à placer le siége de la maladie dans la membrane musculeuse intestinale. Voici comment il s'exprime : « C'est sur la membrane musculeuse que le plomb porte son influence délétère. Le système nerveux qui se distribue à ces muscles participe pour beaucoup à cette affection; peut-être, et très-probablement, est-ce *lui seul qui est primitivement affecté*.... Je ne suis pas éloigné de penser que le tube intestinal est comme paralysé: Ici, j'ai bien des preuves à l'appui de cette idée ; d'abord, la non existence des symptômes inflammatoires; le mode de traitement qui lui convient, qui est celui des paralysies en général; la constipation.... La constipation est une suite du resserrement progressif du canal intestinal, lequel, arrivé à un certain degré, ne permet plus l'expulsion des matières amassées, jusqu'à ce qu'un irritant puissant vienne changer sa manière d'être morbifique. » C'est aussi de la rétraction des intestins ainsi affaissés, qu'il fait dépendre la dépression du ventre. Les premiers attirent à eux et vers le rachis les muscles de l'abdomen. Cependant, nous voyons qu'en dernière analyse, il en fait remonter la cause à l'excitation nerveuse. On trouvera peut-être une sorte de contradiction dans la manière dont il s'est exprimé ; en effet, d'une part le tube intestinal serait comme paralysé, et il lui faudrait le traitement excitant des paralysies, d'autre part il y aurait constriction de l'intestin et son *resserrement progressif* qu'on ne pourrait vaincre qu'à l'aide d'un calmant puissant.

M. Renauldin pense que les molécules de plomb agissent sur le cerveau et sur la moelle épinière, et que de là naissent tous les accidents de la maladie, à laquelle le traitement qu'il a adopté suppose un caractère inflammatoire. (*Journ. Compl.* XXII, p. 249.)

Les deux Frank, Pierre et Joseph, en font une névrose et ils en placent le siége dans les intestins.

Boisseau était trop partisan du gastro-entérisme, pour ne pas soumettre à son joug la colique de plomb. Aussi il en fait tantôt une gastrite, tantôt une entérite, suivant que l'action toxique du plomb se fait sentir davantage sur l'un de ces organes, suivant surtout que les phénomènes en indiquent le siége plutôt dans l'un que dans l'autre.

L'absence des lésions organiques, l'innocuité et même les bienfaits des purgatifs drastiques, et surtout l'analyse physiologique des actes morbides conduisirent M. Brachet à voir à la fois la lésion du système nerveux cérébral et celle du système nerveux ganglionnaire. Il y voit, d'une part des actes soumis à l'influence nerveuse cérébrale ; les douleurs, les crampes et la contraction intestinale et même celle des muscles abdominaux ; et d'autre part, des lésions dépendant de l'influence du système nerveux ganglionnaire, surtout le défaut de sécrétion muqueuse intestinale.

M. Benjamin Palais en place le siége dans la membrane muqueuse intestinale. Il combat l'opinion de M. Mérat sur la rétraction musculaire, en admettant des rétractions muqueuses dans différents conduits. Cette raison est peu convaincante; mais il est mieux dans le vrai, ou du moins dans le vraisemblable, lorsqu'il établit que cette contraction est le résultat de la réaction de la membrane muqueuse sur la musculeuse. Il veut que le plomb n'agisse jamais que par son introduction dans les voies digestives. Il cite en faveur de son opinion les ouvriers de Clichy, qui contractent la colique d'autant plus facilement, qu'ils prennent leurs repas dans l'établissement et les mains encore garnies de céruse. Il repousse l'absorption cutanée; il ne tient aucun compte, ni de l'expérience du propriétaire de Clichy, qui a vu les coliques diminuer pendant le temps qu'il essaya de faire travailler ses ouvriers avec des gants, et reparaître lorsqu'ils cessèrent d'en faire usage; ni des faits cités par Wedeking, Boërhave, Percival, etc., qui ont vu la colique se développer sous l'emploi de topiques saturnins; tout au moins, il élève des doutes sur leur valeur. Si mon témoignage pouvait être de quelque importance, je dirais que j'ai vu une dame prendre la colique de plomb par l'application, pendant plusieurs jours, d'un cérat fortement chargé de plomb sur une brûlure ulcérée. Oserai-je rapporter la raison sur laquelle il s'appuie? On ne rencontre dit-il, point d'irritation, point de lésion dans la peau ni dans les lymphatiques, ce qui devrait être de la part d'un poison irritant! Il fait ensuite un raisonnement semblable au sujet de l'absorption par les voies de la respiration. C'est donc par un transport direct du plomb qu'il admet son action sur la membrane muqueuse gastro-intestinale. Puis il établit sa réaction sur la musculeuse et sur toutes les autres parties. Il rejette également tout ce qui a été dit sur les causes de la constipation, pour n'admettre que l'action d'une inflammation plus intense. Il se débat dans des exceptions et dans des raisonnements assez peu satisfaisants, pour ne nous avoir point convaincu des preuves qu'il en déduit. Quoi qu'il en soit, il place le siége de la colique saturnine dans la membrane muqueuse intestinale et il en fait une phlegmasie. Pour lui la maladie est donc une entérite, et il propose d'y joindre le mot métallique pour indiquer sa cause.

Ce fut d'abord aussi l'opinion bien franche de Broussais; mais il la modifia plus tard dans son cours de pathologie générale; il y fait prendre une part très-active au système nerveux.

Dans le tome VIII, et à la page 469 des Archives, on trouve un article de M. Serres dans lequel ce savant pense que la colique de plomb a son siége primitif dans la moelle épinière.

M. Anquetin en fait une maladie nerveuse dans laquelle les deux systèmes nerveux, cérébro-spinal et ganglionnaire, sont à la fois siége de l'affection et agent de ses phénomènes, et non les intestins qui ne sont malades que comme toutes les autres parties de l'économie. C'est, du reste, par l'absorption des molécules plombiques et par leur action directe que le double appareil nerveux en reçoit sa lésion.

Le trisplanchnique a fixé l'attention de Ranque, et il a placé le siége de l'affection dans sa portion lombaire. « Les affections produites par le plomb, dit-il, sont névralgiques; elles ont leur siége primitif sur un ou plusieurs plexus de la partie abdominale du trisplanchnique. Les douleurs qui se développent dans les parties qui ne reçoivent pas de nerfs trisplanchniques, dépendent de la sympathie qui unit celui-ci au système nerveux spinal. (Arch. de méd., tome VII, page 380). »

Flottant, embarrassé au milieu de toutes ces opinions, et cependant fidèle à sa doctrine, M. Roche en fait une gastro-entérite compliquée ou non d'encéphalite, *et si l'on veut, une névralgie.*

Sans s'expliquer complètement, M. Gendrin laisse entrevoir que la maladie est générale, puisqu'il ne lui reconnaît point d'autre voie d'absorption que les téguments et qu'il lui refuse surtout l'absorption intestinale.

Accordant trop d'importance à la constance et à la permanence des contractions musculaires abdominales, le professeur Giacomini place le siége de la maladie dans les muscles abdominaux et dans le diaphragme, qui se contractent, dit-il, spasmodiquement. « Voilà pourquoi les douleurs s'apaisent par la pression du ventre; cela n'arriverait pas si elles avaient pour siége les intestins. La constipation n'est qu'un effet de la contraction spasmodique des muscles abdominaux et des sphyncters intestinaux, qui empêchent les matières fécales de marcher... Nous voyons que plusieurs symptômes dépendent de l'appareil circulatoire, d'autres de l'appareil spinal, d'autres enfin de l'appareil gastro-entérique. A la première catégorie appartiennent la lenteur, la petitesse et l'intermittence du pouls, et la pâleur générale. Ces symptômes annoncent clairement une hyposthénie cardiaco-vasculaire, analogue à celle que produit la digitale. A la seconde appartiennent les douleurs autour du nombril, aux lombes, au diaphragme, la contraction spasmodique des muscles abdominaux et des testicules, les convulsions dans les membres, la paralysie, le délire et l'altération des sens. Ces symptômes se rapportent à la moelle allongée et à la moelle épinière qui président aux sensations et aux mouvements volontaires. Ils accompagnent ordinairement les paralysies hyposthéniques. Les autres symptômes, tels que la constipation, le resserrement intestinal et l'enduit muqueux qu'on rencontre sur la muqueuse gastro-entérique, appartiennent, il est vrai, aux intestins; mais ils n'indiquent pas une véritable altération morbide de ce canal. Le rétrécissement des intestins et la coloration brunâtre de leurs mucosités dépendent évidemment de l'action mécanico-chimique de la préparation de plomb, puisqu'on peut l'obtenir en plongeant, dans une solution d'acétate de plomb, une anse intestinale du cadavre. » Il en conclut que la maladie est hyposthénique, et que la dénomination est vicieuse, puisqu'elle ne siége point dans l'intestin. (Gazette des hôpitaux, janvier 1839, et Traité de thérapeut. et de matière médicale).

M. Tanquerel des Planches, ne trouvant rien de satisfaisant dans les lésions organiques pour fixer son opinion sur le siége de la maladie, invoque l'ensemble des phénomènes pour établir que les accidents sont le résultat d'une lésion fonctionnelle de tout le tube digestif, quelquefois de l'appareil urinaire, quelquefois de l'appareil génital, quelquefois de l'appareil biliaire, et quelquefois enfin de l'appareil respiratoire. Il place le centre de la lésion dans le diaphragme, par conséquent dans le grand sympathique, qui va se distribuer à tous les organes et appareils, et leur porte le sentiment et le mouvement. Tout prouve, dit-il, qu'elle est de nature névralgique, l'exaltation de la sensibilité et la perversion de la contractilité et des secrétions des organes du bas ventre. C'est à la douleur qu'il rapporte presque toutes les altérations, telles que les contractions intestinales, gastriques, vésicales, anales, abdominales, etc. C'est d'elle aussi qu'il fait dépendre le défaut de sécrétion intestinale et la viciation du mucus. Il lui attribue même la jaunisse et les troubles de la respiration. Suivant ensuite que l'un des plexus est plus spécialement affecté, il en résulte les variétés de coliques épigastrique, bilieuse, hypogastrique ou rénale. L'intégrité des tissus est pour lui une preuve que l'affection est nerveuse.

C'est sous le nom d'entéralgie saturnine que M. Andral décrit la maladie dans son cours de pathologie. Il en fait par conséquent une névralgie, dans laquelle il fait jouer le rôle principal au prolongement rachidien et aux plexus abdominaux du grand sympathique. La constipation, dit-il, semble dépendre ou de l'anéantissement du mouvement contractile des intestins ou de la suspension de sécrétion du mucus intestinal.

La colique de plomb n'est, aux yeux de M. Piorry, qu'une paralysie de quelques parties de l'intestin, une *anervie* et non une névralgie. Il pense cependant que quelques fibres intermédiaires peuvent conserver la faculté de se contracter; il explique ainsi le resserrement actif qu'il a observé quelquefois, surtout à deux pouces au-dessus de l'anus, pendant que la partie inférieure du rectum était molle et relâchée. Il attribue la douleur, non à la contraction des fibres sur les nerfs, mais à la rétention des matières dans la portion inférieure de l'intestin. Il se demande, comme on l'avait déjà fait, si les fibres circulaires ne resteraient pas en contraction pendant que les longitudinales seules seraient paralysées. Rien ne le prouve. Et il ne trouve pas exacte la comparaison qu'on a voulu établir entre ce double ordre de fibres et les muscles extenseurs et les fléchisseurs des membres. C'est à cause de ce désordre dans l'action nerveuse de l'intestin qu'il admet la dénomination *dysentero-nervie*. (Journal hebdomadaire de Médecine, 1844, page 105).

Deux ans plus tard, en 1846, le docteur Vigla s'est livré, à l'Hôtel-Dieu, à quelques recherches qui l'ont conduit à des résultats analogues. Il veut que la sensibilité des nerfs sensitifs soit augmentée en même temps que les nerfs moteurs de l'intestin sont paralysés.

On ne conçoit pas, dit M. Grisolle, qu'on ait jamais pu regarder la colique saturnine comme étant de nature inflammatoire. Aujourd'hui tout le monde est à peu près d'accord pour la regarder comme une névrose douloureuse des nerfs intestinaux. Il la décrit à part dans l'article de l'empoisonnement par les préparations de plomb.

L'idée d'une intoxication générale, déja plusieurs fois émise, se présente à M. Bouillaud. Pour lui, la maladie est une cachexie ou intoxication saturnine. Elle est comprise dans le chapitre des cachexies constitutionnelles développées sous l'influence d'agents toxiques.

C'est avec une puissante énergie que M. Galtier s'élève contre l'opinion qui en fait une maladie inflammatoire. Il n'y voit qu'une affection du système nerveux abdominal (p. 661). Elle siége, dit-il, principalement sur le système nerveux de la vie organique et de relation, et, comme la colique est le symptôme prédominant, ou plutôt le plus fréquent, les auteurs ont désigné cette maladie sous le nom de colique de plomb, etc...

Dans les expériences qui lui sont communes avec M. Bouchardat, M. Sandras, ayant constamment trouvé du plomb dans le foie, en conclut que ce métal est un poison comme l'arsenic, le cuivre, etc. qu'on y rencontre aussi. Il ne se porte sur ce viscère que parce que la nature tend à l'éliminer par cette voie. Ce serait donc un effet, un *conamen* opéré par l'économie souffrante, le *vis naturæ*, la nature médicatrice, qui lutte contre l'action toxique. Selon eux, « le poison absorbé, soit par la peau, soit par une autre voie, se confine bientôt dans la petite circulation hépatique : il est sécrété avec la bile, absorbé par les ramifications de la veine-porte avec les parties solubles de la bile, pour être sécrété encore et absorbé de nouveau et toujours. » Ils sont conduits à admettre ce cercle vicieux, parce que la constipation ne permet pas l'évacuation du poison. Ainsi il ne se prononce pas sur le siége, quoique le foie lui paraisse devoir l'être ; toutefois, il regarde ce métal comme un venin qu'il est essentiel d'éliminer.

Dans la séance de l'Académie de médecine du 27 octobre 1846, M. Legroux s'efforce de prouver que l'affection saturnine est une maladie générale et non une maladie locale du tube digestif. Il invoque à l'appui de son opinion et la symptomatologie qui, malgré la fréquence des coliques et de la constipation, accuse une perturbation de l'innervation et de la nutrition, et l'analyse chimique qui, même après deux mois, démontre la présence du plomb dans les organes des malades, et son élimination par la peau, à la surface de laquelle il vient se former, à plusieurs reprises, du sulfure de plomb par sa combinaison avec l'acide hydrosulfurique des bains sulfureux dans lesquels on plonge le malade, en alternant avec des bains savonneux qui enlèvent ce sulfure. De là il tire la conséquence que l'affection saturnine est un empoisonnement, une intoxication névralgique, et non une névralgie simple, et qu'elle doit être rangée parmi les maladies nerveuses, à côté des empoisonnements. L'année suivante il a pensé que l'absorption ne se faisait guère que par les voies digestives, parce que là seulement le carbonate de plomb trouve des acides qui le rendent soluble, ce qui ne peut avoir lieu par les poumons et presque pas par la peau. — Alors absorbé, le plomb trouve dans le sang d'autres acides qui le rendent insoluble, et le font rester dans les tissus et surtout dans les intestins. Il en a plus tard tiré la nouvelle conséquence qu'il fallait éliminer ce principe toxique, soit par les selles, soit par la peau.

M. Mialhe vient d'arriver à des résultats semblables.

Déjà en 1840, le docteur Gabrini Borghi avait avancé une opinion analogue dans sa thèse soutenue à Paris; « Les véritables affections produites par les préparations de plomb, dit-il, ont été regardées à tort par la plupart des auteurs comme des maladies distinctes; elles ne sont au fond que des symptômes variés d'une seule et même maladie générale, *l'empoisonnement saturnin*, mot qui lui convient bien mieux que celui de colique saturnine, puisque la colique, lorsqu'elle a lieu, n'est elle-même qu'un symptôme de la maladie générale. »

Le plomb, dit le docteur Triberti, exerce sur l'économie une action hyposthénisante. La colique saturnine qui en est l'effet, est donc une maladie hyposthénique. Ce qui le prouve, ce sont les succès de l'opium, qui ne guérit qu'en vertu de son action hypersthénisante. Il regarde comme une erreur sa localisation dans les intestins, et comme une absurdité sa nature inflammatoire. Il repousse également les opinions de Sauvages, de Cullen, de Franck. Elle est une maladie générale, une hyposthénie. Comme on le voit, cette opinion est une reproduction littérale de celle de Giacomini. Il avance avec assurance que l'Italie a ainsi résolu la question du concours. Une semblable prétention a lieu d'étonner lorsqu'on voit tant de contradictions et d'invraisemblances surgir dans cette manière de voir. Une citation fera mieux connaître sa pensée et la nôtre. « On a démontré par des faits bien circonstanciés et bien qualifiés que les symptômes observés dans la colique se rapportent à l'appareil circulatoire, à l'appareil spinal ou à l'appareil gastro-entérique. »

Nous lisons le passage suivant dans le *Traité de médecine légale* de M. Orfila : « les effets funestes de ces composés (du plomb) sont évidemment le résultat, non pas d'une inflammation de quelques-uns de nos organes, mais bien de l'absorption de leurs émanations et de leur action sur le système nerveux, et probablement sur le grand sympathique pour la colique, sur le système nerveux rachidien pour l'arthralgie, la paralysie et l'anesthésie, et sur le cerveau pour l'encéphalopathie. » (IVme édition, tom. III, pag. 502, 1828.)

Voilà, je le pense, une bien longue énumération des opinions qui ont été émises sur le siége ou sur la nature ou le caractère de la colique des peintres ; encore nous sommes bien loin de les avoir toutes rapportées. Je sais que ce ne serait pas une raison pour rien omettre, si les omissions pouvaient être de quelque importance, mais heureusement il n'en est rien. Pour les éviter, nous serions tombé dans des répétitions innombrables et par conséquent fastidieuses. Un plus grand nombre de citations serait donc inutile. Voyons s'il est possible de trouver là l'état actuel de la science, et d'en déduire *la nature et le véritable siége de la maladie*. Pour y parvenir, ce n'est pas une à une que nous devons examiner les opinions : cette manière de faire serait d'une longueur désespérante. Il faut les grouper par catégories et les limiter dans une classification méthodique. De cette manière nous réduirons de beaucoup l'étendue de l'examen que nous avons à faire.

Baumes, MM. Gendrin, Gabrini Borghi, Giacomini, Sandras et Bouchardat, Legroux, Bouillaud, Triberti, Mialhe, en ont fait une maladie générale, une toxicose, un empoisonnement de toute l'économie.

Combalusier limitait la toxicose à la présence du plomb dans les voies digestives, et il a plusieurs imitateurs.

Le plus grand nombre des auteurs en ont placé le siége dans les nerfs, soit d'une manière générale, soit en les spécifiant. Ainsi, Macbride, Cullen, Vogel, Vitet, Pinel, les deux Frank, etc., en font une affection nerveuse. Willis et Charles Lepois ont tout rapporté au cerveau. Renauldin au cerveau et à la moelle épinière. Astruc, Sauvage, Lamure, Barbier d'Amiens, Serre, la localisent dans la région de la moelle épinière. Dehaen, Vantroostwyk, Tronchin, Ranque, Tanquerel-des-Planches, Orfila, Grisolle, Piorry, y ont vu la lésion des nerfs de l'abdomen ou du grand sympathique, soit en totalité, soit seulement dans sa partie abdominale, lombaire, diaphragmatique ou intestinale.

MM. Brachet, Anquetin, Andral, Galtier, ont constaté

la lésion des deux systèmes nerveux, cérébro-spinal et ganglionnaire.

De tous les organes, les intestins ont été le plus souvent regardés comme le siége de la maladie, soit d'une manière générale, comme Stoll, Bordeu, etc., soit en précisant d'une manière plus particulière, ou la membrane muqueuse, comme Stockhusen, Gardane, Desbois de Rochefort, Palais, Broussais, Roche, etc., ou la membrane musculeuse, comme Mérat. Boisseau y a fait participer l'estomac, et Darwin le foie. Dubois a fait passer toute la scène dans le mésentère, Tauvri dans le péritoine, Giacomini dans les muscles de l'abdomen, et M. Legroux dans la circulation hépatique.

Chaque auteur a été conduit à cette localisation, tantôt par des faits particuliers, tantôt par des raisonnements théoriques. Tous ont eu de bonnes raisons pour conclure comme ils l'ont fait ; mais un défaut de faits suffisants ne leur a pas permis de voir la maladie dans son entier, et leur a laissé généraliser des particularités ; nous y reviendrons lorsque nous aurons dit un mot des opinions sur la nature de la colique.

Nous savons déjà qu'un grand nombre d'auteurs n'y ont vu qu'une intoxication. Disons maintenant que le plus grand nombre, abstraction faite du siége qu'il lui assigne et de la cause qu'il lui attribue, en fait une affection nerveuse, soit générale soit locale.

Bordeu, Henckel, MM. Palais, Roche, Renauldin, etc., ont cru y reconnaître le caractère inflammatoire.

Stoll en a fait une maladie spécifique, *sui generis*. Telle a été la pensée de M. Brachet et, on pourrait le dire, de beaucoup d'autres auteurs, si on a égard à l'embarras qu'ils éprouvent à la grouper avec d'autres maladies.

Nous ferons remarquer que dans cette longue série d'opinions, presque toutes ont admis une modification d'excitation, d'irritation ou de phlegmasie. Trois seulement se sont écartés de cette manière de voir : ce sont l'opinion de Darwin, qui l'a placée avec les irritations diminuées et en a fait une diminution d'action de l'intestin ; celle de Mérat qui en a fait une paralysie de la membrane musculeuse de l'intestin; et celle de Giacomini qui en fait une affection hyposthénique.

Tel est l'état de la science. Peut-on, d'après son exposé, en déduire le siége et la nature de la colique saturnine? Pour cela, il nous faut l'examiner avec cet esprit d'investigation sceptique qui ne donne rien au hasard, rien à la faveur, rien à la prévention, qui juge sévèrement les faits et les choses, et qui n'adopte d'opinions que celles qui sont fondées sur les faits et sur l'observation, avec ce doute philosophique que Bacon regardait comme le meilleur secret pour apprendre : il nous faut envisager notre sujet par toutes ses faces, condition indispensable et sans laquelle il nous serait impossible de nous former une opinion solide et juste. Comme la plupart des opinions sont appuyées sur les autopsies cadavériques, il est essentiel de faire connaître le résultat de celles qui ont été pratiquées jusqu'à ce jour; c'est le seul moyen d'arriver à la connaissance du siége et même de la nature de la maladie. Cependant, n'exagérons rien; que l'envie de simplifier la médecine ne nous fasse pas regarder l'anatomie pathologique comme le seul et infaillible moyen de nous conduire à la connaissance des maladies. Plût à Dieu en fût-il ainsi toujours! Nous ne serions pas aussi souvent condamnés à gémir sur son impuissance, nous n'éprouverions pas aussi souvent les déceptions les plus amères. Nous reconnaissons les services qu'elle a rendus à la médecine, et nous nous plaisons à croire qu'elle est appelée à en rendre de bien grands encore; mais ne plaçons pas la médecine tout entière dans l'anatomie pathologique. En adoptant ses découvertes, en encourageant ses progrès, nous ne la regardons point comme le *nec plus ultrà* de la science; nous croyons qu'il y a après elle, et peut-être au-dessus d'elle, une science, ou plutôt une étude dont elle ne tient pas assez compte, c'est la science, c'est l'étude de la vie. Mais cela n'ôte rien aux services éminents qu'elle est appelée à rendre. En conséquence, appuyons-nous sur elle autant que faire se pourra; mais n'en faisons pas notre unique pivot. N'oublions jamais qu'avec les organes il y a autre chose que les tissus qui les composent, il y a la vie qui les anime et qui les modifie mille fois et de mille manières. Revenons aux nécropsies.

Exposé des autopsies cadavériques.

En 1592, Citois pratiqua avec Milon l'ouverture du corps d'un franciscain qui était mort de l'épidémie de Poitou. Ils trouvèrent dans le jéjunum, une tumeur de la grosseur d'un œuf d'oie, remplie de bile pure. La même colique fut observée à Rouen par De la Poterie. Il ouvrit quelques personnes qui avaient succombé; il ne trouva aucune altération digne d'être notée. Pison (De col. ser. sect. 4, cap. 2.) a trouvé le cerveau rempli d'une assez grande quantité de sérosité. Au rapport de Dehaen, Bonnet a trouvé le foie développé et obstrué, la vésicule remplie d'une bile noire, l'estomac distendu par un liquide de couleur verte, et le colón rempli de vents et de fèces dures, le cerveau et la moelle épinière imprégnés d'une lymphe ténue. Wepfer aurait trouvé le mésentère enflammé, et une autre fois un abcès dans le mésentère et le péritoine rempli de pus.

Zeller rapporte que l'ouverture cadavérique fit reconnaître l'inflammation de l'estomac, chez un individu qui avait gagné la colique métallique en buvant du vin lithargiré. Il ne donne aucun détail symptomatique ou anatomique. Aurait-il pris pendant la vie une gastrite pour une colique de plomb? Ou bien des congestions cadavériques lui auraient-elles fait croire à la phlogose de l'estomac? Ou bien encore un traitement trop irritant aurait-il fait développer cette phlogose ? Il rapporte encore à la colique de plomb la désorganisation de la rate, du foie, du poumon. De pareilles assertions n'ont pas besoin d'être réfutées. Fernel a ouvert deux cadavres d'individus qui, à la suite de plusieurs coliques, étaient morts dans un marasme de plus de trois ans. Il n'a rien trouvé dans le ventre qui pût expliquer les coliques qu'ils avaient éprouvées, et qui n'étaient rien moins que saturnines, excepté la première. Sans citer aucune autopsie, Henckel a supposé qu'il devait y avoir pour lésions des plaques rouges, violettes, etc. Dans cinq autopsies, Dehaen n'a trouvé que des dilatations et des étranglements alternatifs des intestins, formant comme des cellules, qui enveloppaient et retenaient les matières, et leur imprimaient la forme de crotins de brebis.

De tous les auteurs, Bordeu est celui qui s'est le plus appliqué à recueillir les faits d'autopsies des sujets morts de la colique de plomb, il a pu en réunir un très-grand nombre; il en a puisé neuf dans les registres de la Charité, alors administrée par les religieux de cet établissement; mais il n'en a point vu lui-même, comme le prétend M. Tanquerel. Il signale les désordres les plus graves et les plus variés, depuis l'injection des membranes jusqu'à leur gangrène. Ainsi il a trouvé les intestins rouges, livides, gonflés, meurtris, gangrenés, troués, étranglés, etc.; le foie, la rate, l'épiploon et même le poumon et le cœur étaient également le siége de ces altérations. Dans un cas l'intestin était livide, dans l'autre il était engorgé et d'un rouge fort pâle. Les frères n'étaient pas accoutumés à cette anatomie minutieuse qui distingue les moindres nuances des lésions morbides; ils devaient méconnaître souvent les altérations les plus palpables; il ne serait pas étonnant que sous le nom d'inflammation ils eussent confondu des lésions anatomiques vitales et cadavériques fort différentes. Aussi le plus souvent ils se contentent de prononcer le mot inflammation sans décrire la lésion. Ne se seraient-ils point trompés en donnant ce nom à des lésions différentes, ou même à de simples congestions cadavériques ? De semblables autopsies ne seraient pas admises aujourd'hui. Il est en outre évident que Bordeu a souvent pris pour des coliques de plomb des entérites, des péritonites et même des péripneumonies qui s'étaient développées chez des plombiers. Souvent aussi il n'a pas tenu compte de la complication inflammatoire qui s'était ajoutée à la colique, et que celle ci n'exclut pas. C'est pourtant sur de pareilles autopsies que M. Palais s'appuie pour faire prévaloir l'opinion sur la nature inflammatoire de la colique. Rougeur, exsudation, agglutination, épaississement, granulation, tout lui paraît identique.

Selon Tronchin, Sénac lui aurait écrit en 1750, qu'il avait ouvert les cadavres de cinquante individus morts de la colique de plomb, et qu'il n'avait trouvé aucune altération dans les organes. Chez un seul, la partie concave du foie et les parties environnantes étaient teintes par une bile très-verte. Sénac n'était pas médecin de la Charité, il est impossible qu'il ait pu faire les cinquante autopsies dont parle Tronchin. Cela ferait supposer qu'il a vu en ville quatre ou cinq mille malades atteints de la colique saturnine, ce qui est impossible.

L'occasion d'ouvrir des cadavres humains ayant manqué à Wilson, il pratiqua une autopsie sur un chien mort dans une fabrique de plomb et auquel il avait fait prendre de la céruse. Il trouva la tunique interne de l'estomac et de l'intestin couverte d'une poussière de plomb, qui faisait croûte dans certains endroits. Il y avait quelques parties des intestins qui étaient enflammées, d'autres qui commençaient à tomber en mortification, quelques-unes même étaient percées. Les excréments étaient durs et en petite quantité. Les tuniques des intestins étaient fort épaisses et leur cavité diminuée (1757).

On ne peut ajouter aucune importance aux faits cités par Portal dans son ouvrage intitulé : *Observations sur les effets des vapeurs méphitiques*, (6e édition, 1787. pag. 455.) Dans la première, le poumon était putréfié. Dans la deuxième, un cordonnier était mort en trois jours de la colique de plomb ; le colon et le rectum étaient très-distendus par des vents et gangrenés en divers endroits, ce qui pouvait tenir à une entérite. Dans la troisième, un peintre est atteint de la colique de plomb ; il tombe dans le délire et éprouve une grande difficulté de respirer ; il survient des convulsions horribles dont il périt. L'épiploon était affecté de gangrène, le colon rétréci, l'intestin comme putréfié, la vésicule du fiel pleine d'une bile noire. Ces faits sont tirés du Journal de médecine.

Dans une autopsie que Backer eut occasion de faire, chez un homme qui, après avoir été atteint plusieurs fois de la colique métallique, avait eu une apoplexie avec lésion intellectuelle, il ne trouva rien dans les intestins ni dans le foie ; le cerveau seul présenta plusieurs altérations.

Sur un des cinq individus morts à Marly des accidents de la colique métallique occasionnée par les treillages de bois qui avaient chauffé le four du boulanger, on trouva plusieurs taches livides et noirâtres dans l'intestin, et des glandes engorgées dans le mésentère. Ce fait serait important, mais que de doutes s'élèvent ! Combalusier, qui le rapporte, dit le tenir de Madame Vasse qui lui en a rendu compte. D'ailleurs il ne donne aucun détail ni sur la maladie, ni sur l'autopsie. Il tient tout d'une dame qui elle-même a entendu dire.

Stoll cite un cas de colique métallique compliquée d'inflammation et qui fut mortel. L'ouverture du cadavre présenta une inflammation grave ; mais c'était la complication.

Comme médecin de la Charité, Desbois de Rochefort se trouva bien placé pour recueillir les faits et pour pratiquer les autopsies. Cependant, voici comment il s'exprime : « L'ouverture des cadavres confirme cette étiologie : on trouve l'estomac très-resserré, raccorni, ainsi que les intestins. Quelquefois le canal intestinal est tellement rétréci, que tous les intestins pourraient tenir dans la paume de la main; quelquefois leur diamètre est si resserré qu'un tuyau de plume et même une épingle un peu forte n'y peuvent entrer. On trouve le canal très-sec et sans aucune trace de mucosité. » Plus loin il ajoute : « L'ouverture de ces personnes n'offre rien de particulier dans le canal intestinal qui est à peu près dans l'état naturel; quelquefois cependant ce canal offre quelques phlegmasies, quelques points gangreneux, quelques intus-susceptions ou volvulus, et il en cite deux cas chez deux enfants. » Restriction qu'il n'a placée que par exception dans le cas de complication.

Selon M. Palais, Fodéré aurait dit que l'estomac et l'intestin sont attaqués d'un léger état inflammatoire et en même temps macérés et même sphacélés par places.

Dans le chapitre de la colique des peintres, (*Le Médecin Naturaliste*, 1800, pag. 77.) Gilibert père cite un fait dans lequel les calmants et les purgatifs combinés calmèrent la colique, mais laissèrent les jambes se leucophlegmatiser, et le ventre se distendre par une ascite avec tympanite. Le malade étant mort, on trouva plusieurs pintes de liquide dans le péritoine. Les intestins très-resserrés étaient réduits au volume d'un petit doigt dans toute leur longueur; leurs membranes étaient un peu plus épaisses et sans traces de phlogose; les autres viscères étaient sains. — Le docteur Harlan, de l'Amérique du Nord, dit avoir fait plusieurs autopsies qui lui ont constamment montré la mortification des intestins; il ne s'explique pas autrement. Aucun fait, aucune exposition des phénomènes, rien sur le traitement des malades qui ont succombé; comment suppléer à ce défaut de détails ?

Pendant de longues années, le professeur Leroux a guidé la jeunesse médicale dans le cours de clinique alors si bien suivi à la Charité. De nombreuses occasions auraient dû se présenter, cependant il ne cite que deux observations de colique de plomb, compliquées, l'une d'encéphalopathie saturnine, et l'autre de péritonite. Il trouva dans beaucoup d'endroits les intestins froncés, sillonnés comme une membrane qu'on aurait exposée au feu. Il avait employé le traitement de la Charité. (*Méd. Prat.*, tom. IV, pag. 278 et 287.)

Le premier médecin qui ait fait les recherches anatomiques, on peut dire les plus consciencieuses, est M. Mérat. Sa *Monographie* renferme plusieurs autopsies. Les observations XXIII, XXIV, XXVI et XXVII ne présentent aucune lésion remarquable dans la texture des intestins : seulement ils avaient diminué de calibre; mais ils étaient faciles à distendre par un courant d'air ou par la traction. Dans le cadavre qui fait le sujet de l'observation XXIX, on rencontra plusieurs rétrécissements et quatre invaginations. M. Tanquerel élève, avec juste raison, des difficultés sur les qualités requises pour faire une bonne observation et sur le degré de confiance qu'elle mérite. En effet, ce fait n'a pas été recueilli par M. Mérat, puisqu'il est daté de 1798, époque à laquelle ce médecin n'était pas encore attaché au service de la Charité. Par qui a-t-elle été recueillie? Sa rédaction semble faire croire que ce ne fut pas une colique de plomb qui fut constatée pendant la vie. Dans l'observation XXV, l'estomac était sain, et l'intestin grêle offrait seulement une légère injection. Le malade avait d'ailleurs succombé à une fièvre ataxo-adynamique. Chez le sujet de l'observation XVIII, le tube digestif était marqué de taches plus ou moins larges, d'un violet pâle, siégeant dans la tunique musculeuse; tandis que la muqueuse n'offrait aucune rougeur ni épaisseur. On rencontra aussi quinze lombrics dans toute l'étendue du canal alimentaire. Enfin, dans l'observation XXX, on trouva des traces de péritonite et de pneumonie. Une phlegmasie des poumons et du péritoine avait donc, pendant la vie, compliqué la colique. Il apprécie du reste très-bien la valeur de ces autopsies, en n'admettant comme objet réel que la contraction intestinale. Enfin, chez un chien qui succomba à une colique de plomb qu'il lui avait donnée en lui faisant prendre de la céruse, il trouva une contraction un peu marquée des intestins. Il élève des doutes sur la croûte de plomb et sur la forte inflammation que Wilson dit avoir trouvée sur le chien mort dans la fabrique. Il pense que cet animal a dû être empoisonné par d'autres substances que le plomb.

Dans le cahier de décembre 1826, pag. 193, de la *Revue Médicale*, M. Lacaux dit que chez les individus morts de la colique saturnine, il a observé que tous les tissus étaient blancs et dépourvus de sang, et sans altérations appréciables, et que, chez ceux qui avaient succombé à l'encéphalopathie, le cerveau était plus consistant et hypertrophié. (Nous avons inutilement voulu vérifier cette citation faite par M. Blache. Il y a eu quelque erreur de sa part.) M. Cazeau a rencontré la même lésion cérébrale dans les cas analogues. (*Arch. gén. de méd.*, 1834, tom. V, pag. 219.)

M. Palais réunit tout les faits d'autopsies qui peuvent être favorables à la lésion inflammatoire de l'intestin. Il convient toutefois que presque tous les auteurs ont signalé la constriction et le rétrécissement des intestins ; mais il l'attribue à la même cause que celle qu'on observe dans l'entérite, comme dans le fait remarquable, cité par Tartra. Il n'a pas un fait d'autopsie qui lui soit propre.

Quoiqu'on ait rarement trouvé de lésions dans le cerveau, excepté quelquefois les vaisseaux gorgés de sang dans les cas d'encéphalopathie, M. Thomas a fait une remarque bien différente. Dans ses réflexions sur le siége de la maladie, dite colique de plomb *(Journ. Univers. des Sciences médicales*, 1825, pag. 249.*)*, il dit avoir rencontré, sur onze cadavres, les méninges injectées, la substance grise du cerveau et celle de la moelle épinière parsemées de quelques points rares d'injection et de ramollissement, des épanchements d'humeur aqueuse entre les membranes du cerveau et dans ses ventricules, des injections sanguinolentes très rouges, obscures ou livides, en plusieurs endroits de l'estomac et du tube intestinal; souvent les membranes de ces organes amincies, rarement rétrécies; d'où il conclut que dans la colique saturnine, ce n'est pas seulement le tube intestinal qui se trouve affecté, mais que le cerveau participe également à la maladie. Par des circonstances que nous ne pouvons pas apprécier, la colique ne devait pas être simple dans ces cas. En effet, nous voyons que chez la plupart des malades qui ont succombé, la maladie a commencé par le délire.

Sur 500 malades, M. Lerminier n'en aurait perdu que cinq, auxquels M. Andral en joint deux qu'il a recueillis lui-même. Voici le résultat des sept autopsies : dans la première, le tube digestif était sain dans toute son étendue : elle est citée par M. Martin dans sa thèse. Dans la seconde, l'estomac, l'intestin grêle et le colon présentèrent une injection sous-muqueuse légère, quoiqu'ils eussent conservé leur couleur et leur consistance normales. Dans la troisième, la membrane interne de l'estomac était pâle, ramollie; l'intestin grêle était rarement injecté, ainsi que le colon transverse. Dans la quatrième, on constata une coloration ardoisée de l'estomac vers le pylore, une blancheur remarquable de l'intestin, un ponctué noir sur une plaque de Peyer, et l'état sain du colon. Dans la cinquième, on trouva un ramollissement d'une portion de la membrane muqueuse stomacale et quelques rougeurs éparses dans l'intestin. Dans la sixième, le tube digestif était sain dans toute son étendue.

Enfin, dans la septième, on ne rencontra que des taches rouges dans l'estomac, et une hypertrophie légère des follicules de Brunner. Le savant professeur ne tire de ces faits aucune conséquence favorable à l'inflammation ou à toute autre lésion de l'appareil digestif. Au contraire, il n'y voit rien qui soit en rapport avec l'intensité de la maladie et de ses phénomènes. Il cite en outre deux cas de mort subite occasionnée par une crise épileptiforme. Il ne trouva rien dans les intestins. Il a fait la même remarque dans plusieurs cas semblables.

Le seul malade dont M. Louis ait fait l'autopsie avait le tube digestif dans un état parfait d'intégrité. Cependant la membrane muqueuse stomacale était jaunâtre, épaissie et les follicules hypertrophiés. (*Recherches anatomo-pathologiques sur diverses maladies*, pag. 483.) Dans ses réflexions, il fait observer que cette absence de lésion est en opposition avec l'opinion admise alors (1826) sur la nature inflammatoire de la maladie, et qu'elle ne favorise aucune doctrine.

A la page 242 du tome I de de sa *Nosographie organique*, Boisseau cite une autopsie où l'estomac, toutes les parties supérieures des intestins, le foie, etc., étaient enflammés. Il avertit bientôt que c'était dans un cas d'injection de l'acétate de plomb : fait d'empoisonnement recueilli par Kirckoff.

Dans le malade qui fait le sujet de l'observation III de M. Corbin, on trouva un épaississement grisâtre, sans ramollissement de la membrane muqueuse de l'estomac ; cinq à six taches rouges ou ecchymoses s'y faisaient remarquer. Tout le reste du canal digestif était sain.

L'autopsie unique dont rend compte M. Rufz n'a dévoilé qu'un amincissement sensible dans la membrane muqueuse du grand cul-de sac de l'estomac. Celle du gros intestin était grisâtre dans le cœcum et dans un tiers du colon.

L'observation X de la thèse de M. de la Pommerais sur la colique saturnine, a fourni un cas d'autopsie. La membrane muqueuse stomacale était épaissie, l'intestin grêle un peu injecté et le colon sain. Aucune altération ne s'est rencontrée dans le conduit alimentaire des deux individus dont M. Grisolle a fait l'autopsie (thèse).

On doit à M. Nivet la communication de plusieurs cas de colique de plomb suivie de mort. Ils sont insérés dans la Gazette médicale, 1837. Dans l'observation V, la membrane muqueuse stomacale était épaissie et d'un rouge brun; l'intestin grêle offrait une couleur rosée, les follicules de Brunner étaient hypertrophiés, et quelques plaques de Peyer très-apparentes. Chez les individus des observations VIII et X, l'intestin grêle était un peu rouge et un peu injecté. Les follicules de Brunner et les plaques de Peyer paraissaient un peu hypertrophiés. L'estomac et l'intestin grêle des sujets des observations VII et XII présentèrent une rougeur légère. Dans l'observation VI, des lignes brunâtres indiquaient le trajet des vaisseaux de l'estomac; la muqueuse de ce viscère était grisâtre et pointillée de rouge dans quelques endroits; la muqueuse du colon, grisâtre, offrait sa consistance ordinaire; on observait que le sommet d'un grand nombre de villosités se trouvait marqué d'un point noir. Chez le sujet de l'observation IX, dont l'autopsie fut pratiquée deux jours après la mort, des lignes brunâtres marquaient le tissu des vaisseaux du grand cul-de-sac de l'estomac, dont la muqueuse était ramollie et épaissie; dans l'intestin grêle, le long de la petite courbure, on apercevait des arborisations vasculaires, de petites ecchymoses étendues jusqu'au tissu cellulaire sous-muqueux, et en même temps une infiltration de quelques bulles d'air. La muqueuse du colon présentait un aspect grisâtre, et ses follicules étaient hypertrophiés. Dans l'observation XI, l'auteur parle encore de follicules hypertrophiés, de plaques rouges et de ramollissement de la muqueuse intestinale, d'ecchymoses et de traînées noirâtres le long des vaisseaux.

Nous arrivons enfin à l'ouvrage de M. Tanquerel-des-Planches. Des recherches immenses et savamment élaborées le mettent au premier rang des monographies. L'auteur y a consigné trente observations de coliques de plomb et un bien plus grand nombre d'autres affections saturnines. Sur ce nombre, douze cas de mort ont été recueillis et analysés. Deux seulement appartiennent à la colique de plomb; ce sont les observations XXV et XXVI du tome I. Dans l'une et l'autre il y avait des arborisations partielles dans l'estomac, l'intestin grêle et le cœcum. Il y avait complication de paralysie dans le premier cas, et de pneumonie dans le second. Dans les dix autres, c'étaient des encéphalopathies et des paralysies saturnines. Bien que la plupart eussent eu des coliques de plomb, ce n'était plus cette maladie; dès lors ces autopsies ne peuvent pas avoir une grande valeur. Cependant, qu'y trouvons-nous? de légères arborifications dans quelques parties de l'intestin chez les sujets des observations V et X : le colon était sain. Dans l'observation VI, l'intestin était blanchâtre et légèrement distendu par des gaz. L'intestin de l'observation XXIII était alternativement rétréci et distendu par des gaz, une arborisation rouge était assez marquée à l'extérieur, surtout vers l'iléon : quelques glandes mésentériques étaient hypertrophiées : les glandes de Brunner et de Peyer étaient très-développées; il y avait un grand nombre de plaques saillantes de follicules agminés, les glandules de Brunner étaient fort volumineuses, cette disposition était beaucoup plus rare dans le gros intestin. Dans l'observation XXX, tout le paquet intestinal était tassé sur lui-même, comme si un poids énorme l'avait comprimé ou affaissé; le canal digestif était rétréci comme lorsque les aliments ont cessé d'y passer depuis longtemps, il n'était pas aplati et il se distendait facilement par l'insufflation; il était très-faible; un mucus très épais et gluant en tapissait l'intérieur, dans le gros, il était mêlé à quelques matières fécales; quelques points d'arborisations se rencontraient dans la membrane muqueuse; il avait eu plusieurs fois la colique de plomb. Le même tassement intestinal, quelques arborisations et le mucus visqueux et gluant se sont rencontrés dans les observations XX, XXV et XXVIII; il y avait eu encéphalopathie et coliques saturnines. Dans la XXe, les parois des intestins étaient dures et épaissies dans chaque membrane.

Quelques autopsies ont été faites depuis. Le sujet qui fut autopsié par M. Rayer, à l'hospice de la Charité, le 14 avril 1847, n'avait eu qu'une faible colique à Clichy, et il avait succombé à une péritonite avec épanchement, qui fut terminée par une péripneumonie intense. Les altérations confirmèrent les prévisions qu'on avait eues pendant la vie. Aussi ce fait est insignifiant; il doit engager à se tenir sur ses gardes pour ne jamais confondre les complications avec la maladie elle-même. Sans repousser ni admettre les inductions qu'on peut tirer des observations qui sont muettes, sans décliner leur valeur significative, M. Rayer dit qu'un de ses collègues, à la Charité, lui a fait remarquer une altération particulière du cerveau; c'est une teinte jaunâtre, très-prononcée de la substance, avec aplatissement des circonvolutions et consistance très-ferme de sa pulpe. « Je ne sache pas non plus, dit-il, beaucoup d'affections où on trouve réunies ces trois sortes de lésions. » Rien ne s'oppose à la vérité du fait. Cependant que de recherches à faire avant de l'admettre comme un signe spécial et pathognomonique certain!

Neuf fois Miquel a vu la forme épileptique être suivie de mort. Toujours il a trouvé l'hypertrophie du cerveau sans lésions intestinales (*Bulletin de Thérapeutique*, tome VI, page 258). M. Corbin aussi a trouvé, dans des cas analogues, le cerveau et la moelle épinière ramollis (*Gazette mé-*

dicale, 1836, page 288). Ces lésions ne sont pas constantes, puisque M. Andral a vu un cas dans lequel les centres nerveux étaient parfaitement intacts.

Enfin M. Piorry (*Gazette des hôpitaux*, 1844, page 105) n'a rien rencontré chez un sujet mort dans ses salles de clinique. Il est vrai qu'il avait succombé à l'ouverture spontanée d'un kyste hydatifère du foie dans la plèvre. L'intestin était resserré dans toute son étendue, et les muscles abdominaux étaient contractés.

En finissant cette longue énumération des autopsies des sujets morts de la colique de plomb, nous avouerons que nous n'avons pas été peu étonné de n'en trouver aucun fait dans l'immortel ouvrage de Morgagni. Cependant cette maladie n'est pas étrangère à l'Italie. Nous manifestons un même étonnement pour Montpellier; ses annales n'en font aucune mention, et Baumes lui consacre à peine quelques lignes dans ses *Fondements de la science médicale*. Cependant il n'est pas de sujet qui pût prêter davantage aux interprétations vitales de cette école célèbre.

Quel fruit peut-on tirer de ces autopsies? Est-il possible de trouver dans des lésions aussi variées, aussi disparates et dans leur fréquence et dans leurs formes, des motifs à des déductions positives et rationnelles? Je ne saurais mieux faire que de placer ici les opinions des hommes dont la position et les études ont fait des autorités qui doivent nous servir de guides.

Si Bordeu, Henckel, Broussais, Boisseau et MM. Palais, Renauldin, Roche, etc., se croient fondés à établir la nature inflammatoire de la maladie, un bien plus grand nombre d'observateurs s'élèvent contre cette manière de voir, et ils s'appuient sur les faits nombreux dans lesquels on n'a rien trouvé, sur ceux dans lesquels les lésions étaient le résultat des complications et même du traitement, et sur les phénomènes de physiologie pathologique; tels sont

MM. Mérat, Chomel, Brachet, Louis, Tanquerel, Orfila, Galtier, etc. Mais laissons-les parler eux-mêmes, leurs raisons conservent toute leur énergie. « Pour moi, dit Jos. Frank, je confesse que je n'ai jamais trouvé de colique inflammatoire. » Cette profession d'un praticien aussi habile est d'un poids immense. Voici comment s'exprime M. Tanquerel : « Si nous résumons toutes les nécropsies précédentes de colique saturnine non compliquée, au nombre de quarante-neuf, nous voyons que dans vingt cas on n'a trouvé dans le tube digestif aucune altération, ou seulement quelques traces de congestion, telles qu'on en rencontre chez la plupart des sujets dont on fait l'autopsie et chez lesquels, pendant la vie, on n'a constaté aucune lésion fonctionnelle des voies digestives. Dans cinq cas, on a rencontré des ramollissements partiels, sans autre altération dans les parties les plus déclives du tube digestif. Ce sont encore de ces lésions cadavériques que l'on rencontre chez une infinité de sujets. On peut donc dire que dans ces vingt-cinq autopsies on n'a rencontré aucune lésion cadavérique en rapport avec les symptômes observés pendant la vie. Six fois le tube digestif a été trouvé épaissi, partiellement ou dans toute son étendue. C'est encore une lésion anatomique qu'on rencontre fréquemment dans toute espèce d'autopsie. L'hypertrophie ou le développement considérable des glandes de Brunner a été observé dans sept cas. Les glandes de Peyer se trouvaient aussi plus développées dans trois de ces nécropsies. Douze fois un tassement ou un retrait du paquet intestinal a été noté. Cet état du paquet intestinal est un des caractères anatomiques de la colique de plomb, car nous ne l'avons trouvé aussi prononcé dans aucune autre maladie. Ce tassement n'a été noté que dans le tiers des autopsies; il est inconstant comme toutes les altérations anatomiques qui sont effet et non cause des maladies. Enfin, le développement plus considérable des ganglions du grand sympathique, que nous n'avons constaté *qu'une seule fois*, doit être considéré comme effet et non comme cause anatomique des phénomènes observés pendant la vie. Les reins et la vessie ont été trouvés à peu près à l'état normal. D'après toutes ces investigations, qu'il nous soit permis d'affirmer que ce ne sont point des altérations anatomiques, appréciables à nos sens, qui donnent naissance à tous les phénomènes pathologiques de la colique de plomb, et que les altérations matérielles que l'on peut rencontrer, ne sont que des effets et non des causes des accidents observés pendant la vie. » (tome I, page 317).

L'absence de toute lésion dans le tube digestif, dit M. Monneret, forme le caractère essentiel de la colique saturnine.

Signalent aussi la même intégrité de la muqueuse intestinale MM. Corbin (*Gaz. médic.*, tome 1, 1830); Rufz (*compte-rendu de la clinique de M. Rullier*, p. 22); Martin (*Dissertation inaugurale*, 1829); Martinet (*Rev. médic.* 1829); Grisolle (*Essai sur la colique de plomb, dissertation inaugurale*, 1835); Nivet (*Mémoire sur le délire, les convulsions et l'épilepsie produits par les préparations de plomb, dans Gaz. Méd.*, n° 36, 1836, et n° 2, 4, 7, 1837). Voici la statistique que donne M. Nivet sur les cas des auteurs cités plus haut. Tube digestif sain dans toute son étendue, huit fois : estomac et colon sains, rougeurs ou injections légères de l'intestin grêle sans ramollissement de la muqueuse, follicules muqueux hypertrophiés quelquefois, six fois; estomac malade, traces de gastrite chronique, intestin grêle et colon sains, ou présentant une légère rougeur, sept fois; injection ou rougeur légère de l'estomac et des intestins grêles, colon sain, quatre fois; tube digestif sain, taches sous-péritonéales violacées, une fois; injection, tache rouge, hypertrophie légère des follicules du tube digestif, muqueuse intestinale ramollie dans une petite étendue, deux fois : dans quatre cas, les altérations n'ont pas été notées. (Miquel, *Bulletin thérapeutique*, tome VI, page 257 ; Cazeau, *Bulletin de la société anatomique*, n° 4, 1834). Ce qui donne en tout trente-deux autopsies, dans lesquelles le tube digestif a été examiné avec le plus grand soin, si ce n'est dans les quatre derniers cas (Nivet. *op. cit.*, p. 104). Dans trente autres cas, où il y avait complication d'affection cérébrale, des lésions très-variées ont été trouvées un certain nombre de fois. Nous nous dispensons de présenter la statistique qu'en donne M. Nivet, parce que ces cas ne sont plus des coliques.

On ne découvre aucune trace d'inflammation dans le canal digestif, dit M. Orfila: le diamètre des gros intestins et du colon en particulier est plus ou moins rétréci. Les autres altérations signalées par les auteurs sont loin d'être le résultat de l'observation. Il est impossible de découvrir aucune préparation de plomb, en faisant l'analyse des matières contenues dans le canal digestif, des excréments, de l'urine, de la sueur, etc. (*Méd. lég.*, troisième édition, tome III, p. 242). A la page 500 de la quatrième édition, même volume III, il ajoute : sur quarante-neuf cadavres, vingt n'ont rien présenté, et sur les vingt-neuf autres, on a trouvé tantôt des ramollissements et des épaississements partiels ou généraux du canal digestif, tantôt un développement considérable des glandes de Brunner, ou un tassement ou retrait du tube digestif. On n'a observé cette disposition que seize fois sur quarante-neuf. Il ne regarde que ce dernier phénomène comme appartenant à la colique saturnine, les autres lui paraissent être les effets d'autres accidents survenus pendant la vie. Quant aux inflammations dont le canal digestif aurait été le siége, il ne lui est pas prouvé que les malades n'ont pas été en proie à une inflammation gastro-intestinale qui compliquait la maladie.

On n'a pas encore pu découvrir, dit-il, dans le premier volume de son *Traité de Toxicologie*, p. 681, quatrième édition, une lésion anatomique constante, qui puisse être regardée comme son caractère anatomique. Je regarde les inflammations et les autres altérations comme effets au moins autant que causes.

Quelques auteurs ont trouvé des lésions non-seulement dans les intestins, mais dans d'autres organes; quoique variées, ces lésions se rapportent la plupart à l'inflammation. Le plus grand nombre des observateurs n'a rien trouvé qui mérite d'être signalé, et d'où l'on puisse tirer des conséquences rationnelles. Cependant ils ont vu une sorte de contraction de l'intestin sur la matière qu'il contient. C'est à ces deux modes d'altération que vient aboutir en dernière analyse la généralité des résultats nécropsiques, phlegmasie et état de contraction des intestins, ou plutôt absence de lésion appréciable. Aussi l'anatomie pathologique se trouve ici en défaut. Elle refuse à la colique saturnine le secours puissant qu'elle prête à la plupart des autres maladies. Elle ne sert nullement à éclairer la question. C'est en vain que Bordeu, Henckel, Broussais, Palais, etc., ont invoqué les faits de phlegmasie intestinale qu'ils ont pu recueillir; ils n'ont pas été suffisants pour faire établir d'une manière définitive la nature inflammatoire de la maladie. La contraction intestinale n'a pas été plus heureuse en sa faveur. Si les lésions qu'on a rencontrées le plus souvent n'ont pas pu concentrer les idées sur un point unique et faire adopter une manière de voir générale, à plus forte raison les autres lésions, et moins nombreuses et moins constantes, ont-elles dû échouer. Ainsi les altérations qu'on a trouvées dans le cerveau, dans la moelle épinière, dans le foie, dans le mésentère, dans le péritoine, n'ont fait élever qu'un petit nombre de voix en faveur des organes qui en étaient le siége pour y placer la maladie elle même. Le plus souvent même ils ont prêté des arguments pour combattre la plupart des opinions de localisation qu'on s'était faites. Dès-lors, il est facile de comprendre pourquoi on a été si peu d'accord sur le siége de la maladie. L'absence et la variété des lésions ont favorisé les incertitudes, ont par conséquent ouvert le champ aux hypothèses.

Dès-lors l'anatomie pathologique est impuissante pour nous conduire à la connaissance du siége et de la nature de la maladie. Plusieurs auteurs l'ont compris et ils ont pensé qu'ils pourraient peut-être plus heureusement trouver cette révélation dans la cause même de cette affection. Le plomb est cette cause manifeste. Là, ont-ils dit, où nous trouverons le plomb, là aussi sera le siége du mal, parce que c'est là que son agent doit produire son effet morbide par une action directe sur le tissu avec lequel il est en contact. Le raisonnement le faisait admettre; mais cela ne suffisait pas, il fallait le démontrer physiquement. Il a donc été urgent de recourir à la recherche du métal dans l'économie, afin d'en constater la présence et d'en déduire les corollaires de localisation. Il est donc indispensable de faire l'exposition de ce que la science possède, de présenter l'inventaire de nos connaissances à ce sujet.

Une question se présente d'abord. Sont-ce les particules de plomb qui seules peuvent causer la colique métallique? En d'autres termes, faut il que le plomb ou ses préparations entrent dans le corps humain pour causer la maladie? Les lois de l'absorption ne nous permettent pas d'admettre la nécessité indispensable de l'ingestion du métal dans les voies digestives. Elles nous autorisent à reconnaître son absorption par toutes les surfaces avec lesquelles il peut être m i en rapport, avec la peau aussi bien qu'avec l'estomac. Quant à son indispensable nécessité, elle est un fait. Les cas analogues produits par d'autres causes ne sont pas des coliques de plomb.

Recherches chimiques sur la présence du plomb dans les organes.

Combalusier admettait la présence réelle du plomb dans les voies digestives, parce qu'il attribuait la colique à l'action directe des molécules du métal sur la fibre intestinale. Aussi il ne reconnaît pour cause de la maladie que l'ingestion stomacale du toxique, soit pur, soit mêlé aux aliments. Il repoussait toute idée de son absorption cutanée et pulmonaire; mais il n'en donne aucune preuve.

Parmi les anciens, Wilson et Dubois sont les seuls qui aient fait des recherches directes. Ils ont porté leur regard sur les parois du canal digestif, et ils ont cru y avoir aperçu des traces de poussière saturnine. Les observateurs modernes n'ont point sanctionné cette assertion que repousse encore le raisonnement physiologique. Le plus souvent le plomb est absorbé par la peau ou par les poumons : il n'est donc pas porté directement sur les parois de l'appareil digestif; et lors même qu'il est introduit par cette voie, ce n'est jamais par son contact direct qu'il occasionne la colique, ce n'est qu'après avoir été absorbé et transporté dans l'économie.

Spaugemberg dit avoir vu de la litharge mêlée aux matières fécales des malades atteints de la colique saturnine. Il a fait erreur, car les recherches faites par les autres chimistes n'ont rien pu constater dans les fèces. En supposant que le fait fût vrai, il y aurait encore erreur; car ce ne pourrait pas être de la litharge qui rendrait les excréments ainsi gris, et qui occasionnerait la colique, puisque ce n'est pas elle qui a été absorbée.

Plus que personne, M. Mérat sentit de quelle importance il serait de constater la présence du plomb dans l'économie : le premier aussi il comprit que ce n'était pas ainsi à la surface des organes digestifs qu'il fallait chercher le métal. Il pensa qu'ayant été absorbé, c'était dans les solides et dans les liquides des animaux qu'on devait en retrouver l'existence. En conséquence, il les soumit à l'analyse chimique la plus sévère. Aidé par le célèbre Barruel, il analysa les urines et les matières fécales; il n'y trouva rien. Il conclut de là à toute l'économie, et il proclama que le plomb n'existait d'une manière sensible dans aucune substance animale.

Malgré son importance, cette recherche ne pouvait pas satisfaire, depuis surtout que, par des procédés plus exacts, la chimie est parvenue à reconnaître les moindres traces de poison dans nos tissus et dans nos humeurs. Aussi M. Tanquerel-des-Planches s'est livré à de nouveaux essais. Guidé dans ce travail, par une expérience de MM. Tiedmann et Gmelin, il se fit aider tantôt par M. Chevalier, quelquefois par M. Guibourt; il est parvenu à reconnaître la présence de bien faibles quantités de plomb dans les organes et surtout dans les tissus des intestins et du foie, quelquefois dans le caillot du sang, jamais dans les urines, ni dans la salive. — Les expériences les plus précieuses sont celles qu'il a fait faire par M. Alph. Devergie, de 1836 à 1838. Ce dernier a retrouvé de faibles quantités de plomb et de quelques autres métaux, entre autres de cuivre, dans presque tous les tissus et même dans le sang; et chose importante, les parois intestinales en contenaient le plus, surtout chez un sujet mort d'encéphalopathie saturnine. Le sang lui-même en contenait une quantité notable, bien supérieure à celle du cuivre. M. Devergie se demande si ce dernier métal n'aurait pas été expulsé par les purgatifs, attendu que, dans l'état normal, il est toujours supérieur au plomb pour la quantité. Une chose qui mérite de fixer l'attention, c'est que, chez ce malade, le cerveau contenait aussi une quantité plus considérable de plomb.

Au rapport de Giacomini, MM. Tiedmann et Gmelin ont examiné soigneusement les cadavres d'animaux empoisonnés avec dix grammes d'acétate de plomb, et ils ont rencontré ce sel dans les veines mésentérique et splénique. Déjà Kerkoff avait obtenu le même résultat *(Journ. Univers. des scien. méd.*, 1820.*)*; mais ces expériences n'avaient pas été faites chez des sujets atteints de la colique de plomb.

Les travaux importants de M. Orfila sur la toxicologie et principalement sur la chimie toxicologique, ne lui permettaient pas de laisser en arrière des recherches d'une nature aussi intéressante. Dans le cahier de janvier 1839 des Annales d'hygiène, il a publié un mémoire sur l'ingestion du plomb (acétate). Chez les chiens ainsi empoisonnés, ce sel a laissé des traînées de points ou substances blanches, plus ou moins adhérentes à la surface interne de leur estomac, quoique des vomissements aient eu lieu et que plusieurs jours se soient écoulés depuis l'injection. La substance était de l'acétate de plomb décomposé. «On la retrouve, dit M. Orfila, pendant au moins huit jours, et elle finit par s'effacer peu à peu, soit qu'elle ait été absorbée, soit qu'elle ait été entraînée avec les autres matières.» Il a encore vu au bout de dix-sept jours, l'intestin laisser le plomb par son ébullition dans l'acide azotique étendu dans trente parties d'eau. Il pense même qu'on pourrait ainsi calculer approximativement l'époque de l'empoisonnement par l'acétate de plomb. Il fait remarquer la différence qu'il y a entre ces cas et ceux qui appartiennent à la colique de plomb. Dans le second cas, il y a eu absorption, et elle a pu causer l'intoxication saturnine lente et la colique de plomb. Il donne aussi le moyen de distinguer ce plomb de celui que M. Devergie a constaté exister dans les tissus organiques à l'état normal et qu'il en a retiré. Mais ces détails n'appartiennent pas à notre sujet. Ils sont étrangers à la colique de plomb. Disons cependant qu'il trouva du plomb dans l'urine que lui remit M. Villemain et qui provenait d'une jeune fille qui avait avalé, huit jours auparavant, quarante grammes d'acétate de plomb. N'oublions pas de noter que, plusieurs fois dans ces cas d'empoisonnement par l'acétate de plomb, il a trouvé l'estomac et les intestins tapissés d'une couche membraniforme assez épaisse, d'une couleur cendrée, qui se détache facilement en grumeaux, et laisse voir la muqueuse gastrique d'une couleur gris foncé. Cet enduit ou fausse membrane, n'est autre chose que du mucus épaissi, concreté et teint ensuite par la préparation plombique.

Le sang extrait de la veine cave, du cœur droit et de la veine-porte d'un homme mort à la suite d'une colique de plomb et d'encéphalopathie, n'a fourni aucune trace de plomb à M. Chevalier. Il en a été de même de l'urine et de la salive de plusieurs malades. Ces liquides analysés par M. Guibourt n'ont fourni aucun signe de la présence du plomb chez un sujet mort d'épilepsie saturnine; il a trouvé un peu de plomb dans la substance du cerveau; mais M. Devergie y en a aussi trouvé dans des cas étrangers aux affections saturnines.

Le 8 décembre 1840, M. Lassaigne annonça à l'Académie que M Auset, chef des travaux chimiques à Alfort, avait entrepris, sous ses yeux et par ses conseils plusieurs expériences sur l'action du plomb. Ayant fait prendre 2 kilogr. d'acétate à un cheval, il trouva du plomb en plus grande quantité dans le sang veineux et dans les urines pendant la vie. Il en a beaucoup trouvé aussi dans le foie et les reins, lorsqu'il a ouvert le cadavre peu de temps après la mort.

Les diurétiques furent administrés par M. Bricheteau, à plusieurs individus atteints de la colique des peintres. L'analyse des urines fut faite par M. Chevalier. qui trouva, dans celles de quatre individus, quelques traces de plomb. Il n'avait pas encore été reconnu d'une manière positive dans ce liquide, on n'a jamais pu en obtenir que des premières urines.

La *Gazette des hôpitaux* du 5 mars 1844, page 105, fait

dire à M. Piorry, dans ses leçons de clinique de la Pitié, qu'on a trouvé d'énormes quantités de plomb. C'est par erreur sans doute, car on n'a trouvé ces énormes quantités que dans les cas d'empoisonnement rapide, et alors il n'y a pas coliques saturnines.

Les recherches de MM. Dauger et Flandin sont relatives surtout à l'empoisonnement par le plomb. Selon eux on trouve le carbonate de plomb disséminé par points blancs dans les matières spumeuses du vomissement, dans lesquelles l'air expiré semble les faire développer. Selon eux aussi, les membranes muqueuses sont comme tanées par une couche grisâtre, qui résulte de la combinaison du plomb, soit avec les mucosités, soit avec les surfaces des tissus. Plusieurs viscères voisins, foie, rate, reins, semblent quelquefois présenter cet aspect tané. Ils n'ont jamais rien trouvé ni dans le sang, ni dans les urines : ce qui serait en contradiction avec les expériences de MM. Orfila, Devergie, Bricheteau, Guibourt. De cette absence du plomb dans le sang et les vaisseaux, ils tirent la conséquence que ce n'est point par absorption que le métal a été transporté, mais par une sorte d'imbibition qui le laisse passer de proche en proche, ou par endosmose. M. Galtier qui a répété la plupart de ces expériences, repousse cette conclusion parce qu'il a trouvé du plomb un peu partout. Mais ces recherches, quelle qu'en soit l'importance, n'ont aucune valeur pour nous, elles n'appartiennent point à la colique de plomb.

MM. Blondlot et ensuite MM. Sandras et Bouchardat ont constamment trouvé le plomb dans le foie, comme ils y ont trouvé les autres substances toxiques.

Six semaines après, M. Legroux trouve le plomb, non plus dans le foie, qui lui servait d'organe éliminateur, mais à la peau, à la surface de laquelle il vient former le sulfate de plomb, chaque fois qu'on plonge le malade dans un bain sulfureux.

M Aran a examiné le caractère des matières du vomissement. Sur huit fois, il les a trouvées sept fois alcalines, et une fois acides. Il n'a pu démontrer la présence du plomb ni dans les premières ni dans les secondes voies, encore bien moins dans quel état il pourrait y être. Tout lui paraît hypothétique.

M. Chatam a retrouvé dans les matières fécales la présence du plomb que les chimistes n'y avaient plus retrouvé depuis M. Mérat.

Le 13 avril 1847, M. Martin Solon souleva une question très-délicate dans le sein de l'Académie de médecine. Comme MM. Devergie et Orfila, il admet dans nos tissus et même dans nos urines la présence du plomb normal, et il essaie de le distinguer du plomb pathologique introduit par intoxication. Dans ce dernier cas, la quantité du plomb est supérieure à celle du cuivre. Dans le premier cas elle lui est inférieure. M. Orfila a cru que, pour les distinguer, il suffirait de faire bouillir les intestins ou tout autre organe pendant une demi-heure ou une heure dans de l'eau aiguisée avec l'acide acétique ou l'acide azotique, qui alors dissout le plomb pathologique et ne dissout que lui, tandis que, pour obtenir le plomb normal, il faut incinérer les tissus. Toutefois, ce savant professeur fait observer que cette ébullition ne peut pas convenir dans les affections saturnines chroniques. D'ailleurs, les proportions du plomb normal varient beaucoup, et le plomb manque souvent. Aussi M. Bassy rejette ce moyen proposé par M. Orfila. Les difficultés s'accroissent encore, s'il est vrai, comme dit M. Guibourt, que le plomb normal provient des aliments qui ont été préparés dans des vaisseaux de cuivre ou de plomb, et que, par conséquent, les tissus des individus qui ne font pas usage de vases de cette composition, ne doivent pas présenter le métal normal.

M. Mialhe s'est assuré que tous les sels de plomb sont

transformés en chlorures par les chlorures alcalines qui sont dans l'économie et surtout dans les humeurs des malades, et que c'est avec cette forme qu'ils sont portés à la peau.

Il y a peu de temps que M. Millon avait annoncé qu'il existait à l'état normal, dans le sang et les différents organes des animaux, de la silice, du manganèse, du cuivre et du plomb. Son procédé d'incinération et de filtration a été trouvé en même temps au Brésil par le docteur Abren (Académie de médecine, 7 août 1848). M. Melsens vient de démontrer (Journal de Chimie médic., septembre 1848), qu'il y avait eu sans doute erreur, puisque sur vingt-une analyses faites avec le sang de vingt-un sujets, il n'a pas trouvé la moindre trace de plomb ou de cuivre, ni dans le sang, ni dans le sérum, ni dans le caillot, ni dans les globules. Il se demande si la cause de cette erreur ne viendrait pas de la nature des vases ou de la pureté des réactifs employés par M. Millon.

Ces recherches sur la présence du plomb dans nos organes après l'intoxication saturnine sont de la plus haute importance. Néanmoins, ne le dissimulons pas, elles ne disent pas tout; avouons même leur insuffisance. Pendant que la présence du plomb s'est révélée à quelques chimistes, elle n'a été ni constatée ni admise par d'autres; puisque MM. Moneret et Fleury et M. Melsens assurent encore que ni les urines, ni les matières excrémentielles, ni le sang n'accusent la plus petite quantité de plomb, même à l'aide des réactifs les plus sensibles; puisque le plomb trouvé dans les tissus du foie, de la rate, des poumons, etc., des personnes qui ont succombé à l'action du poison, s'est également présenté dans les mêmes tissus des personnes qui n'ont point été exposées à cet agent destructeur; puisque les chimistes les plus habiles sont encore indécis sur la manière de distinguer le plomb normal du plomb pathologique, si toutefois la chose est possible. Personne plus que moi ne rend justice aux travaux remarquables de MM. Orfila, Devergie, Guibourt, Galtier, etc. Notre admiration ne nous empêchera pas de voir tout ce qui reste à faire. La plupart des recherches ont trait au cas d'empoisonnement aigu. Il n'est donc pas étonnant qu'on ait trouvé encore présent le métal empoisonneur. Les recherches dans les cas de colique de plomb sont bien moins satisfaisantes. C'est ce qui pourrait jusqu'à un certain point justifier l'opinion de M. Mérat, lorsqu'il pensait que le métal pouvait agir sur notre économie, moins par ses particules solides et palpables que par une sorte d'émanation ou d'arôme insaisissable. Espérons toutefois que le zèle des savants ne se ralentira point et qu'il les conduira à des résultats plus complets. Espérons qu'ils parviendront à saisir un agent capable de produire des effets morbides aussi graves. Ce qu'ils ont déjà obtenu nous est garant de ce qu'ils peuvent faire. Nous appelons de tous nos vœux le moment où ils auront comblé cette lacune. C'est surtout dans la moelle épinière, dans le grand sympathique, cordons et ganglions; c'est dans l'intestin et ses différentes membranes; c'est dans les lymphatiques du mésentère, c'est dans les vaisseaux de cette partie que les recherches doivent être dirigées. Attendons et espérons. Peut-être nous reprochera-t-on de ne pas avoir entrepris nous-même ce travail. Outre que la nature de nos occupations ne nous le permet pas, nous n'aurions pas la prétention d'aller au-delà des chimistes distingués qui s'en sont déjà occupés. Leur habitude dans ce genre d'expérimentation, les procédés qu'ils ont imaginés, les réactifs qui leur sont si familiers nous font tout attendre d'eux. Ils compléteront ce qu'ils ont si bien commencé. D'ailleurs l'Académie demande l'état de la science, elle ne nous a point imposé de nouvelles expériences. Nous la prenons donc où elle est. Quel parti peut-on en tirer pour la grande question de la nature et du siége de la colique saturnine? aucun encore, avouons-le à notre honte. En effet, que peuvent signifier pour la pathologie ces analyses chimiques si habilement faites, et qui pourtant paraîtraient contradictoires si on voulait y voir autre chose que des individualités, si l'on voulait les généraliser. Quel organe choisirons-nous plutôt qu'un autre? Pendant qu'un chimiste démontre la présence du plomb dans un viscère, un autre, non moins habile, la poursuit et la trouve dans un autre; tandis qu'elle se manifeste à plusieurs dans les liquides, d'autres l'y cherchent en vain. Il est évident que ces recherches ne peuvent encore fournir aucune donnée satisfaisante pour faire établir le siége et la nature de la colique saturnine. Bien que la cause en soit dans le plomb, on ne peut, de sa présence variable dans certains organes, rien conclure. On le peut d'autant moins que le plomb normal s'est le plus souvent présenté en aussi grande quantité que le plomb pathologique. Aussi, comme le fait observer M. Orfila, la quantité plus considérable que MM. Guibourt et Devergie prétendent en avoir trouvé dans les intestins des personnes mortes de coliques, dans le cerveau des individus morts d'encéphalopathie saturnine, et dans les mollets des sujets morts d'arthralgie saturnine, peut être vraie; mais elle n'est pas suffisamment démontrée, car il faudrait avoir d'abord précisé la quantité normale du métal dans ces organes. La difficulté devient encore plus grande lorsqu'il faut statuer sur l'état dans lequel il se trouve dans nos tissus, sur la forme qu'il revêt dans sa combinaison avec eux. Quoique cette conclusion soit désolante, ne désespérons de rien et encourageons de nouvelles tentatives. Ce que des expériences n'ont pas obtenu, d'autres l'obtiendront peut-être un jour, et les unes serviront de jalons aux autres. Qu'on ne perde jamais de vue, dans ces recherches, qu'il ne faut pas confondre les circonstances dans lesquelles le plomb a causé l'empoisonnement aigu, avec celles dans lesquelles il n'a agi que lentement. Cette confusion retarderait la marche et le progrès de la science, parce que ce sont deux états bien différents en pathologie, et qu'il importe de les distinguer également en chimie.

L'anatomie pathologique et l'analyse chimique nous font donc défaut pour la solution de la question du siége et de la nature de la colique de plomb. A quelle méthode d'investigation aurons-nous recours pour obtenir quelque chose de satisfaisant? Il ne nous en reste qu'une, c'est l'analyse physiologique. Cette méthode, trop négligée en général, peut souvent conduire à des résultats aussi positifs que l'anatomie pathologique. Selon nous, la lésion d'une fonction ou de quelques-uns de ses actes et les actes anormaux qui s'y manifestent sont des signes aussi certains de la lésion d'un organe, que les altérations physiques qu'on observe après la mort, Ils ont même un avantage immense, c'est de pouvoir être étudiés sur le vivant, c'est de ne pas exiger la triste nécropsie pour compléter une observation. Que cette disposition dans laquelle nous nous trouvons en faveur de l'analyse physiologique, ne fasse pas mal interpréter notre pensée. Malgré l'importance que nous lui accordons, nous nous garderons bien d'y placer la médecine tout entière. Nous voulons reconnaître et signaler ses bienfaits, sans méconnaître, sans repousser ceux de l'anatomie pathologique et de toutes les autres voies d'investigation. Nous les admettons toutes parce que toutes sont utiles. Nous voulons qu'elles concourent toutes et en commun à ce but unique de la science médicale. Ainsi, l'analyse physiologique, quelque importante qu'elle soit, ne doit marcher qu'avec les autres moyens d'étude. Elle doit leur prêter son assistance, comme les autres doivent lui prêter la leur, et elles doivent également se suppléer lorsque l'une d'elles est impuissante.

Comment interroger la physiologie pathologique? Comment comprendre ses manifestations? Le moyen le plus sûr pour y arriver, l'unique moyen, c'est d'étudier les phénomènes ou les actes morbides. C'est par eux qu'elle révèle la lésion des actes normaux et de leurs agents; ils en sont l'interprétation la plus fidèle. Il ne s'agit plus que d'écouter leur langage.

Analyse physiologique.

Un individu est mis dans un rapport plus ou moins direct avec le plomb ou quelques-unes de ses préparations. Après une durée plus ou moins longue de ce rapport, il se développe des accidents d'une nature particulière qu'on n'a pas cessé d'étudier depuis plus de deux siècles. Cette cause est bien connue, aucun doute ne s'élève sur elle; mais on n'est pas aussi bien d'accord sur son mode d'action.

Trois portes sont ouvertes à l'absorption des agents toxiques et morbifiques; les téguments, l'appareil respiratoire et les voies digestives. Il ne peut pas y en avoir d'autre, quoiqu'on ait vu la membrane muqueuse génito-urinaire devenir la voie d'introduction du plomb; quoique Backer cite l'histoire d'un individu qui fut pris de colique de plomb, après avoir fait usage d'injections saturnines dans le canal de l'urèthre; quoique le docteur Taufflieb, médecin à Barr, ait rapporté, avec un détail plein d'intérêt, l'histoire d'un malade qui fut pris des accidents les plus graves de l'empoisonnement saturnin à la suite de pareilles injections; quoique Werdelam ait attribué une colique de plomb à l'absorption par les voies génitales, de scories de plomb placées dans une chaufferette; la rareté de ces faits ne nous permet pas de ranger ces organes au nombre des voies d'introduction. S'il ne peut pas y avoir de discussion à cet égard, il n'en est plus de même lorsqu'il s'agit de déterminer par laquelle de ces voies se fait l'introduction des préparations de plomb. Les auteurs n'ont plus été d'accord.

Quelques médecins, avec Comballusier, Desbois de Rochefort, n'admettent pas d'autres voies que l'estomac et les intestins, parce qu'ils ne reconnaissent dans le plomb qu'une action directe, qu'il ne pourrait plus exercer s'il était absorbé par la peau ou par les poumons, ou parce que l'estomac seul produit des acides capables de le dissoudre. Cette voie ne peut être admise exclusivement; mais il ne faut pas en conclure qu'elle n'en est pas une. Trop de faits viennent parler en sa faveur, Nicandre et les Grecs, Tanquerel, Trousseau, Orfila, Galtier, Fernel, Ettmuller, Hoffmann, Chomel, etc., ont recueilli des faits qui sont convaincants. Tissot, Bourdelin, James, Van-Stroowyck, Fizeau, Kerkoff, Blache, Tralhes, Boyrmson, Krimer, Rava, Kohanbum ont aussi admis cette voie d'absorption, surtout pour les médicaments et les boissons lithargirées. Citons par anticipation le fait curieux que le docteur Léridan a rapporté à M. Trousseau. Pendant trois jours de suite, un malade prend chaque jour trente centigrammes d'acétate neutre de plomb. Le quatrième jour, il est pris d'une colique violente de plomb qui ne cède qu'au traitement de la Charité. En 1843, M. Carrière, de Strasbourg, a observé un fait analogue, de même que le docteur Bicking, de Mulhouse, en 1839. Gaubius, Vandermonde, Lalouette, Tronchin, Luzuriaga, Beker, Kugel, Ebell, Westrumb, Fuchs, Sponitzer, Hoffmann, Fothergill, Vanswieten, Boerhaave, Gockel, Zeller et Weismann, Haller, Brunner, Mathisen, Guillaume Collé, Waren, Mayer, Leroux, Hourmann, etc. admettent ce mode d'introduction et ils rapportent des faits nombreux de colique qu'ils attribuent soit aux boissons sophistiquées avec le plomb, soit aux eaux qui ont séjourné dans des réservoirs, des vases ou des conduits de plomb; M. Mialhe a fait une remarque très-importante, c'est que les réservoirs de plomb aérés et qui sont alternativement vides ou pleins chargent plus facilement les eaux de plomb, parce que cette alternative favorise à leur surface la formation du carbonate de plomb; soit aux aliments auxquels ont été mêlés quelques préparations de plomb, ou qui ont séjourné dans des ustensiles de plomb. On s'appuie encore sur ce que, à Clichy, malgré toutes les précautions pour garantir la peau de tout contact avec les matières plombiques, les coliques n'ont pas cessé complètement de se montrer, quoiqu'en moins grand nombre pendant tout le temps que les précautions les plus sévères ont été prises.

La rudesse de la peau, l'épaisseur de l'épiderme ont semblé à quelques auteurs un obstacle à l'absorption cutanée; mais des faits incontestables ne permettent pas de douter de cette absorption et de son influence sur la colique de plomb. Wall l'a vue survenir après l'application de compresses imbibées d'extrait de saturne sur la peau affectée de maladie pustuleuse. Christison l'a vue succéder à des bains de jambes répétés deux fois par jour, pendant dix jours, dans une solution d'acétate de plomb. Obertauffer a vu trois fois l'eau de Goulard la produire; Hoffmann, Dehaën, Heilungsmeth, Gardane, ont vu des pansements avec des onguents saturnins l'occasionner; je l'ai vu une fois. Brambilla a vu la même chose par l'usage de cosmétiques renfermant du plomb. Hermann a vu des frictions avec la litharge la produire. Widekind, Boerhaave, Percival, etc., ont vu de simples applications d'emplâtres de plomb la déterminer. Les tentatives de M. Tanquerel ne lui permettent pas d'admettre cette voie, excepté lorsque l'épiderme est enlevé. Ce laborieux savant nous paraît ici trop exclusif, il n'a pas assez tenu compte de la vie et de ses modifications.

L'absorption pulmonaire a été bien longtemps et bien souvent méconnue dans la production de la colique des peintres. Cependant Henckel, Lentin, Baker, l'avaient déjà constatée. Odier, Spœth l'ont attribuée à l'absorption de la poussière de plomb par les poumons, chez les vitriers, les peintres, les cérusiers, et autres personnes exposées à cette poussière. Gardane, Leroux, Louis, Maigne, Lherminier, l'ont vu occasionner par des vernis qu'on avait respirés. C'est à ce sujet que M. Mérat admet le dégagement d'un arôme ou partie odorante du plomb que le simple frottement fait développer, et qui, absorbé, pénètre nos tissus et se combine avec eux. Ramazzini avait déjà admis quelque chose de semblable : *per solam exhalationem*, avait-il dit. Pour s'assurer de l'absorption pulmonaire, M. Tanquerel a, pendant six jours, introduit chaque jour dans la trachée-artère d'un chien, 60 centigrammes de minium, et il a produit la colique. Il est en outre démontré que la maladie est d'autant plus fréquente et plus assurée que les peintres et autres ouvriers travaillent dans un local plus fermé, et dans des moments où la volatilisation du plomb est plus grande et en porte par conséquent une plus grande quantité dans la poitrine; aussi M. Gendrin regarde cette absorption comme la plus favorable à la production de la colique.

Ce n'est pas ici le lieu de discuter la valeur de chacune de ces absorptions. Une semblable discussion serait d'autant plus déplacée, qu'elle ne se rattache qu'indirectement à notre sujet, et que la science nous paraît suffisamment éclairée pour repousser toute opinion exclusive, et pour admettre l'absorption par ces trois voies, soit simultanément, soit séparément. Elle reconnaît et nous reconnaissons avec elle que l'absorption se fait ou peut se faire par la peau, par les bronches et par l'appareil digestif. Cette opinion est un fait accompli. Il était de la plus haute importance de bien la constater, afin d'établir la réalité de la production de la colique saturnine par l'absorption du plomb autre part que par l'appareil digestif. Si en effet ce mode d'introduction est bien établi, il devient un puissant argument contre les auteurs qui prétendent que le métal toxique n'agit que par son contact direct sur la membrane muqueuse digestive.

Aux faits déjà cités sur l'action du plomb par la peau, nous pourrions joindre celui qu'a rapporté le docteur Favry. Les soldats des garnisons des forts Severn, Delavarre et Mouras dans l'Amérique septentrionale, prenaient presque tous une colique assez intense. Le docteur Favry s'assure qu'elle était saturnine, en constatant la présence du plomb dans l'eau dont ils faisaient usage pour se laver les mains. Il a fait à plusieurs reprises disparaître et revenir ces coliques en changeant cette eau ou en redonnant la même.

M. Guéneau de Mussy vient de faire connaître un fait semblable dans le *Journal de Médecine* de Dublin ; des coliques désolaient les habitants du château de Claremont. On reconnut qu'elles étaient alimentées par le plomb dont se chargeait l'eau qui séjournait dans des tuyaux de plomb. Dans le même article il est fait mention d'un village où tout le monde était pris de coliques, on les crut d'abord épidémiques ; on s'aperçut enfin qu'elles étaient occasionnées par la farine dont s'alimentaient les habitants et qui était préparée dans un moulin dont les appareils étaient en plomb.

Ainsi, malgré les dénégations de M. Piorry, fondées sur l'épaisseur de l'épiderme, les pores de la peau sont ouverts aux molécules plombiques, et ils servent à les introduire dans l'économie. Ce qui a lieu pour les téguments peut avoir lieu aussi et a lieu effectivement pour les voies respiratoires. Il eût fallu pour le constater répéter des expériences directes dont l'inutilité nous a dispensé. Nous voilà donc bien fondés sur ce fait important ; le plomb introduit par la peau et par les poumons devient cause de la colique saturnine, aussi bien que celui qui est ingéré dans l'estomac. Mais de cette admission, n'allons pas, par une de ces exagérations si familières à l'esprit humain, conclure que le plomb mis en contact avec la membrane muqueuse gastrique est toujours une cause d'empoisonnement, ou par un raisonnement semblable, ne concluons pas non plus qu'il ne sera jamais toxique, parce qu'on l'aura vu administrer impunément bien des fois. La vérité se trouve dans les deux propositions. Tantôt en effet il occasionne la maladie, tantôt il ne produit aucun accident. Desbois de Rochefort a vu un anglais prendre, sans être incommodé, un verre d'eau de Goulard assez concentrée, pour de l'orgeat. Dussaussoy a vu un fait semblable. Rivière, Gardner, prescrivaient volontiers de 4 à 8 grammes d'acétate de plomb, sans jamais causer rien de fâcheux. Dupuytren, MM. Fouquier, Devergie, Koreff, Gendrin, Trousseau en ont souvent prescrit 1 gramme par jour, et les malades n'en ont jamais éprouvé aucun mauvais effet. Nous-même, nous administrons le sucre de saturne à la dose de 20 centigrammes à 1 gramme par jour pendant quelquefois plusieurs semaines, sans qu'un accident soit jamais venu justifier les craintes de quelques auteurs prudemment timides.

Malgré cette *innocuité* si souvent constatée, nous ne nions point la possibilité de l'intervention de cette médication dans la production de la colique de plomb. Nous savons que James, Tissot, Marteau, Gmelin, Fizeau, Obertauffer, Anquetin, l'ont vue survenir à la suite de l'administration intérieure du plomb chez l'homme et chez les animaux. Quoique ces faits ne fussent pas assez bien démontrés, leur exagération n'en avait pas moins porté Sénac, Cartheuser, Boerhaave, à proscrire l'emploi médicinal du plomb. M. Tanquerel encore pense que cette cause est plus fréquente qu'on ne le croit, et il proscrit aussi l'usage interne du plomb. Il avait vu un peintre être pris à deux reprises différentes de coliques pour avoir avalé, pour une hypertrophie du cœur, 30 grains d'acétate de plomb en onze jours la première fois, et 149 grains en seize jours la seconde fois. Malgré notre scepticisme sur les faits précédents, il en est un qui ne fait pas admettre le moindre doute. Il a été recueilli par M. Devergie. M. Fournier avait ordonné des pilules de 5 centigrammes d'acétate de plomb. La première produisit des coliques, la deuxième en produisit de plus fortes, et la troisième occasionna des accidents excessivement graves. Mais ce fait exceptionnel, en présence de l'innocuité de tant d'autres faits, pourrait-il servir à faire condamner un remède aussi avantageux? Quel est le médicament qui pourrait résister à une investigation aussi sévère?

De tous ces faits, de toutes ces considérations, il résulte pour nous que l'action directe des molécules de plomb n'est pas la cause essentielle de la colique, et qu'il est nécessaire qu'elles soient absorbées, n'importe pas quelle surface, avant de causer la modification pathologique qui constitue la colique saturnine, avant d'agir sur notre économie, sur nos tissus ou sur quelques-uns pour opérer cette modification. Mais pour cela il n'est pas nécessaire que l'agent toxique soit absorbé par une voie plutôt que par une autre et à l'exclusion des autres. Aucune des voies d'absorption ne paraît imprimer au métal une modification spéciale pour lui faire produire telle ou telle affection. En conséquence, nous repoussons l'action directe du plomb sur l'estomac comme cause de la colique. Nous disons bien comme cause de la colique : car la présence du plomb dans les voies digestives peut y devenir une cause d'intoxication bien grave ; nous le savons, des faits nombreux en font foi, et les belles expériences de MM. Orfila, Devergie, Galtier, etc., en fournissent la preuve. Mais ces faits sont des intoxications aiguës, sont des empoisonnements réels ; ils ne doivent plus nous occuper, parce qu'ils sont en dehors de notre sujet. La voie par laquelle le poison est introduit ne paraît donc avoir aucune influence réelle sur le développement de la maladie.

Une autre question se présente, moins importante peut-être. Elle ne doit cependant pas être passée sous silence : je veux parler de la forme sous laquelle le plomb est employé. Est-il nécessaire qu'il soit à l'état de pureté ou d'oxyde, plutôt qu'à un état de sel, et qu'il forme un acétate, un sulfate, un carbonate, etc.? L'expérience ne s'est pas encore prononcée. Nous ne savons pas si un de ces états enlève au plomb sa faculté toxique, s'il l'accroît ou la diminue, ou s'il en active ou retarde l'action. Cependant quelques observations semblent mettre sur la voie de ce qu'on pourra faire plus tard. Le plomb massif en nature n'est point offensif. La chirurgie dépose en faveur de son innocuité, soit parce qu'elle a retiré des balles après plusieurs années d'un séjour inoffensif dans nos tissus, soit parce qu'elle se sert de bougies et surtout de fils de plomb qu'elle tient des semaines et des mois en contact avec nos tissus lésés, sans qu'ils aient jamais occasionné de coliques. Mais il n'en est plus de même lorsqu'il est excessivement divisé et réduit en une poussière connue sous le nom d'émanation saturnine. Dans le cahier de novembre et décembre 1837 des *Annali universali di medicina*, on trouve le fait curieux d'un jeune homme, qui, par les conseils d'un charlatan, prit 300 grammes de grenaille de plomb et fut pris, six jours après d'une colique saturnine, qui dura plus de deux mois. Serait-il nécessaire pour que l'absorption eût lieu et que le métal devînt poison, qu'il s'oxydât ou passât à l'état de sel ? Et la difficulté de cette transformation dans le canal intestinal serait-elle la seule cause de l'innocuité du plomb métallique ? Proust ne croyait pas cette métamorphose possible. MM. Orfila, Mérat et Barruel sont d'une opinion contraire. Stoll avait cru remarquer plus de disposition à contracter la colique chez les ouvriers qui travaillent la litharge, que chez ceux qui travaillent la céruse. Pourquoi ? Il l'ignore. Y aurait-il quelque idiosyncrasie particulière de la bile, ou quelque diathèse spéciale qui y prédisposerait ?

Il n'a aucune donnée encore pour répondre à cette question.

Dupasquier, de Lyon, pense que les sels insolubles tels que les sulfure, phosphate, borate, tanate, oxalate, tartrate et sulfate de plomb ne peuvent pas être absorbés et surtout qu'ils ne peuvent pas agir, d'après ce vieil adage : *corpora non agunt, nisi soluta*. C'est même de cette insolubilité que plusieurs médecins chimistes ont tiré la conséquence que le meilleur antidote plombique était la transformation du métal en un sel insoluble. Je crains bien que cette théorie préconçue ne réponde pas aux espérances qu'on s'est plu à s'en former. Bien qu'insolubles, les corps peuvent être absorbés lorsqu'ils sont bien divisés. Bien qu'insolubles, ils peuvent agir sur nos tissus : c'est une grande erreur que de vouloir comparer ceux-ci aux corps inorganiques, aux corps inertes. La vie en change les propriétés ; elle leur donne un empire sur bien des lois physiques, auxquelles elle les soustrait en quelque sorte. Ainsi les sels insolubles de plomb, inertes dans les cas physiques et chimiques ordinaires, peuvent ne pas l'être dans nos tissus vivants. Qui sait d'ailleurs ce que font les tissus dans leur intérieur ? Qui sait les modifications de chimie vivante qu'ils peuvent faire subir aux sels ? Combien d'actes chimiques ils exécutent en dehors des lois chimiques ordinaires! Combien de corps ils détruisent, combien d'autres corps ils créent, et que la chimie ne peut ni détruire, ni créer! Lorsque Dupasquier soutint sa thèse, c'était aux assises de la Haute-Loire, en août 1842, dans l'affaire Souchon. Il s'agissait de sauver un malheureux, et ce but philanthropique a dû influer beaucoup sur son opinion absolue. Dès-lors nous nous trouvons aussi en contradiction avec M. Legroux, qui veut que le carbonate de plomb insoluble ne soit jamais absorbé, à moins qu'il n'ait trouvé sur la partie où il est appliqué, un acide qui en opère la métamorphose. C'est pour cela qu'il ne croit pas que l'absorption se fasse jamais par les poumons dont la surface est dépourvue d'acides; rarement par la peau qui à peine quelquefois présente un léger acide; mais largement par l'estomac, où abondent les acides de toute espèce. M. Legroux a raisonné en chimiste, et nullement en physiologiste. Au surplus, l'expérience est contre lui. Ainsi toutes les préparations saturnines produisent ou peuvent produire les mêmes effets et les mêmes accidents, puisqu'elles agissent toutes. Que les ouvriers travaillent sur un produit ou sur un autre, le résultat sera le même à peu de chose près.

D'après sa théorie sur la transformation des chlorures plombiques, lorsqu'une substance de plomb est introduite dans le corps, M. Mialhe pense que toutes les préparations de plomb ne sont pas vénéneuses au même degré. Celles qui forment le plus de chlorure double, chloro-plombo-alcalin, dans les premières voies, le sont plus que celles qui sont le moins décomposées; ainsi la céruse est plus active que le *minium*, malgré l'opinion contraire. M. Mialhe n'aurait-il pas attribué la fréquence de la colique par la céruse à l'activité de cette substance, sans songer à son usage au moins cent fois plus grand. D'autre part, il a démontré que pendant la dessiccation des peintures à l'huile de térébenthine, l'air était vicié par la présence de composés saturnins, circonstance de la plus haute importance, puisque plusieurs observateurs avaient nié cette émanation du plomb pour attribuer la maladie à la térébenthine.

MM. Mérat et Delens (*Dict. de mat. Médic. et de Thérap. art. plomb.* pag. 384, 1843.) s'expriment ainsi : « Leurs effets (des préparations saturnines) paraissent varier suivant les voies d'introduction, les doses et jusqu'à un certain point, la nature des composés. Les sels solubles passent en général pour très-actifs ; les oxydes, les sels insolubles, le chlorure pour l'être moins; le plomb à l'état métallique pour inerte en quelque sorte. Pourvu que l'absorption s'en opère, ces corps tantôt ne produisent aucun phénomène sensible ;

tantôt agissent à la manière des sédatifs; tantôt, si l'action surtout en est longtemps continuée, provoquent des coliques, des vomissements, divers accidents nerveux. Leur présence dans l'économie n'a jamais été constatée dans ce cas, circonstance peu favorable aux théories chimiques. Les conditions d'après lesquelles ces préparations peuvent agir ou ne pas agir sont assez peu connues : de là le dissentiment qui règne entre les observateurs, sur leur utilité médicinale. La cause de cette apparente contradiction n'est peut-être que dans la différence des doses. Les accidents produits par le plomb se remarquent dans les cas où ce corps, pénétrant dans l'économie en très-petite quantité à la fois, mais d'une manière en quelque sorte continue, semble l'imprégner tout entière. »

Nous nous demandons encore s'il n'y a pas un intervalle fixe entre l'intoxication et le moment où les accidents se développent. Cette question nous paraît avoir une certaine importance : car s'il était prouvé que la colique saturnine succède immédiatement à l'ingestion des préparations de plomb, il faudrait reconnaître, de la part du métal, une action directe sur l'appareil digestif. Si, au contraire, il est démontré que la colique n'est pas la conséquence immédiate et nécessaire de cette ingestion, et qu'elle se développe aussi bien et aussi rapidement à la suite de la simple relation du toxique avec la peau ou avec les voies respiratoires, il serait alors évident que la maladie peut avoir son siége aussi bien sur d'autres organes ou appareils, que sur les voies digestives, attendu que le plomb n'a plus agi directement sur le tissu malade, et qu'il a fallu qu'il fût absorbé et transporté loin du lieu de son absorption pour y faire développer les accidents morbides. Eh bien! l'expérience et l'observation sont à peu près muettes sous ce rapport, ou tout au moins elles ne donnent pas de résultats assez positifs pour qu'il soit possible d'en tirer aucune conséquence. Comme nous l'avons dit, Dupuytren, MM. Fouquier, Gendrin, Trousseau, ont administré bien des fois les préparations plombiques sous plusieurs formes, surtout à l'état d'acétate, et ils n'ont jamais vu la colique saturnine se développer, même après plusieurs mois de leur emploi. Les cas où MM. Devergie, Orfila, Galtier, etc., ont causé des empoisonnements immédiats; les cas où l'acétate de plomb ingéré à haute dose a produit des accidents graves n'ont rien présenté de commun avec la colique saturnine. Lorsque celle-ci s'est développée à la suite d'ingestions plombiques, c'est ordinairement après un temps assez long. Ainsi, dans le cas cité par Comballusier, la maladie ne se prononça qu'après quelques jours de l'usage du pain intoxiqué. Nous en exceptons le cas bien rare où M. Fournier a vu la colique se déclarer après une pilule et deux pilules. Aussi M. Mérat élève au plus à un sur cent les cas où l'apparition de la colique est rapprochée de l'intoxication.

Rien non plus n'est précis lorsqu'on étudie le développement de la colique à la suite de l'intoxication extérieure. Chez quelques individus, il a suffi d'un ou deux jours d'exposition à la poussière ou aux vapeurs saturnines. M. Galtier l'a vue se déclarer en deux jours chez un ouvrier; tandis que chez d'autres, des semaines, des mois, des années ont été nécessaires pour que la maladie se déclarât. Stoll avait déjà fait cette remarque. Il en attribuait la différence aux dispositions particulières, aux idiosyncrasies de chaque sujet; il cite même un homme qui en fut atteint dix fois en peu d'années. Quelques observateurs ont ncoree vu la colique ne survenir que plusieurs jours et même plusieurs mois après que les ouvriers avaient quitté l'établissement où ils avaient été en rapport avec le plomb. M. Rostan prétend avec Stoll que ces nuances dépendent des conditions vitales dans lesquelles se trouvent les sujets.

Peut-on regarder cet intervalle entre l'apparition des phénomènes morbides et les rapports avec la substance toxique, comme une sorte d'incubation, ainsi que cela a lieu pour différents venins. Nous ne craignons point de nous prononcer pour la négative. Non, il n'y a point d'incubation. L'intervalle qui sépare ces deux époques, est excessivement variable, ce qui ne serait pas s'il y avait une incubation, il y aurait uniformité de temps ou du moins les différences seraient peu considérables, elles seraient des exceptions à la règle, comme dans les maladies contagieuses. Ces variations sont trop communes pour qu'il soit nécessaire denous y arrêter.

Ainsi le plomb n'agit point sur nos tissus par son contact direct avec eux, il est absorbé, et ce n'est qu'alors qu'il vient modifier l'état normal de notre économie, et produire es phénomènes qui constituent la maladie. Cette conséquence entraîne après elle une question non moins importante. Sur quel tissu agit le plomb? dans quels organes va-t-il se déposer? comment agit-il? Si l'on s'en rapporte à quelques analyses faites par MM. Chevalier, Sandras, Bouchardat, Blondlot, qui ont trouvé plus de plomb dans le cerveau chez des sujets morts d'épilepsie saturnine et d'encéphalopathie, et en plus grand quantité dans les intestins, le mésentère, les veines mésaraïques, le foie, la rate, etc., chez les sujets qui ont succombé aux accidents abdominaux, on sera disposé à penser que la substance toxique agit sur l'organe qui est le siége des accidents. Mais si l'on fait attention que les chimistes ne sont point d'accord sur la présence de ce plomb pathologique dans nos organes, et que M. Orfila lui-même veut, qu'avant de rien statuer là-dessus, on fixe d'abord la quantité de plomb normal que renferme chaque tissu; que M. Melsens a cru naguère encore pouvoir démontrer les erreurs de M. Millon lorsqu'il a annoncé avoir trouvé du plomb dans le sang et dans quelques autres humeurs animales; que M. Guibourt enfin ne croit pas qu'il y ait dans nos tissus d'autre plomb normal que celui qui y est apporté par les aliments préparés dans des vases de plomb, certes alors on doit suspendre son jugement; on doit demander de nouvelles expériences et de nouvelles observations, et regarder comme insuffisantes celles qu'on a recueillies en trop petit nombre. Ce doute sur la présence du métal dans nos tissus nous empêche, pour le moment, de chercher sur quel appareil il agit et comment il agit. Cette question se lie à l'étude que nous allons faire de la nature ou plutôt du caractère physiologique de la maladie. Tout ce que nous pouvons dire actuellement se réduit donc à regarder le plomb comme la cause de cette colique, et à présumer qu'il agit sur les organes et sur les tissus qui sont le siége et les agents des phénomènes. Au-delà, tout n'est que suppositions ou hypothèses anticipées.

Si nous n'avons pas parlé de la quantité de plomb nécessaire pour causer la colique, c'est qu'il est impossible de faire à cette question une réponse satisfaisante. Dans les faits énoncés, nous avons vu quelquefois une dose bien légère suffire, tandis que, dans d'autres circonstances, il a fallu des doses énormes réitérées pendant des semaines, des mois et même des années.

Rien de ce qui a rapport à l'empoisonnement aigu ne doit nous occuper. MM. Orfila et Galtier ne laissent d'ailleurs rien à désirer là-dessus.

Abordons enfin la question véritablement physiologique. Faisons l'analyse des actes morbides qui s'opèrent pendant le cours de la maladie. Enumérons d'abord quels sont ces actes; exposons quels en sont les effets physiologiques; nous verrons après s'il est possible d'expérimenter directement.

Le premier de tous les phénomènes, celui qui est à la fois le plus certain et le plus caractéristique, c'est la dou leur. Cette sensation spéciale occupe constamment la région abdominale. Si quelquefois elle se fait sentir dans d'autres parties du tronc ou dans les membres, elle cesse alors d'être pathognomonique, elle n'appartient plus essentiellement à la maladie, parce qu'elle manque très-souvent et que sa durée n'est ni longue, ni permanente, ni stable dans le même lieu; elle n'appartient pas plus à la colique saturnine qu'à mille autres modifications pathologiques; elle est un phénomène, un effet sympathique ou de réaction.

Le second phénomène pathognomonique, c'est la constipation. Il est tout aussi constant, tout aussi caractéristique que la douleur, dans les cas de colique saturnine franche et simple. Lorsqu'elle manque, c'est parce que la maladie n'est plus simple; il s'y joint une autre affection, une complication. C'est ainsi que je l'ai toujours observé sur près de trois cents malades que j'ai eu l'occasion de traiter, soit dans les hôpitaux, soit dans ma pratique particulière.

Le ventre est rétracté, réprimé, et d'une dureté assez considérable; dans les cas simples, il n'est point sonore ni météorisé.

Les intestins sont contractés et bosselés, parce qu'ils sont moulés sur les matières renfermées dans leur intérieur et amassées par segments globuleux que l'on a souvent comparés aux crotins de la brebis. Si on ouvre leur intérieur, la surface intestinale est sèche, les matières alimentaires sont dures et privées de cette mucosité qui en favorise le glissement. Nous ne parlerons pas de la présence du plomb; si elle est admise par les uns, elle est niée par le plus grand nombre.

La circulation ne paraît guère prendre part à la maladie. Le plus souvent, le pouls est déprimé, petit, lent, et dur comme dans les affections du bas-ventre, ou comme dans les cas d'action hyposténisante du plomb sur le cœur. M. Fournier a insisté plusieurs fois dans sa clinique, sur une sorte d'accès de fièvre qui survient périodiquement le soir et contre lequel le quinquina a échoué. Stoll et Grimaud ont trouvé le pouls tendu et vibrant comme un fil de fer, circonstance que Grimaud surtout regarde comme pathognomonique. C'est ce qui fait que Stoll, Lentin et M. Mérat regardent comme un signe de guérison son retour à sa fréquence et à sa souplesse ordinaire. Si quelquefois il présente de la vitesse et de l'élévation, il le doit à d'autres circonstances morbides, et surtout à quelque inflammation, principalement dans l'entérite.

Les sécrétions ont paru diminuer par l'action astringente qu'a exercée le plomb sur les parois muqueuses digestives, sur le foie, sur les reins, sur la peau. De là résulte le défaut de sécrétion muqueuse intestinale et la constipation, le défaut de sécrétion biliaire et consécutivement la jaunisse qui a lieu souvent, la rareté des urines et la sécheresse de la peau.

Si nous poussons notre examen jusque sur les effets consécutifs à la colique de plomb et sur quelques phénomènes qui en sont quelquefois indépendants, nous verrons que la paralysie, ainsi que l'avaient déjà observé Boerhaave, Stoll, etc., est quelquefois la conséquence de la colique saturnine. Elle l'est moins souvent que ne l'ont cru et fait croire plusieurs auteurs. Déjà Stoll dit ne l'avoir vu survenir que lorsque la colique se prolongeait longtemps et sans traitement (page 184), et qu'il ne l'a jamais vue lorsque la maladie était bien traitée (page 185). On peut se demander, au moins le plus souvent, si elle n'est pas l'effet direct de l'action du plomb, plutôt que le résultat de la colique, surtout lorsqu'on voit qu'elle frappe ordinairement les membres supérieurs avec lesquels les intestins n'ont pas ou presque pas de relations anatomiques ni physiologiques ; car l'explication de Boerhaave, qui se fondait sur la communication des nerfs brachiaux avec les nerfs abdominaux au moyen des cinq premières paires thoraciques, n'a pas été adoptée. Cette paralysie plombique ne peut donc pas être regardée comme un effet ni comme un phénomène de la colique elle-même. M. Mérat a cru cependant trouver les intestins dans un état analogue à la paralysie. M. Giacomini, ensuite, faisant de la maladie une hyposthénie, y trouvait une sorte de paralysie, ce que le professeur Triberti a tout à fait adopté. M. Piorry aussi y a vu une anervie, sorte d'anesthésie réelle. M. Beau, dans de nouvelles recherches sur l'anesthésie, suivies de quelques considérations sur la sensibilité, 1848, a étendu à la colique de plomb les idées de M. Gendrin sur l'anesthésie hystérique. Selon lui le métal détermine presque toujours l'anesthésie, mais c'est l'anesthésie de la douleur tégumentaire, et non l'anesthésie de la sensibilité tactile, distinction qu'il reproche à M. Gendrin de ne pas avoir assez faite. Ainsi, le malade sent les objets qui le touchent, mais leur impression n'est pas douloureuse. Cette anesthésie saturnine est continue et fixe tant que dure la période d'intoxication. Elle se dissipe au fur et à mesure que la face perd sa couleur cachectique, et que l'appétit et les fonctions digestives se rétablissent. Les affections saturnines sont, avec l'hystérie et l'hypochondrie, les seules maladies dans lesquelles l'anesthésie soit continue et constante.

Les convulsions, les crises épileptiques, les attaques apoplectiques, les arthralgies ont été observées bien des fois, depuis Stoll, à la suite ou pendant la durée de la colique de plomb. De même que la paralysie, ces affections, concomitantes ou consécutives, sont du domaine de l'appareil cérébral; elles ne sont pas du ressort de notre question, et nous renvoyons à M. Tanquerel-des-Planches.

Il est essentiel de faire maintenant l'analyse des phénomènes que nous avons signalés, et d'en déduire des conséquences qui nous révèlent le véritable siége de la maladie. Ne nous le dissimulons pas, cette analyse n'est pas sans difficulté. Comme la physiologie de l'homme sain, la physiologie de l'homme malade est hérissée de doutes et d'incertitudes, et embarrassée d'une foule de problèmes peut-être insolubles.

La *douleur* a nécessairement son siége dans le système nerveux cérébral. Ce serait un anachronisme que de placer aujourd'hui dans les nerfs ganglionnaires des sensations perçues et par conséquent la douleur; qu'elle soit occasionnée par la présence et la compression des matières durcies, selon Gardane et M. Piorry, ou par la distension des intestins par les gaz, par la lésion de la moelle épinière, suivant Astruc; par le resserrement du petit et du gros intestin, d'après M. Mérat; par la présence des particules métalliques dans le tissu même des nerfs, comme l'ont pensé Cullen, Giacomini, Triberti, etc.; par la contraction vive ou les crampes des muscles de l'abdomen, selon M. Anquetin; qu'on en place le siége dans les muscles, dans la peau, dans un organe ou dans un autre, dans un membre ou dans l'autre; qu'on lui trouve de l'analogie avec l'anesthésie, cela ne change rien à la question, il y a toujours une sensation perçue; cette sensation ne peut qu'être cérébrale; elle ne peut qu'avoir son siége dans les nerfs cérébraux.

La *constipation* est, après la douleur, le phénomène le plus remarquable. Le défaut d'action, la paralysie de la fibre musculaire de l'intestin semble en être la cause, suivant M. Mérat, qui, cependant, a reconnu avec les autres auteurs que l'intestin était appliqué et comme contracté sur les matières fécales. Cette opinion, légèrement modifiée, est aussi celle de M. Piorry. Or, la physiologie nous apprend que c'est à l'action des fibres musculaires qu'est due la marche des matières fécales dans les intestins. De quelque manière que cette action soit troublée, elle l'est, et c'est, au moins en grande partie, à ce vice d'action qu'il faut attribuer la constipation. La physiologie nous apprend aussi que la fibre musculaire intestinale, comme toutes les autres fibres musculaires, a besoin, pour agir, de recevoir son impulsion du système nerveux. Ce fait n'est plus douteux aujourd'hui. Elle nous a révélé aussi, par des faits et des expériences incontestables, que c'est du système nerveux cérébral que lui vient cette influence. Ainsi, en dernière analyse, la constipation serait due à une lésion nerveuse cérébrale.

A ces deux phénomènes principaux s'en joint un troisième qui, selon nous, est de la plus haute importance, quoiqu'il ait moins fixé l'attention des observateurs. Ce troisième phénomène consiste dans le *défaut de sécrétion séro-muqueuse* de l'intestin. C'est à ce défaut que doit être attribuée la sécheresse des matières fécales et leur forme souvent globulaire. De cette sécheresse résulte plus de difficulté dans leur marche. D'elle aussi dépend en partie la constipation; c'est un enchaînement forcé. A quoi attribuer ce défaut de sécrétion? fait-il partie essentielle de la maladie? ou bien n'en est-il qu'une conséquence liée à quelque autre lésion? On pourrait penser que l'immobilité de l'intestin suffit pour suspendre la sécrétion, puisque l'influence du mouvement sur les sécrétions est une chose reconnue. On pourrait penser aussi que la paralysie de la fibre musculaire a suffi pour opérer la même paralysie des cryptes muqueux. Ce dernier fait ne peut pas être invoqué; nous savons que le système nerveux ganglionnaire préside seul aux sécrétions, et que, par conséquent, la paralysie du système nerveux cérébral ne peut pas exercer sur elle une action directe. Or, la paralysie des fibres musculaires appartient au système nerveux cérébral, elle ne peut donc pas agir directement sur la sécrétion intestinale. Le défaut de mouvement ne suffit pas non plus pour expliquer la suppression complète de la sécrétion; il peut la diminuer, oui, mais l'abolir, non. D'ailleurs, dans la paraplégie, la partie inférieure de l'intestin est immobile par défaut de contraction musculaire; et cependant, nous voyons tous les jours la diarrhée s'établir et une sécrétion muqueuse abondante avoir lieu. Il faut donc chercher ailleurs ce défaut de sécrétion. Nous le trouvons dans la sécrétion elle-même, dont les organes sont viciés par l'influence vicieuse qu'ils reçoivent de leurs agents incitateurs, des nerfs ganglionnaires. Voilà donc un acte important qui ne dépend plus de la lésion nerveuse cérébrale, qui dépend de la lésion nerveuse ganglionnaire. On voit pourquoi nous avons ajouté de l'importance à ce phénomène. Plus tard il nous aidera à mieux préciser notre pensée sur la physiologie de la colique saturnine.

La petitesse et la contraction du pouls dépendent des contractions modifiées du cœur. Or, ces contractions ne s'exécutent que sous l'influence directe du système nerveux ganglionnaire. C'est donc à ce système qu'il faut aussi faire remonter la cause de cette modification dans l'état du pouls.

Ce sont là, si je ne me trompe, les phénomènes essentiels de la maladie. C'est par eux qu'elle se manifeste; nous pourrions presque dire que c'est par eux qu'elle existe, que ce sont eux qui la constituent, si nous ne craignions de soulever quelques-unes de ces susceptibilités qui ne veulent que du positivisme, même où il ne peut pas y en avoir. Les mécomptes que cette médecine toute matérielle rencontre à chaque pas ne peuvent pas l'éclairer. Elle aimerait mieux dire que là où il n'y a pas de lésion physique, il n'y a pas non plus de maladie. Déplorable conséquence, qui nous prouve avec tant d'autres jusqu'où peut se laisser égarer l'esprit humain, une fois qu'il s'est fourvoyé dans les fausses routes de la prévention!

Ainsi nous trouvons : 1° Lésion de la sensibilité cérébrale dans les douleurs violentes que le malade éprouve, 2° lésion du système nerveux cérébral dans la rétraction particulière des intestins appliqués sur les matières fécales ; 3° lésion du système nerveux ganglionnaire dans le défaut de sécrétion séro-muqueuse de l'intestin ; 4° lésion du système des ganglions dans l'état dynamique de la circulation. Ce sont là des faits ou des actes aussi certains pour celui qui veut user de son intelligence pour observer, que le serait aux yeux physiques du corps la lésion anatomique la plus prononcée. L'intelligence ne doit-elle donc pas mettre à profit tous les moyens d'investigation que la nature lui a donnés ? Et encore elle n'en a pas trop. Aurions-nous donc le courage, disons-mieux, l'inconvenance de vouloir la réduire aux seuls yeux physiques ? Ce n'est pas nous qui tenterons de la mutiler ainsi, en lui refusant les moyens physiologiques d'investigation ; nous en agrandirions plutôt l'horizon, s'il nous était possible. N'est-ce pas dépouiller notre être de sa plus belle prérogative que de le réduire à l'usage seul des sens, que de le priver, en quelque sorte, de la faculté de marcher de déduction en déduction par l'appréciation des actes de notre économie.

Voyons maintenant le parti qu'on peut tirer de la connaissance de ces phénomènes et de leur analyse. Voyons d'abord le parti qu'on en a tiré en en faisant l'application aux opinions principales qui ont été émises sur la nature et le siége de la colique saturnine, afin de rechercher, s'il est possible, celle qui est la meilleure, disons plus, celle qui est la bonne.

L'analogie est une des puissantes ressources que la médecine emploie, lorsqu'elle veut trouver une inconnue, lorsqu'elle veut suppléer à son silence et l'élever au rang des choses connues. Elle prend alors les caractères qui ont quelques rapports avec d'autres caractères bien connus ;

elle les compare; elle en cherche les points de ressemblance, et elle finit par les assimiler. C'est précisément ce qui est arrivé pour la colique de plomb. Aucune manifestation physique ne pouvant en révéler le siége et la nature, on a procédé par analogie. De là quelques-unes des opinions qui nous sont parvenues. De là cette nature bilieuse qu'on lui a supposée; de là ce caractère inflammatoire qu'on a cru lui trouver; de là cet état nerveux qu'on lui a souvent assigné; de là l'idée de maladie générale qu'on a cru voir en elle; de là aussi l'idée de l'intoxication, de la spécificité, etc. Il serait trop long et d'ailleurs superflu de soumettre chaque opinion en particulier à notre examen critique. Il nous suffira de grouper ensemble celles qui sont calquées sur le même modèle et de les examiner en commun. Les nuances légères qu'elles peuvent présenter ne pourront en aucune façon nuire au jugement que nous en porterons.

Inflammatoire. — L'idée de l'inflammation devait se présenter naturellement à l'observateur. Elle fut en effet une des premières qui s'offrit à l'imagination, dès le moment que la maladie, mieux connue et mieux distinguée, permit d'en étudier les caractères. Déjà Henckel, Zeller et Bordeu s'étaient prononcés en faveur de cette opinion. Plus tard, Broussais et son école, Boisseau, MM. Palais, Canuet, Roche, Thomas, etc., rassemblèrent tout ce que la science pouvait leur prêter de raisons pour la faire prédominer. M. Palais surtout conclut qu'elle était le plus haut degré de l'entérite. Le traitement antiphlogistique adopté par Dehaen et plus tard par M. Renauldin et beaucoup d'autres, semble y rattacher ces hommes de science. Malgré l'autorité de ces noms, nous nous associons à l'opinion de ceux qui repoussent le caractère inflammatoire de la colique de plomb. L'inflammation, et surtout une inflammation qui occasionnerait des douleurs aussi atroces, laisse des traces anatomiques, auxquelles il n'est pas possible de se méprendre. Cependant l'autopsie ne révèle jamais ou presque jamais ce caractère inflammatoire. Nous avons déjà émis notre opinion sur le degré de confiance que méritaient les neuf observations d'autopsie recueillies par Bordeu, et sur lesquelles M. Palais et ses adhérents s'appuient si fort. Qué penser de la prétendue mortification trouvée par le docteur Harlan? Que penser encore de cette opinion, lorsqu'on voit le docteur Palais ne présenter, lui, son défenseur le plus chaleureux, aucun fait d'autopsie? Que penser enfin, lorsque toutes les autopsies réunies ne présentent les traces d'une phlegmasie réelle que dans les cas de complication? Lorsqu'on voit les hommes les mieux placés pour en recueillir, comme Desbois de Rochefort, Leroux, Mérat, etc., reconnaître l'insuffisance des autopsies pour décider la question? Lorsqu'on voit ceux qui s'en sont occupés avec tant de soin, MM. Tanquerel, Orfila, Devergie, Galtier, etc., décliner la valeur des autopsies, et n'y trouver que des raisons contraires au caractère inflammatoire? Ils se sont tous élevés contre cette prétention. Jos. Frank dit n'en avoir jamais rencontré d'inflammatoire. La profession de foi de MM. Orfila et Devergie n'est pas moins explicite; il en est de même de M. Galtier et de tous ceux qui, depuis eux, se sont occupés de ce sujet. Mais personne ne l'a fait avec plus de soin et de bonheur que M. Mérat et surtout M. Tanquerel. Leur réfutation est si complète qu'elle nous dispenserait de renouveler cette controverse, si la nature de notre travail ne nous en imposait pas l'obligation. Quelque imposants que soient les noms que nous venons de citer et ceux que nous pourrions leur associer, ce n'est point à opposer autorités à autorités que doit se borner notre tâche, elle doit être active aussi, et prendre une couleur en accumulant les faits et les preuves. C'est principalement en réfutant un à un les phénomènes sur lesquels l'école physiologique s'appuie, que nous pourrons en renverser l'édifice mal assuré.

1° La douleur, a-t-on dit, augmente dans plusieurs cas par la pression.

C'est là le phénomène le plus important et le plus épineux. En effet, dans la péritonite, dans l'entérite et dans toutes les inflammations légitimes des viscères de l'abdomen comme de toutes les autres parties du corps, la pression et même le mouvement suffisent pour l'augmenter. Aussi nous dit-on que dans la colique elle augmente dans plusieurs cas, ce qui signifie que le plus souvent elle n'augmente pas. Puisqu'elle manque le plus souvent, cette augmentation n'est donc pas d'une indispensable nécessité, comme dans les phlegmasies franches. Bien loin de l'augmenter, la pression semble la soulager, et les malades se roulent et se couchent sur le ventre; ils se le serrent avec les mains, ou y font des frictions assez fortes pour se procurer du soulagement par ces manœuvres; tandis qu'elles exaspèrent la douleur des inflammations abdominales, qui s'accroît même par le simple mouvement des muscles pour la respiration. Ce caractère suffit donc pour la faire distinguer de la douleur inflammatoire. Nous ne croyons pas devoir faire ressortir sa physionomie particulière ou spéciale : elle est plus facile à saisir qu'à démontrer.

2° Le ventre est ballonné.

C'est le contraire qui a lieu. Tous les observateurs ont signalé la dépression, la rétraction de l'abdomen et non son ballonnement. C'est du moins ce qu'on observe dans la colique simple; et c'est d'elle seulement qu'il doit être question. Quelquefois on observe des gaz développés partiellement dans un point de l'abdomen : ils y forment une saillie limitée et circonscrite, qu'on peut faire changer de place par la pression, et qui change quelquefois d'elle-même par la contraction intestinale. Les gaz, alors déplacés, circulent avec le bruit du borborygme, mais jamais ils ne s'accumulent de manière à produire le ballonnement. Cela n'a lieu que lorsqu'il y a inflammation. Il y a donc eu erreur de diagnostic : on a pris des entérites pour des coliques saturnines ; ou bien on a attribué à la colique ce qui appartenait à une phlegmasie qui alors compliquait la colique.

3° Les nausées, les vomissements, la dysurie, dénotent une inflammation.

C'est en généralisant ainsi aphoristiquement qu'on embrouille bien souvent la science. Oui sans doute, ces phénomènes se rencontrent dans la plupart des phlegmasies abdominales ; mais dans combien de cas exempts de phlegmasie ne se rencontrent-ils pas ? La gastralgie, la colique hystérique, le choléra, et surtout les premiers temps de la grossesse nous en fournissent des exemples tous les jours. D'ailleurs ces phénomènes ne peuvent être ici d'aucune valeur, parce qu'ils manquent souvent dans la colique des peintres.

4° La constipation ne détruit pas l'idée d'une phlegmasie, puisque dans les inflammations, la sécrétion est d'abord supprimée. Si la constipation persiste plus longtemps que dans une entérite d'une autre nature, c'est que, dans la colique de plomb, l'inflammation est portée au plus haut degré et peut par cela même entretenir une constipation de plus longue durée. »

Dans tous les cas de colique simple, quelle qu'en soit l'intensité, il y a constipation. Les observateurs sont unanimes sur ce fait. Dans tous les cas d'entérite un peu intense, la sécrétion muqueuse est augmentée, il y a diarrhée. Le retour de la sécrétion dans la colique saturnine, est l'indice de la guérison : la diminution des sécrétions dans l'entérite est un commencement d'amélioration. Des caractères aussi opposés permettent-ils de confondre les deux maladies ? On cite, il est vrai, des cas de colique de plomb avec diarrhée ;

mais ces faits ne sont plus la colique simple; ils sont semblables à ceux que Stoll avait déjà signalés; ils sont une complication de deux maladies. C'est donc bien à tort qu'on a invoqué cette circonstance en faveur de la nature inflammatoire de la colique.

5° L'inflammation n'est pas toujours accompagnée de fièvre.

Toutes les phlegmasies aiguës et un peu intenses de la membrane muqueuse-intestinale occasionnent de la fièvre. Comment une inflammation aussi violente que devrait l'être la colique des peintres, ne la produirait-elle pas? Car on ne doit pas prendre pour fièvre la fréquence et la petitesse du pouls qu'on trouve quelquefois à la suite des crises de douleurs atroces; c'est un pouls nerveux, et non un pouls de réaction inflammatoire. Les médecins qui en ont l'habitude ne la confondent pas. Une différence aussi marquée sur un point d'une importance aussi grande, ne peut pas laisser de doute : elle indique aussi une différence dans la nature de la maladie. Des effets aussi disparates ne peuvent pas provenir de la même cause.

6° Dans beaucoup de cas, il existe des altérations du tube digestif qui annoncent l'existence d'une gastro-entérite.

La réponse à cette question se trouve faite par anticipation dans l'examen auquel nous avons soumis les nécropsies que possède la science. Il ne suffit pas en effet de dire vaguement qu'on trouve des traces d'inflammation, il faut le prouver par des faits authentiques et bien interprétés. Nous avons vu le peu de confiance que doivent nous inspirer les autopsies faites par Zeller, Desbois de Rochefort, Bordeu, etc. Nous avons vu combien plus grande était la valeur des nécropsies modernes qui ont conduit MM. Mérat, Tanquerel, Orfila, Devergie, Galtier, Piorry, etc., à une conséquence négative. On a voulu dire que la mort faisait disparaître les traces de l'inflammation qui existait sur le vivant. Ce fait a lieu quelquefois ; mais ce n'est jamais lorsque l'inflammation est intense, ni lorsqu'elle a duré plusieurs jours. Nous savons que Dehaen, malgré le traitement antiphlogistique qu'il avait adopté, ne reconnaissait pas à la maladie le caractère inflammatoire, parce que l'ouverture du corps ne le lui avait pas démontré, et qu'il était homme de bonne foi avant d'être systématique. Nous pouvons en dire autant de Stoll. Loin de nous cependant la pensée d'accuser de mauvaise foi les hommes estimables qui soutiennent une opinion différente de la nôtre. Ils la soutiennent de bonne foi, j'en suis convaincu. Une opinion est une passion : une fois qu'on s'en est pénétré, elle s'identifie avec nous, elle maîtrise toutes nos pensées, et nos efforts tendent sans cesse à lui chercher des preuves et des moyens de conviction. Dès-lors, il n'est pas étonnant que les traces d'inflammation qu'on a souvent rencontrées, dans les cas de complication, et dans les cas les plus fréquents encore où ces phlegmasies partielles auraient été provoquées par un traitement irritant, on ait cru voir un résultat ordinaire de la maladie. Il n'est pas étonnant non plus qu'on ait pu prendre pour des eschares intestinales, cette combinaison de préparations plombiques avec le mucus intestinal, comme l'a signalé M. Orfila, qui les compare à des fausses membranes sous lesquelles la muqueuse mise à nue paraît grise. Cherchons la vérité de bonnè foi ; mais croyons aussi que les autres ont agi avec la même loyauté. Ils ont pu se tromper. Eh bien ? Ils ne méritent pas plus une inculpation injurieuse, que nous ne la mériterions si nous nous étions trompé nous-même ; ils ont fait en faveur de leur opinion ce que nous faisons en faveur de la nôtre. Ils se sont entourés de tous les faits et de tous les raisonnements qui leur ont paru favorables à ce qu'ils ont cru la vérité, comme nous le faisons pour combattre ce qui nous paraît être une erreur.

« On ne voit point habituellement dans les phlegmasies du tube digestif, dit M. Tanquerel (pag. 345), des accidents du côté des voies urinaires, pareils à ceux que nous avons constatés dans la colique de plomb. Si cette colique consistait en une inflammation, son invasion et sa disparition ne seraient pas brusques, instantanées; elle ne reviendrait pas par accès ; il n'y aurait pas interruption subite et retour rapide des symptômes pendant plusieurs heures et même des jours entiers, ainsi que des rechutes si fréquentes ; la langue ne serait pas blanchâtre et épanouie ; le malade ne chercherait pas tous les moyens de se faire vomir ; la violence de l'inflammation conduirait presque toujours au tombeau, ou aboutirait à une phlegmasie chronique.

M. Palais, ne pouvant pas faire accorder l'action phlegmasique du plomb sur les intestins lorsqu'il est absorbé par la peau, nie cette absorption. Il élève en conséquence des doutes sur les faits des coliques communiquées par des onguents et des emplâtres, et sur l'expérience faite à la fabrique de céruse de Clichy, où les ouvriers qui s'assujettirent à porter des gants de peau, furent infiniment moins sujets à la colique. Il s'appuie sur ce que le métal toxique n'irrite, ni la peau, ni les vaisseaux lymphatiques qui l'absorbent, tandis que les autres substances vénéneuses irritent localement la partie infectée. M. Palais n'a pas fait attention que ce n'est pas dans la plaie de la morsure du chien enragé que l'hydrophobie se développe, que le plus souvent ce n'est pas au gland ni aux lèvres que le venin syphilitique fait éclore le mal. Cela fût-il ainsi, les faits étant différents pour le plomb, on serait obligé d'en faire uneclasse à part. Avec la plupart des auteurs, nous reconnaissons que ce n'est point localement que le plomb agit dans la production de la colique saturnine.

La thérapeutique de cette affection vient nous fournir

une preuve non moins convaincante. Si elle était une inflammation, non seulement le traitement antiphlogistique conviendrait exclusivement, mais un traitement irritant serait nécessairement nuisible. L'expérience s'est prononcée. Le traitement antiphlogistique réussit beaucoup moins que plusieurs traitements excitants et surtout que le traitement de la Charité par les purgatifs. M. Palais a fait (41) d'inutiles efforts pour faire triompher le premier. La puissance des faits a prononcé contre lui, et le traitement antiphlogistique est presque généralement abandonné. En supposant qu'il réussît, cela n'empêcherait pas les purgatifs de réussir aussi; or, je le demande, que penser d'une inflammation qui serait guérie par des substances aussi irritantes? Qu'on les emploie dans une entérite franche, et l'on verra l'effet qui en résultera. Aussi le praticien ne s'y trompe pas. A côté d'une colique de plomb qu'il sature de purgatifs, est une entérite où il fait triompher les antiphlogistiques les plus puissants, parce qu'il sait que ces derniers seraient impuissants dans la première affection, et que les purgatifs seraient un poison dans la dernière. C'est là un des traits les plus caractéristiques de la maladie; il la place à une distance infinie de la phlogose, il ne permet pas la confusion.

Paralysie.—Plusieurs auteurs, non contents de prouver la nature non inflammatoire de la maladie, sont tombés dans un extrême opposé. Ne sachant à quoi se fixer dans ce dédale de phénomènes si peu harmoniques avec les idées générales reçues, ils ont cru y reconnaître un principe dominant de paralysie. Il est vrai qu'ils ne lui ont pas tous assigné le même siége ni le même tissu. Darwin avec sa diminution d'irritation ou irritation diminuée, et Giacomini et Triberti avec leur hyposthénie, en ont fait une diminution d'action générale, tandis que M. Mérat a localisé cette asthénie dans les fibres musculaires de l'intestin, qui se trouvent ainsi paralysées en totalité ou partiellement comme le veut M. Piorry, et que M. Beau l'a transportée aux téguments où il a admis une anesthésie seulement du sentiment de la douleur. L'opinion abirritative de Darwin et l'hyposthénie de Giacomini se ressentent de la doctrine de Brown; car le controstimulisme en est une ramification, qui, malgré ses efforts, ne peut pas cacher son origine. La prostration n'est pas primitive; elle est, comme le plus souvent, secondaire et consécutive. Une douleur aussi atroce, une contraction permanente de l'abdomen et des intestins, les tiraillements et les crampes qui s'y joignent si souvent, ne sont pas et ne peuvent pas être l'indice d'une abirritation, d'une hyposthénie.

La paralysie supposée des intestins ne s'accorde guère avec leur application contractile sur les matières fécales, comme l'a reconnu M. Mérat lui-même. Cet état ne peut pas être regardé comme une paralysie; car si, d'un côté, on invoque en sa faveur le succès du traitement excitant par les purgatifs, on oublie, d'autre part, que les antiphlogistiques les plus énergiques et l'opium à haute dose réussissent bien souvent. S'il y avait réellement hyposthénie ou paralysie absolue, un traitement débilitant serait nécessairement et toujours nuisible. Dès-lors on voit l'impossibilité d'admettre une opinion semblable de paralysie; autant vaudrait dire qu'il y a paralysie dans le tétanos.

Ce que nous venons de dire s'applique en partie à l'opinion anesthésique de M. Beau. Dans ses profondes recherches sur la sensibilité, il a établi des distinctions qui peuvent paraître subtiles et qui n'en méritent pas moins toute l'attention des praticiens. Selon lui les téguments reçoivent l'impression des objets qui les touchent; mais ils perdent la faculté d'augmenter par la pression la douleur déjà si violente. M. Beau nous semble avoir méconnu deux circonstances importantes : 1° il n'a pas assez tenu compte des mille formes sous lesquelles se présente la douleur et de ses modifications infinies. Il aurait vu que parmi les névroses il n'en est presque pas une qui affecte la même physionomie, sans que pour cela elle puisse être regardée comme une paralysie; 2° il n'a pas remarqué assez que le siége de la douleur saturnine n'était pas dans les téguments de l'abdomen, que par conséquent l'application qu'il lui a faite de susceptibilité tactile conservée et de susceptibilité douloureuse accrue, ne lui était plus applicable. Cette dernière circonstance surtout nous dispense de pousser plus loin cette réfutation. Evidemment il n'y a plus anesthésie, à la manière dont l'a entendu M. Beau.

Maladie générale. — Nous avons vu que beaucoup de médecins, entre autres Baumes, MM. Gendrin, Legroux, Bouillaud, Sandras, Bouchardat, Gabrini, Borghi, etc., ont fait de la colique saturnine une affection générale dépendant d'une véritable intoxication, formant une toxicose, et siégeant, non pas seulement dans une partie ou dans une région du corps, mais dans toutes indistinctement, parce qu'ils ont vu le plomb occasionner et la cérébropathie, et l'entéralgie, et la paralysie, et l'arthralgie, etc. Comparant alors la maladie à la syphilis, qui est toujours la même, toujours une, quels que soient les phénomènes locaux par lesquels elle se manifeste, ils en ont fait une maladie unique aussi, une affection saturnine.

Deux choses sont à envisager dans cette manière de voir : 1° La cause de la maladie; 2° la forme sous laquelle elle se manifeste. Quant à la cause, elle est unique, il est vrai; c'est le plomb : par quelques voies qu'il se soit introduit, il agit toujours de la même manière. Sous ce rapport, il opère véritablement l'intoxication, c'est une toxicose. Jusqu'à ce jour aucune autre substance ne s'est trouvée, qui produisît les mêmes effets. Tout le monde est d'accord là-dessus; mais il serait faux de dire avec Combalusier et quelques autres auteurs que le contact direct du plomb sur la membrane muqueuse intestinale est la seule cause de la maladie. Les expériences de MM. Orfila, Devergie, Galtier, Sandras, Bouchardat, etc., ont prouvé que la substance plombique, portée en grande quantité dans les voies digestives, pouvait y occasionner une violente irritation et les accidents de l'empoisonnement; mais ce n'est point là une colique. Ils ont démontré en même temps que pour que celle-ci fût produite, il fallait que le métal fût absorbé et transporté dans l'intérieur de nos tissus. Ce ne peut donc pas être par son action directe sur cette membrane qu'il détermine la maladie, puisqu'alors ils ne l'ont jamais rencontré dans le canal intestinal. C'est par une autre voie qu'il va agir sur l'organisme; semblable à un virus, le toxique sature l'économie entière. Ses molécules sont transportées partout, et suivant les lieux où elles s'accumulent en plus grande quantité, là se développent les accidents qui en sont la conséquence. Quelques recherches chimiques semblent devoir donner quelque crédit à cette opinion, puisque plusieurs chimistes ont cru trouver le plomb en plus grande quantité dans l'encéphale, dans le cas d'encéphalopathie; dans l'estomac, le mésentère, le foie, les vaisseaux mésaraïques, dans le cas de colique, etc. Nous avons vu plus haut combien ces faits étaient encore peu satisfaisants pour pouvoir en rien déduire de concluant; ils seraient prouvés qu'ils ne nous expliqueraient pas l'identité d'affection. Pour ceux qui ont observé, il n'y a point de ressemblance entre l'encéphalopathie et l'arthralgie, entre la paralysie des membres supérieurs et la colique. Chacune a son siége et sa forme particulière, chacune exige son traitement à elle. Ainsi, le second point, le siége et la forme de la maladie, apporte donc une différence immense entre ces diverses affections, bien qu'elles soient le résultat de la même cause, bien que l'une précède quelquefois les autres. S'il en était ainsi, si le plomb absorbé occasionnait par sa présence l'affection plombique, les deux voies qui sont le plus exposées à son contact et par lesquelles s'opère ordinairement son absorption, la peau et les poumons, devraient être le plus exposées à son action et le plus souvent affectées de la maladie saturnine. Or, l'expérience dément cette pensée; les téguments et les poumons sont peut-être de tous les organes ceux qui sont le moins disposés à l'action plombique; ils semblent jouir d'une immunité naturelle. En supposant que les molécules du métal, absorbées et transportées dans nos tissus, y deviennent la cause de la maladie, toujours est-il qu'il faudra, pour expliquer la réaction sur un organe plutôt que sur un autre, admettre une prédisposition de la part de ce tissu, de ce viscère, une sorte d'attraction élective ou de prédestination, qu'on ne peut pas plus expliquer que la prédisposition des glandes mammaires et de l'utérus au cancer, ou des glandes salivaires à l'action du mercure. Vouloir confondre ces affections et n'en faire qu'une maladie, ce serait vouloir confondre la péripneumonie avec la péritonite, avec le rhumatisme, avec l'angine, etc., parce que ces maladies reconnaissent une action commune, l'impression du froid. La cause est la même, mais la différence du siége amène des différences dans les effets.

Sans doute aussi la colique de plomb mal traitée peut amener la paralysie, mais ce cas est bien rare, si rare que Stoll ne l'a jamais vu; il y a alors simultanéité bien plus que dépendance. Quelquefois aussi le plomb en saturant, par son transport, toutes les parties de l'économie, agit sur toutes à la fois et peut déterminer en même temps plusieurs accidents saturnins. Alors la maladie est à peu près générale; c'est-à-dire produite sur plusieurs points par la même cause. On peut admettre encore que l'économie, ainsi saturée, laisse facilement tous les effets du toxique se concentrer sur un point. D'après ce vieil adage : *duobus doloribus simul abortis, vehementior obscurat alterum.* Alors le point *morbifié* annihile le plus souvent l'action toxique dans tous les autres points; c'est le cas le plus fréquent. Il peut cependant arriver que cette concentration ne s'opère pas exactement, et qu'alors, soit pendant la colique elle-même, soit après qu'elle a été plus ou moins bien traitée, la présence du plomb dans les autres parties y fasse développer des accidents qui ne sont pas consécutifs, comme on l'a dit, mais qui n'ont été que retardés. Ainsi pour nous, la colique des peintres ne saurait être une affection générale. Nous ne nions pas son origine métallique pour cela. Nous disons seulement que le plomb a agi plus spécialement sur les viscères de l'abdomen, comme nous le verrons plus loin.

Nerveuse.— Nous allons aborder l'opinion la plus large et la plus en harmonie avec la physiologie du jour, l'opinion qui place le siége et la nature de la maladie dans le système nerveux et qui en fait une névrose. En effet, le système nerveux joue le rôle le plus important dans la physiologie et par conséquent dans la pathologie ; il est l'agent incitateur de tous les organes et de tous leurs actes ; il est l'organe et le dispensateur de la vie et de ses mille modifications normales et morbides. Mais la question ne peut pas être ainsi envisagée d'une manière générale, parce qu'elle se subdivise elle-même en une foule de distinctions, qui en font autant de questions à part. Ainsi beaucoup d'auteurs se sont contentés de regarder la maladie comme nerveuse et d'en faire une névrose, sans préciser l'appareil nerveux, ni aucun nerf. Cullen, Macbride, Vogel, Vitet, les deux Frank, Pinel, M. Legroux, etc., sont de ce nombre. Quelques autres ont cherché à poser des limites à la portion nerveuse qui en était le siége; ainsi M. Grisolle en a fait une affection douloureuse des nerfs intestinaux.

Willis et Lepois en ont fait une lésion du cerveau. Cela ne doit pas surprendre; pour eux le cerveau était le foyer de la vie, et par les nerfs, tous les organes étaient sous sa dépendance. M. Thomas, guidé par ses onze autopsies, a voulu réhabiliter cette opinion; mais il n'a point trouvé d'écho, parce qu'on n'a pas rencontré les lésions qu'il a signalées; on a pensé qu'il y avait sans doute, dans ce cas, complication d'encéphalopathie.

La moelle épinière a depuis longtemps joui de la prérogative d'être regardée comme le siége de la maladie. Astruc le premier, ensuite Sauvages, Laennec, Barbier d'Amiens, Serres, ont émis et développé cette opinion, en faisant de la maladie une rachialgie. Astruc s'appuyait sur un fait cité par Fernel, qui vit un allemand présenter des signes de colique à la suite d'une chute de cheval, et sur un fait analogue chez un vieillard qui éprouva de longues douleurs abdominales à la suite d'une chute sur les lombes, et il en fit l'application à la colique de plomb. M. Renauldin a réuni le cerveau et la moelle épinière; il les a rendus tous les deux à la fois responsables.

L'appareil nerveux cérébral n'a pa seul fixé l'attention des pathologistes; le système nerveux ganglionnaire aussi a été appelé à jouer son rôle. Dehaen, Vantrooswyk, Ranque, MM. Orfila, Tanquerel, Segond, etc., ont placé dans le trisplanchnique le siége de la maladie, dont ils ont fait par conséquent une névralgie de ce nerf. Enfin, quelques auteurs, portant plus de sévérité dans l'analyse des actes morbides de cette colique, en ont placé le siége à la fois dans l'appareil nerveux cérébro-spinal et dans l'appareil ganglionnaire. MM. Brachet, Anquetin et Andral sont de ce nombre. Cherchons maintenant à apprécier la valeur de chacune de ces opinions.

La colique saturnine est-elle une névrose générale? Notre réponse est facile, dès le moment que nous avons séparé cette affection des autres modifications morbides que peut occasionner le plomb. Pour qu'elle fût une névrose générale, il faudrait que des accidents nerveux se fissent sentir dans toute l'économie. Or, ils sont circonscrits dans le domaine abdominal. Lorsqu'il s'y joint d'autres accidents, ils sont secondaires, sympathiques ou symptomatiques; ils ne tiennent point essentiellement à la maladie, puisque celle-ci n'a pas besoin d'eux pour être ce qu'elle est, puisqu'elle parcourt souvent ses périodes sans s'associer à aucun, et qu'elle n'a rien de fixe dans le choix qu'elle fait de l'un plutôt que de l'autre. Cette délimitation bien précise de la colique ne nous permet donc pas de la regarder comme une névrose générale. L'analyse que nous avons faite des phénomènes, nous forçât-elle d'en faire une affection nerveuse, nous apprendrait en même temps à la renfermer dans une circonscription moins large, puisqu'elle ne nous a présenté que des phénomènes restreints à la région abdominale. Ainsi cette opinion, vraie dans son principe, laisse trop de vague dans son application pour être admise; nous la rejetons comme incomplète. M. Grisolle a bien senti cette difficulté; aussi pour l'éviter, il a fait de la maladie une affection douloureuse des nerfs intestinaux. Cette opinion se rapproche de la précédente, en ce sens que les auteurs tout en en faisant une névrose, l'avaient placée parmi les névroses de l'appareil digestif. Elle laisse beaucoup de vague aussi. En effet, que veut dire affection douloureuse? Toutes les douleurs des intestins émanent de leurs nerfs; seront elles pour cela des coliques saturnines? D'autre part, la douleur n'est pas le seul phénomène de cette affection. Quoique vraie dans un sens, cette manière d'envisager la question est donc à la fois et trop vague et trop restreinte. Elle ne nous paraît donc pas complétement admissible.

Si le cerveau était le siége exclusif de l'affection, il y aurait constamment encéphalopathie et lésion des facultés intellectuelles. Or, cette circonstance est très-rare; elle est une exception qui ne peut pas faire loi. Oui, sans doute, la sensation de la douleur est perçue par l'organe de l'intelligence; oui, sans doute encore, cette sensation est du ressort du système nerveux cérébral; mais elle ne dépend pas pour cela d'une lésion de l'encéphale, elle a son siége ailleurs, et c'est de ce siége qu'elle est transportée à l'organe percevant. Willis, Pison et M. Thomas se sont donc fait illusion, lorsqu'ils ont voulu la renfermer dans cet organe.

Lorsque Astruc plaça le point de départ dans la moelle épinière, il fit preuve, nous pourrions dire, de génie. Les intestins étaient regardés comme enflammés, gangrenés, etc. Il ne vit rien de cela, il ne put plus les regarder comme le siége de la maladie, d'autant moins qu'aux douleurs abdominales se joignent des accidents nerveux dans les jambes. Ce fut un trait de lumière, que de faire émaner ces accidents d'un point unique, de la moelle épinière, qui tient sous sa dépendance les membres et l'abdomen. Aussi cette opinion a-t-elle compté pour adhérents les hommes du plus grand mérite. Cependant, malgré ce qu'elle peut avoir de séduisant, nous ne pouvons pas admettre cette rachialgie dans son entier. Les contractions et les paralysies des membres se remarquent surtout dans les membres supérieurs. Si la moelle épinière était seule frappée, ce seraient les membres inférieurs qui seraient le plus souvent compromis. De plus, elle ne nous explique pas le défaut de sécrétion et la sécheresse des intestins. Enfin surtout, les membres seraient plus souvent malades qu'ils ne le sont: car le plus souvent ils ne le sont pas du tout. Par toutes ces raisons, nous repousserons donc la névrose rachidienne, comme trop absolue, comme ne s'étendant pas à tous les phénomènes, comme ne produisant pas tout ce qu'elle devrait produire.

Ce que nous avons dit de ces dernières opinions en particulier, s'applique à celle de M. Renauldin sur la lésion cérébro-spinale, nous n'y reviendrons pas.

C'est bien parce que les phénomènes morbides de la colique saturnine n'ont pas paru en harmonie avec les actes physiologiques de l'appareil nerveux cérébro-spinal, que plusieurs auteurs ont cherché, dans le système nerveux ganglionnaire, la cause de phénomènes aussi insolites. Mais cette prétention nous semble tomber devant une bien simple remarque. Les sensations perçues sont l'apanage exclusif du système nerveux cérébral; or, la douleur atroce qui est le caractère essentiel de la colique, est au moins une sensation perçue. Je sais qu'à cela on peut répondre que c'est seulement dans sa portion abdominale et lombaire qu'il est malade, ainsi que Ranque le prétendait, et que la sensation de sa souffrance est transmise aux ganglions lombaires, où les nerfs rachidiens viennent la puiser, pour de là la transporter au cerveau. S'il en était ainsi, la douleur serait constamment profonde et non disséminée dans tout l'abdomen, comme on la trouve souvent. De plus, comme dans les affections du foie, elle irait bien souvent se faire sentir vers l'épaule par la communication du plexus solaire avec les premiers ganglions thoraciques. Enfin, les phénomènes nerveux des membres ne seraient jamais que sympathiques, et l'observation démontre que bien souvent il y a lésion physiologique essentielle et indépendante de la lésion abdominale, qui même alors n'existe pas ou n'existe pas encore. Il n'y aurait jamais ces anasarques et encore moins ces paralysies qui sont quelquefois la suite de l'affection plombique. Par toutes ces raisons, nous ne pouvons pas admettre cette opinion dans son entier. Les points vrais sur lesquels elle se fonde, ne suffisent pas pour la faire recevoir. Comme les précédentes, elle pèche par quelques endroits; elle ne peut pas satisfaire à toutes les exigences d'un esprit exact et qui veut que tout s'explique le plus naturellement possible et sans effort.

Une dernière opinion nous reste à examiner : c'est celle qui fait participer les deux systèmes nerveux cérébral et ganglionnaire à la lésion pathologique de la colique. M. Brachet, qui a précisé avec une rigueur, on peut dire, mathématique, les actes du système nerveux ganglionnaire, et qui a posé la délimitation de ces actes, de façon qu'il est impossible d'attribuer à un système nerveux ce qui appartient à l'autre, a voulu, pour la colique saturnine comme pour beaucoup d'autres maladies, préciser la part que les nerfs différents y avaient, en faisant l'analyse physiologique des phénomènes et la répartition exacte de chacun d'eux au système nerveux auquel il appartient, ou plutôt qui en est l'agent. Il a donc vu, dans la douleur, une sensation cérébrale exagérée ; dans la contraction intestinale et abdominale, un acte accompli par l'influence des nerfs cérébraux ; et dans le défaut de sécrétion de la membrane muqueuse intestinale, une viciation d'un acte soumis à l'influence du système nerveux ganglionnaire. Dès-lors il n'a pas pu attribuer tous les phénomènes de la maladie exclusivement à un appareil nerveux plutôt qu'à un autre, puisque tous les deux y participaient. Il a conservé à chacun la part d'action qu'il y avait ; il les a fait intervenir tous les deux. Sans entrer dans l'analyse physiologique aussi profondément que l'avait fait le docteur Brachet, MM. Anquetin et Andral, guidés par les mêmes raisons, ont adopté cette double influence, cette double participation. Hâtons-nous de le dire, cette opinion nous sourit et nous l'adoptons. Cet aveu anticipé nous dispense d'en faire la critique. Nous devons, au contraire, la soutenir de tout notre pouvoir, en faisant ressortir tous les avantages qu'elle a sur les autres opinions, en faisant voir combien elle s'harmonise avec l'explication de tous les phénomènes. Tout coïncide avec cette double influence, depuis son origine ou son développement jusqu'à sa terminaison. Nos recherches, notre examen critique nous ont conduit à ce dernier résultat. Toutes les autres opinions ont dû être rejetées, ou comme erronées ou comme insuffisantes, c'est-à-dire comme n'embrassant point la maladie dans son entier, comme ne donnant point une analyse qui s'étendait à tous les phénomènes.

Spéciale. — Nous avons omis de parler d'une des opinions les plus remarquables qui aient surgi dans l'interprétation de cette maladie, c'est de l'opinion de Stoll; mais nous l'avons fait à dessein, parce que cette opinion, pour être vraie dans un sens, ne l'est pas dans son entier. Oui, comme le voulait le célèbre praticien, et comme nous le reconnaissons nous-même, la colique saturnine est spécifique, *sui generis.* Oui sans doute, elle ne présente aucune ressemblance avec aucune autre colique, avec aucune autre maladie. Mais cela ne suffit pas, cela n'explique ni la douleur, ni les contractions, ni les spasmes, ni la constipation, ni le siége du mal. Cela veut dire seulement que la maladie est inexplicable quant à son essence, et qu'elle se présente avec une physionomie particulière et différente de toutes les autres, ce que nous reconnaissons avec lui. Cela ne nous empêche pas de sentir la nécessité de remonter plus loin. Cette manière de voir a été non-seulement adoptée, mais peut-être exagérée par M. Grisolle, lorsque dans son excellent mémoire *sur les accidents cérébraux produits par les préparations saturnines* (Journal hebdomadaire, octobre, novembre, et dé-décembre 1836), il établit que ces accidents, non-seulement diffèrent des accidents semblables produits par d'autres causes, mais qu'ils ne sont pas les mêmes entre eux, et qu'ils revêtent des formes différentes et spéciales, que l'affection soit délirante, convulsive ou comateuse. Sans nier la vérité importante émise par Stoll et constatée depuis, nous pensons donc qu'il est essentiel de remonter à une analyse plus explicite, qui, sans rien ôter à la spécialité de la maladie, permette d'analyser ces actes pathologiques et d'en chercher la cause dans les agents qui les opèrent et dans les influences qu'ils reçoivent. C'est de cette manière que nous avons compris la question qui nous est soumise. C'est d'après l'état de la science, ainsi étudiée, que nous nous croyons en droit d'y répondre. Cette analyse, poussée aussi loin qu'il nous a été possible, nous permet donc : 1° de reconnaître dans la colique des peintres une maladie essentielle, *sui generis;* 2° d'en placer le siége dans les deux systèmes nerveux qui, par leur influence, déterminent les actes morbides qui la constituent. Essayons de fournir de nouvelles preuves à cette doctrine, et puisons nos arguments dans l'action du plomb, dans les phénomènes et dans leur traitement.

Depuis que Goulard a vulgarisé l'emploi thérapeutique du plomb dans la chirurgie, ce médicament a été étudié et à l'extérieur et à l'intérieur beaucoup mieux qu'on ne l'avait fait auparavant, de façon que son action physiologique a pu être mieux appréciée. Voici ce que la matière médicale nous apprend : comme topique, il exerce une double action, l'astriction des vaisseaux et des pores exhalants de la peau ou des surfaces qui suppurent; il opère en outre une sorte de sédation, même sur les surfaces dénudées. Cette action hyposthénisante, selon les Italiens, avait déjà été constatée par Goulard. Elle a été constatée de nouveau en 1834 par Ollivier d'Angers, qui trouve que l'oxyde blanc sursaturé, calme et engourdit les parties névralgiques. Nous ne l'avons jamais employé seul, toujours nous l'avons associé à l'opium contre certaines névralgies céphaliques, et toujours il nous a paru augmenter et assurer l'action sédative du narcotique.

A l'intérieur, son action styptique n'est pas douteuse. Localement il réussit dans les salivations, dans certaines affections catarrhales de l'estomac, dans les diarrhées et les dyssenteries et dans certaines affections muqueuses de la conjonctive, de l'urèthre, du vagin, etc. Il étend aussi au loin cette action, et la thérapeutique ne possède guère de meilleurs moyens pour arrêter les sueurs coliquatives abondantes, pour diminuer l'expectoration des phthisiques. La sédation sur le système nerveux en général n'est pas aussi démontrée ; cependant son action sur lui n'est pas douteuse. L'engourdissement, la paralysie, les convulsions, les contractures, le délire, les coliques en sont la conséquence. Il est vrai que ces phénomènes pathologiques sont consécutifs et éloignés. Cette sédation est prouvée pour nous sur l'appareil de la circulation. Jamais elle ne nous a fait défaut, lorsque nous avons administré le sucre de saturne avec l'intention de nous la procurer ; toujours alors les battements du cœur se modèrent et se régularisent. Si l'affection est légère ou nerveuse, la guérison en est la conséquence ; mais, dans le cas d'anévrisme volumineux, ce calme serait trompeur, si on le regardait comme une amélioration réelle ; il n'est qu'un soulagement, l'anévrisme reste et marche comme il le faisait. Cependant c'est à cette sédation de la circulation qui se manifeste même chez les hommes en santé qui sont longtemps exposés aux émanations plombiques, que nous attribuons en grande partie la diminution de volume, l'espèce de rétraction qu'on a cru observer dans le cœur. La physiologie nous apprend que le repos des organes les atrophie en quelque sorte, par conséquent cette diminution d'action du cœur doit lui faire subir les conséquences de cette loi. Bien que le sang s'altère le plus souvent, nous n'osons pas lui attribuer cette lenteur de contraction du cœur, parce que nous n'y avons jamais trouvé le plomb. Nous préférons en reporter les causes sur son agent incitateur, sur le système nerveux ganglionnaire.

En troisième lieu enfin, l'action prolongée du plomb, surtout chez les personnes qui restent longtemps exposées à ses émanations, produit des effets bien appréciables, indépendamment des coliques, encéphalopathies, paralysie, convulsion : presque toujours il agit à la longue sur la nutrition et même sur le sang, quoiqu'on n'y trouve pas le plomb. De là cette coloration pâle et quelquefois livide de la peau ; de là cet amaigrissement, ce marasme qui se manifeste d'une manière si prononcée surtout à la face ; de là l'hydropisie qui survient quelquefois.

M. Guillaume Laidlan a voulu expérimenter sur lui-même les effets de l'acétate de plomb ; il en prit pendant plusieurs jours, chaque jour cinquante centigrammes en plusieurs reprises. Au premier et au deuxième jour, il ne s'aperçut d'aucun changement ; le troisième jour, vers le soir, il trouva son pouls un peu plus lent que d'ordinaire, et le lendemain, plus lent encore ; le cinquième jour, ayant pris la dose ordinaire d'acétate en une seule fois, il éprouva une légère gastralgie, et du malaise et une lassitude dans tous les membres, notamment aux genoux, les pulsations étaient devenues faibles. Ayant répété la même série d'expérience, le pouls s'abaissa à cinquante pulsations, la figure devint pâle, les mains et les pieds engourdis ; il n'y eut aucune colique ni salivation (*The London med. Gazett.* 1830).

Je ne crois pas devoir parler de l'action toxique irritante que le plomb exerce spontanément sur le tube digestif, quand il y est ingéré à haute dose, et encore moins de l'inflammation que Boisseau et quelques autres auteurs ont alors observée. Ces cas d'intoxication sont étrangers à l'objet dont nous nous occupons.

De cette étude des phénomènes opérés par le plomb sur l'économie, il résulte que ce métal agit sur les deux ordres d'actes vitaux, sur ceux qui sont sous la dépendance du système nerveux cérébral, et sur ceux qui sont influencés par le système nerveux ganglionnaires. A ce dernier appartiennent l'astriction des exhalants et des capillaires, le ralentissement de la circulation et les vices de nutrition. Au premier se rapportent la sédation et l'engourdissement des parties douloureuses, les convulsions, les coliques, les paralysies.

Cet examen nous ramène donc à l'analyse première que nous avons faite de la colique saturnine, elle vient en confirmer les résultats. Nous voyons en effet, que l'action physiologique du plomb sur l'économie concourt à nous expliquer les phénomènes morbides de la colique; l'astriction et l'atrophie nous expliquent la participation du système nerveux ganglionnaire : les sédations, torpeurs, convulsions, paralysies, nous démontrent son action sur le système nerveux cérébral. Ainsi, point de doute, les deux systèmes nerveux doivent participer et participent en effet à la maladie. Cette analyse physiologique nous semble aussi certaine que l'inspection cadavérique elle-même. Autant les actes révèlent l'organe qui les exécute, autant leur viciation révèle la lésion des organes. Cette proposition est infaillible, elle est un axiome.

Mais il ne nous suffit pas d'avoir démontré d'une manière générale, que les deux systèmes nerveux ont une part commune dans la colique saturnine. Si nous en restions là, nous en ferions une maladie générale, une névrose de tout le double appareil nerveux : il est essentiel d'en restreindre l'extension et d'en limiter le siége aux parties qui seules sont affectées. C'est encore l'étude des phénomènes qui nous servira de guide dans cette détermination; là où ils ont lieu, là sera le siége du mal, a dit Bichat : là où est la douleur, là est la maladie : *Ubi dolor*, *ibi morbus*. Ce vieil axiome d'Hippocrate trouve ici son application pleine et entière. Où se passent les phénomènes pathologiques de la colique? Dans l'abdomen : c'est là le cri de presque tous les pathologistes; qu'ils en aient fait une phlegmasie ou une névrose, presque tous en ont vu le siége dans l'abdomen, quelle que soit la partie où ils l'aient placé, intestin, membrane muqueuse ou musculeuse, mésentère, péritoine, foie, rate, nerfs intestinaux, portion lombaire du grand sympathique, muscles abdominaux. Une opinion aussi généralement reçue est en harmonie avec l'observation des phénomènes. Aussi nous l'adoptons sans difficulté. La douleur se fait sentir dans l'abdomen, dans un rayon très-limité autour de l'ómbilic. Elle se fait sentir profonde et non superficielle, circonstance importante qui nous explique pourquoi les téguments n'en sont pas le siége, et comment M. Beau a pu être induit en erreur. Ainsi, en nous limitant de plus en plus par élimination, nous arrivons à placer le mal directement dans les nerfs des intestins, puisque là se passent des phénomènes constants, puisque là est le théâtre où la thérapeutique fait jouer toutes ses ressources contre la maladie qui se traduit en phénomènes apparents. Que les nerfs reçoivent leur intoxication ou modification morbide directement du plomb, ou par le sang qui en est le véhicule ; n'importe, ce sont eux seuls qui sont malades, puisque seuls ils produisent les phénomènes anormaux. Il ne s'agit plus que de faire à chaque système nerveux la répartition de la part qu'il prend dans ce travail morbide. Or, les intestins reçoivent une quantité considérable de nerfs de la vie organique; ils en reçoivent aussi de la vie animale qui, des paires dorsales et lombaires se jettent dans le plexus ganglionnaire, se mêlent à eux et vont ensemble se distribuer aux intestins. Dès-lors, il est facile de répartir à chacun le rôle qui lui appartient : aux nerfs cérébraux, la douleur qui se fait sentir atroce, et la contraction avec torpeur de la fibre musculaire de l'intestin ; aux nerfs ganglionnaires la suppression de sécrétion. De cette manière, tout s'explique facilement : il n'y a plus d'interprétation vicieuse et forcée. Quelques auteurs ont dit : la suppression de la sécrétion intestinale est le résultat de la douleur ; en conséquence, cette viciation de sécrétion n'est pas due à la maladie elle-même, elle n'est qu'un effet du phénomène principal et essentiel de la douleur. J'ai eu trop souvent l'occasion d'étudier la colique saturnine, pour adopter ce raisonnement ; l'observation de la succession des phénomènes suffit pour en démontrer la fausseté. En effet, si le défaut de sécrétion intestinale n'était que la conséquence de la douleur, il devrait toujours lui succéder. Or, il en est bien souvent autrement. Le plus souvent peut-être la constipation précède la douleur ; aussi est-elle comptée par la plupart des auteurs au nombre des signes précurseurs, des prodromes de la maladie. Eh bien ! Cette constipation, cet avant-coureur constitue déjà la maladie. Elle n'est pas complète encore ; un seul des systèmes nerveux est compromis ; mais il est compromis. Certes alors le défaut de sécrétion ne peut pas être déterminé par la douleur, qui n'existe pas encore et qui ne viendra que plus tard. Admettre cette inversion, serait admettre l'effet avant la cause. Quelques auteurs ont même été si persuadés de l'influence de cette constipation, qu'ils en ont fait pour ainsi dire le caractère essentiel de la maladie, et qu'ils ont attribué la douleur à la pression des matières sur la membrane muqueuse et sur les nerfs qui s'y distribuent. La confiance dans cette manière de voir est si grande, qu'elle a déterminé au moins en grande partie le traitement par les purgatifs : faites cesser la constipation, a-t-on dit, et le malade sera guéri ; et mille observations sont venues justifier ce raisonnement. Nous ne lui accordons cependant pas une confiance absolue ; car si les purgatifs réussissent, nous voyons aussi les partisans de l'irritation nerveuse invoquer les bons effets des calmants et surtout de l'opium à haute dose. Nous voyons aussi le sulfate acide d'alumine guérir la colique, sans produire d'évacuation préliminaire. Au milieu de ce conflit, quel parti prendre ? De chaque côté nous trouvons des hommes estimables et des raisons favorables? Faut-il, comme on s'est plu à le répéter naguère, regarder les faits comme insignifiants, comme fauteurs de nos erreurs, puisqu'ils parlent pour et contre, puisqu'ils disent oui et non? Il est vrai, les faits semblent dire oui et non, puisqu'on guérit avec les purgatifs, puisqu'on guérit avec les calmants. Ils semblent donc se mettre en contradiction avec eux-mêmes. Voilà bien l'esprit humain. Plutôt que de reconnaître ses erreurs ou la fausseté de ses opinions, il aime mieux accuser la nature et les faits. Funeste effet de notre amour-propre, qui ne nous permet pas de rétrograder lorsqu'une fois nous nous sommes engagés dans une fausse route! Il nous fait soutenir l'erreur que nous avons caressée comme notre enfant, plutôt que de convenir de nos torts; nous accusons les faits parce qu'ils contrarient nos opinions, mais ce ne sont pas eux qui mentent ou qui enseignent l'erreur; ce sont nos opinions qui ne peuvent pas les embrasser tous. Nous les avons élevées sur quelques-uns, et nous les avons généralisées sans tenir compte de ceux qui leur sont contraires. Cette manière d'être de notre esprit est générale, elle n'est pas particulière à la question qui nous occupe. A chaque instant, nous voyons généraliser des faits qui n'appartiennent qu'à une circonscription bien limitée. Aussi les théories qui en sont la conséquence s'écroulent bien vite devant d'autres faits qui les désavouent. Il en est de même dans la colique saturnine. Des faits démontrent que la constipation fait partie essentielle de la maladie; d'autres faits démontrent avec autant de vérité que la douleur en est une partie non moins essentielle. Ainsi pour nous, pour la science, constipation et douleur sont les deux points fondamentaux de la colique saturnine: sur eux s'appuie tout son édifice, sans eux la maladie ne serait pas complète. Lorsque nous les voyons régner séparément, lorsque nous voyons manquer l'un d'eux, cela tient à des circonstances que les observateurs ont appréciées et qu'il ne nous appartient pas d'examiner ici. Ainsi, nous le répétons, constipation et douleur, douleur et constipation sont les points cardinaux sur lesquels roule toute la pathologie de la colique saturnine.

Nous savons sous quelle influence nerveuse chacun de ces actes s'exécute. Nous savons que le système nerveux ganglionnaire préside à l'un, et que le système nerveux cérébral préside à l'autre. Ainsi, nous arrivons toujours, en dernière analyse, à cette conséquence ultime que les deux systèmes nerveux participent à la colique saturnine, et qu'ils en sont les agents, et que c'est la portion qui se distribue aux intestins, qui en est le siége spécial, qui joue le premier rôle.

Nature.

Voilà ce que la physiologie nous enseigne sur le siége de l'affection; mais elle ne nous a pas encore donné son dernier mot sur sa nature. Nous savons déjà qu'elle n'est point inflammatoire, qu'elle n'est point une paralysie, une asthénie, une hyposthénie, une irritation. Si quelques phénomènes semblent favorables à quelques-unes de ces opinions, d'autres leur sont contraires. Si quelques méthodes de traitement plaident en faveur de quelques-unes, d'autres méthodes opposées viennent en saper les déductions. Ici naît un vague difficile à dissiper. L'obscurité la plus profonde enveloppe encore de ses ténèbres la nature que nous cherchons. Puisqu'elle n'est aucune des modifications que nous avons indiquées, que peut donc être cette maladie? Faudrait il pour cela, à l'exemple d'un nosographe moderne, la rayer du cadre nosologique? Loin de nous une semblable pensée! l'observation s'inscrirait tous les jours en faux contre nous. La colique de plomb existe; elle se présente avec sa physionomie particulière. Depuis qu'elle a pris rang parmi les maladies distinctes, il n'a pas été possible de la méconnaître; l'impossibilité où nous sommes d'en pénétrer l'essence ou la nature ne peut plus la faire disparaître. Il y a des apparences d'irritation, il y a des apparences d'asthénie; ces apparences ne sont pourtant ni l'irritation franche, ni l'asthénie réelle, ni la paralysie; elles ont leur physionomie, leur cachet. A quelle classe les rattacher? Disons-le hardiment, à aucune. Le grand malheur de la médecine a toujours été de vouloir trop généraliser; et, dans cette grande manière d'envisager les maladies, deux grandes figures phénoménales ont toujours dominé toutes les doctrines, même à leur insu; le *strictum* et le *laxum*, la sthénie et l'asthénie, l'irritation et l'abirritation. Dès-lors on a toujours voulu tout rattacher à ces grands phénomènes. En tournant dans ce cercle éternel, en faisant surgir toujours cette dichotomie, on a voulu assujettir la nature à cet ordre si simple de maladies par excès de ton, et maladies par défaut de ton. On n'a pas vu qu'il y avait, en dehors de ces deux états, une foule d'autres états qui ne sont ni le *strictum* ni le *laxum*: on s'est constamment fourvoyé, et la science est restée, sous ce rapport, dans les langes d'une enfance perpétuelle. Nous ne saurions trop le répéter; entre l'irritation et l'adynamie il y a une foule de modifications qui ne leur appartiennent pas. La médecine ne sortira du chaos où elle se traîne depuis des siècles, que lorsqu'elle tiendra compte de ces nuances nombreuses, que lorsqu'elle les étudiera de manière à les faire connaître comme elles doivent l'être. Alors la colique saturnine viendra d'elle-même se ranger dans ce cadre plus vaste, elle viendra y prendre sa place. Jusque-là, que ferons-nous de cette maladie? Nous en ferons ce qu'en a fait Stoll, qui, reconnaissant la vérité que nous professons, n'a pas craint de se prononcer. Il en a fait une maladie spéciale, *morbus specialis*, une maladie *sui generis*. Tout ce que nous avons vu jusqu'à ce moment ne nous permet pas d'aller plus loin, puisque la nosologie ne nous a pas encore fourni de place dans son cadre, pour y caser une maladie qui n'est rien de tout ce qu'elle a voulu ou cru voir dans les maladies. Ainsi la douleur, la rétraction de l'abdomen, la torpeur contractile de l'intestin, la sécheresse de la membrane muqueuse sont des phénomènes qui ont une physionomie particulière, et qu'il n'est pas possible de confondre avec aucune autre affection, ni de placer au niveau d'aucun autre genre de maladie. C'est une modification à étudier, c'est un cadre à lui tracer. En un mot, c'est une névrose spéciale; nous ne pouvons pas sortir de là.

Jetons un coup-d'œil sur la place que les nosographes ont donnée à la maladie dans leurs classifications. Nous verrons qu'ils sont partis d'un point assez généralement fixe.

Astruc en a fait le genre rachialgie.

Sauvages l'a placée dans la classe VII, douleurs; ordre V, douleurs externes; genre XXIX, rachialgia metallica.

Lieutaud, dans sa classification anatomique, en a fait une maladie du bas-ventre et des intestins.

Macbride l'a placée dans l'ordre IV, maladies douloureuses; genre XI, coliques; espèce V, coliques nerveuses.

Vogel l'a rangée dans la classe IV, dolores; dolor colicus.

Cullen en a fait une névrose intestinale.

Baumes l'a rangée dans la deuxième classe, oxygenese; deuxième sous-ordre, toxicose; cinquième espèce, toxicose plombique.

Darwin l'a placée dans la première classe de l'irritation; ordre II, irritation diminuée; genre IV, avec diminution d'action des autres cavités et membres; espèce VIII, colica saturnina.

Vitet : classe III, maladies douloureuses; genre IV, coliques; espèce XIV, colique métallique.

P. Franck : classe VII, névrose; ordre IV, névroses abdominales; genre IV, coliques.

Pinel : parmi les névroses de la digestion; classe IV, ordre IV, genre XXXIV.

Jos. Frank la range parmi les maladies du tube intestinal, et il en fait une névrose.

M. Andral, dans son cours de pathologie interne, publié par M. Amédée Latour, la place au nombre des névroses du tube digestif, et en fait l'entéralgie saturnine.

Boisseau la place d'abord parmi les gastriques chroniques, à la suite des empoisonnements, et ensuite dans l'entérite chronique de l'intestin grêle. Il en fait ainsi deux maladies, parce qu'il s'était tracé un cadre topographique dont il ne voulait pas dévier, ce qui lui a fait morceler ainsi beaucoup de maladies.

M. Grisolle l'a placée dans la classe VI des empoisonnements. Il en traite à part dans l'article de l'empoisonnement par le plomb.

M. Piorry en a fait la dyssentero-nervie saturnine.

M. Bouillaud : Classe IV, hétérotrophie générale ou cachexies constitutionnelles; chapitre II, cachexies constitutionnelles développées sous l'influence d'agents toxiques; article unique, cachexie ou intoxication saturnine.

M. Legroux veut qu'elle soit une intoxication ou une névralgie par intoxication, et non une névralgie simple.

Nous ne nous expliquerons pas sur les vices et sur les qualités de chacune de ces classifications. L'analyse et l'appréciation sévère que nous avons faite de chaque opinion nous dispensent d'entrer dans ces détails; ce serait revenir sur ce que nous avons dit. Si la colique saturnine exige une classification nouvelle pour y trouver sa place, à plus forte raison il en sera de même de sa définition. Nous ne voyons pas la possibilité d'en donner une qui puisse satisfaire.

Tout ce que l'on pourrait faire, ce serait de dire : une névrose cérébro-ganglionnaire spéciale produite par le plomb et fixée dans les organes de la digestion. Nous ne nous permettrons ni d'en dire davantage, ni d'examiner les autres définitions. D'ailleurs ce n'est pas là notre objet. Ce serait nous écarter, que d'accorder davantage à cette question.

Disons encore que c'est d'après les différentes opinions qu'on s'est faites de la maladie que sont formées les nombreuses dénominations qu'on lui a données, aux différentes époques de son histoire. Cependant, presque toutes désignent ou la localité où on l'a observée, ou la cause qui l'a produite. Une réflexion se présente d'abord sur le mot colique. Cette dénomination est-elle bien exacte? Est-ce bien le colon qui est le siége de la maladie, ou du moins qui en est le siége exclusif? Nous avons vu ce qu'il en est à cet égard. La difficulté de trouver mieux fait conserver cette expression, bien qu'insuffisante. Voici la synonymie que j'ai pu recueillir : colique de plomb, colique saturnine, colique métallique, colique de fumée, *morbus saturninus*, entérite métallique, entéralgie saturnine, rachialgie métallique, *colica metallica*, *morbus metallicus*, colique des peintres, *colica pictorum*, coliques des barbouilleurs, des potiers, des plombiers, *colica plumbariorum*, colique des doreurs, des fondeurs, chat des fonderies, colique de Poitiers, de Poitou, *colica Pictonum*, *pictaviensis*, colique du Devonshire, *colica damnoniarum*, colique de Normandie, de Madrid, etc.. colique spasmodique, convulsive, nerveuse, bilieuse, scorbutique, colique sèche, *colica paretica*, *epileptica*, *colica figulina*, *figula*, *figlina*, rachialgie, colico-phlégie, colico-rachialgie, *bellon*, *beillac*, *entripado*, *constipado*, etc., etc.

CHAPITRE II.

Quels sont les signes qui peuvent faire distinguer la colique saturnine des affections abdominales qui ont avec elle quelque ressemblance.

Tout est si lié dans l'économie animale, tout y marche, tout s'y succède avec des nuances souvent si peu tranchées, qu'il est bien difficile qu'une maladie ne présente pas quelque analogie avec quelque autre maladie. Cela se conçoit aisément, lorsqu'on envisage à combien de modifications pathologiques sont exposés nos organes, et lorsqu'on fait attention qu'ils peuvent tous être le siége de ces modifications multipliées, lorsqu'on envisage surtout que plusieurs affections peuvent se réunir et se combiner pour faire une affection unique ou une affection compliquée. Nous trouvons donc au premier abord deux sources de confusion : l'une est relative au siége ou à l'organe, au tissu malade ; l'autre est relative à la maladie elle-même, c'est-à-dire à son caractère. Chacune de ces deux distinctions peut fournir plusieurs causes d'erreur. Sous le rapport du siége, les membranes muqueuse, musculeuse et celluleuse, le péritoine, le mésentère, le foie, les nerfs, le tissu cellulaire, etc., peuvent tous être malades et présenter dans leurs affections des points d'analogie avec la colique saturnine. Cette erreur a pu être commise, puisque nous avons vu que le siége de la maladie a été placé successivement dans ces diverses parties.

L'analyse sévère que nous avons faite des différentes opinions ne permet plus d'équivoque aujourd'hui, si on l'envisage en elle-même et abstraction faite de toute autre considération. Il n'en est pas de même de la confusion qu'on a faite souvent sous le rapport de la nature ou du caractère de la maladie. On en a fait une névrose, une inflammation, etc. C'est de cette manière que l'entérite, la péritonite, l'iléus nerveux, la colique végétale, la colique hépatique, la hernie même, etc., ont été confondues avec la colique saturnine, et réciproquement celle-ci avec elles. C'est pour éviter cette confusion, que l'Académie a demandé les moyens de distinguer ces maladies. Cette partie de la question est de la plus haute importance. Il ne s'agit point ici d'une de ces distinctions purement théoriques, dont la solution satisfait l'amour-propre seulement. Il s'agit de séparer une maladie d'autres maladies, dont elle diffère sous le rapport du caractère, et surtout sous le rapport du traitement. C'est une question de vie ou de mort pour la plupart des malades; car le traitement efficace d'une affection, serait quelquefois bien nuisible pour une autre. On ne saurait donc apporter trop de soins pour distinguer cette maladie de toutes les autres. C'est le seul moyen de ne point commettre d'erreur funeste; aussi, depuis Combalusier, qui le premier a établi des distinctions justes et importantes, presque tous les auteurs se sont occupés de la partie importante du diagnostic. Les efforts pour arriver à ce but deviennent d'autant plus nécessaires, que, dans un mémoire envoyé à l'Académie belge, dans sa séance du 28 septembre 1845, M. Chevalier conclut que, sous le nom de colique métallique, colique saturnine, on a confondu des maladies qui peuvent n'être pas dues au plomb ni à ses composés, mais à l'antimoine, au mercure, au cuivre, à l'arsenic, à l'essence de térébenthine, etc., et il sollicite des recherches pour fixer les esprits sur ce sujet. Aussi nous ne saurions trop féliciter l'Académie de Toulouse, d'avoir appelé l'attention sur ce point important. Pour nous y conformer, nous étudierons les maladies avec lesquelles l'erreur a été commise le plus souvent, et avec lesquelles elle pourrait se commettre encore, si on n'y apportait pas toute l'attention possible. Dans cet examen diagnostique, il est essentiel de fixer d'abord quels sont les signes caractéristiques de la colique de plomb. Nous chercherons après, à faire ressortir la différence qu'ils présentent avec les signes des autres maladies avec lesquelles il peut y avoir quelque ressemblance. Ces dernières ne sont pas aussi nombreuses qu'on pourrait le croire; nous pouvons les réduire aux suivantes : entérite, péritonite, entéralgie, iléus nerveux, miserere, colique hépatique, empoisonnement, colique végétale, colique de cuivre.

Une des conditions essentielles pour que la colique saturnine ait lieu, c'est l'exposition du malade à l'action du plomb, soit à l'intérieur, soit à l'extérieur. Cette condition est indispensable, elle est le *sine quà non*. En conséquence, tout individu qui n'aura pas été mis dans ce rapport hygiénique ou thérapeutique, ne pourra pas être atteint de la colique des peintres. Nous n'essaierons point de reproduire toutes les professions, toutes les circonstances de la vie qui exposent à l'absorption plombique; ce serait la répétition fastidieuse de ce qu'ont si bien fait connaître les monographies savantes que nous possédons. Nous ne parlerons pas non plus de ces accidents prodromiques, de ce premier degré d'action du plomb que M. Tanquerel désigne sous le nom d'*intoxication saturnine primitive*. Ce n'est pas encore la colique. L'arthralgie, l'encéphalopathie, la paralysie, ne la sont pas non plus.

Parmi les phénomènes qui se manifestent dans cette maladie, la douleur tient le premier rang. Elle occupe le pourtour de l'ombilic et la région rachidienne. C'est une douleur aiguë, mais profonde; elle ne s'accroît point par la pression; celle-ci paraît au contraire la soulager, surtout, comme Bordeu l'a observé, dans le moment des plus vifs redoublements. Beaucoup de malades se couchent à plat ventre et se pressent cette région pour se procurer du soulagement :

Fernel parle d'un peintre d'Angers, qui faisait monter trois hommes sur son ventre, pour diminuer les douleurs atroces qu'il y ressentait. La douleur n'est ni lancinante, ni pongitive : elle produit un sentiment de malaise général, qui brise en quelque sorte l'économie. Elle ne ressemble point aux autres douleurs de l'abdomen. Elle paraît s'exaspérer la nuit ; dans ces moments elle est plus vive, et, pour ainsi dire, térébrante. Elle opère quelquefois des irradiations et même des déplacements dans les lombes, dans le pourtour du ventre, rarement dans les cuisses. Elle se présente souvent sous l'aspect d'une ceinture serrée, comme une barre transversale, dont la largeur varie, mais qui donne au malade la sensation de l'aplatissement du ventre. Elle occupe toujours la région abdominale, quelquefois plus haut au niveau du thorax, quelquefois plus bas vers l'hypogastre, d'où elle s'élève vers l'épigastre et les mamelles. Elle se multiplie quelquefois autant que les espaces intercostaux. Cette ceinture se présente quelquefois sous la forme de crampe, le plus souvent sous celle de points douloureux multiples. L'aspect de la physionomie est sombre et contracté; sa couleur est jaune terne. Tout le corps présente cette couleur terne, et les parties naturellement colorées prennent un aspect livide bleuâtre assez prononcé. L'abdomen est rétracté sans être ni souple, ni dur. L'ombilic se retire quelquefois très-sensiblement; il rentre, pour ainsi dire, dans le ventre. La constipation est opiniâtre. Les lavements ne la combattent qu'infructueusement. Les purgatifs sont même impuissants, au moins pendant quelques jours. Nous ne parlerons pas de la forme des selles en crotins de brebis; lorsque les évacuations sont rétablies, la maladie a cessé. Quelques auteurs l'ont attribuée mal à propos à la constriction, au resserrement du sphincter anal, que nous ne devons pas oublier de signaler, mais qui ne suffit pas pour produire ce phénomène.

Un phénomène qui serait pathognomonique s'il était constant, consiste dans une coloration bleuâtre livide et d'un gris ardoisé, qui occupe le bord libre de la gencive, et dans la couche grise qui recouvre l'émail des dents, surtout vers le collet. Ce phénomène signalé par Burton, en Angleterre ; Schebac, en Allemagne ; et M. Tanquerel, en France, forme une bandelette ou liseré de deux à quatre millimètres et plus. Il ne se rencontre jamais que chez les personnes qui ont eu quelque rapport avec le plomb. Il se présente presque toujours surtout chez les ouvriers qui travaillent sur la céruse. J'ajoute cette restriction, parce que je l'ai vu manquer souvent chez les étameurs. Peut-être manque-t-il aussi chez d'autres ouvriers. Il ne serait pas inutile de chercher la raison de cette différence. Si je ne m'abuse, on pourrait la trouver, non pas dans la nature différente de la préparation plombique, mais dans la voie différente par laquelle elle est introduite. Ainsi la colique provoquée par le plomb en poussière répandu dans l'atmosphère, qui l'introduit dans les voies respiratoires et dans la bouche, agira directement sur les gencives où il va se déposer. Aussi la plupart des observations qui en font mention, ont été recueillies sur les ouvriers qui travaillent dans les fabriques de céruse ; tandis que le plomb qui n'agira que sur la peau ou dans les voies digestives ne produira guère ce phénomène, comme chez les étameurs et chez les personnes qui ont fait usage de médicaments saturnins, je n'ose pas dire de boissons lithargirées, parce que ces liquides, en passant par la bouche, peuvent et doivent agir sur les gencives. Cette idée ne peut pas être une conviction, elle demande de nouvelles observations ; ainsi je la soumets telle quelle, sans y ajouter d'autre importance, d'autant plus qu'elle se trouve en contradiction avec les faits dans lesquels M. Burton l'a produit à volonté par l'usage prolongé de l'acétate de plomb ; et avec l'observation recueillie par M. Martin Solon, qui, en avril 1847, a communiqué à l'Académie de médecine le fait d'un maçon, chez lequel il a vu ce liseré à la suite de l'administration de l'acétate de plomb en pilules pour un anévrisme. Il en conclut, comme Burton que c'est de dedans en dehors que se fait le transport du plomb au bord des gencives, où l'appel s'en fait par les dents, ce qui fait que ce liseré manque chez les personnes qui n'ont pas de dents. Nous n'avons pas assez de faits, nous, pour juger la question. Nous ne pensons pas même que l'eau oxygénée conseillée par M. Tanquerel, pour convertir ce liseré en sulfate blanc, puisse suffire, non plus que l'acide sulfurique. Les preuves qu'il en tire en faveur de la présence du sulfure de plomb qui se serait formé dans ce liseré par le contact de l'air ne nous paraissent pas convaincantes, ce qui, du reste, importe fort peu au fait.

Nous devons insister sur le défaut de participation de la circulation. Le pouls reste petit et déprimé plutôt qu'accéléré et fébrile.

Tels sont les phénomènes sur lesquels nous croyons devoir nous appuyer pour établir le diagnostic différentiel de la colique des peintres. Sans repousser les autres phénomènes sans nombre que présente la maladie, nous ne leur ajoutons pas la même importance qu'à ceux que nous avons signalés, parce qu'ils manquent souvent, parce que surtout, ils appartiennent encore plus à d'autres affections qu'à celle qui nous occupe, et que dès-lors ils n'eussent pu nous être d'aucune utilité dans la solution du diagnostic qui nous est demandée. Ainsi nous négligeons la difficulté de la déglutition, la perte d'appétit, les nausées, les vomissements, les diarrhées, la difficulté de respirer, les crampes, les sueurs, la sécheresse de la peau, les crises d'oppression presque asthmatiques, l'ictère, etc. Comme nous l'avons dit, ces phénomènes ne font pas partie essentielle de la colique saturnine. Lorqu'ils se présentent, il y a extension de la maladie, ou mieux complication. De plus, ils sont très-souvent liés à d'autres maladies, dont ils sont partie intégrante.

Nous avons déjà pesé la valeur de l'anesthésie que M. Beau a signalée dans les téguments, et qu'il donne comme signe diagnostique le plus sûr. Rappelons que nous n'y ajoutons pas la même confiance. Nous n'avons jamais rencontré d'insensibilité absolue; toujours nous l'avons trouvée relative au degré d'attention concentrée par la douleur principale. Nous avons en outre observé la même insensibilité apparente chez des malades atteints d'autres coliques. Cet état n'est point une paralysie, dès-lors il ne peut avoir aucune valeur.

Entérite.— Quelle que soit la forme de l'entérite, diarrhée, dyssenterie, entérite proprement dite, les signes qui la distinguent de la colique saturnine sont trop marqués pour qu'il soit possible d'en confondre aucune forme avec elle. Les évacuations séro-muqueuses et sanguinolentes des deux premières suffisent de reste pour les différencier. Quant à l'entérite proprement dite, celle dans laquelle les capillaires sanguins jouent le principal rôle, abstraction faite des évacuations, il y a des signes différentiels assez nombreux, qui ne permettent pas de la confondre. Quoique très-aiguë, la douleur n'est pas aussi intense : rarement elle reste fixe et circonscrite autour du nombril ; elle occupe tantôt un point, tantôt un autre, et souvent elle change de place d'un moment à l'autre. Non-seulement elle ne force pas le malade à s'agiter, à se rouler; mais elle est augmentée par le mouvement. Au lieu de la soulager, la pression l'augmente aussi: l'abdomen n'est point rétracté ; il est plus ou moins tendu et ballonné, et des borborygmes presque continuels se font entendre. La rougeur de la langue, et la fréquence du pouls viennent aussi fournir au diagnostic. Le teint plombé de la peau, les crampes manquent aussi dans l'entérite. Le praticien ne s'y trompe pas. Le traitement antiphlogistique est le seul qu'il choisisse toujours : jamais il n'a recours au traitement irritant par les purgatifs ; il sait qu'il exaspérerait l'entérite. Celle-ci passe souvent à l'état chronique, et la colique de plomb jamais lorsqu'elle est bien traitée. Enfin l'entérite ne se termine pas par ces affections nerveuses consécutives à la colique de plomb, telles que les paralysies, l'encéphalopathie, etc.

Choléra. — Nous ne croyons pas devoir mentionner le choléra-morbus ; si quelques points de rapprochement existent, de trop grandes différences les séparent pour qu'il soit possible de jamais s'y tromper.

Péritonite. — Le début de la péritonite présente quelquefois une contraction abdominale qui lui donne une dureté fort grande ; mais, indépendamment de l'absence de la cause métallique, bientôt les douleurs les plus aiguës se développent, et l'abdomen se distend et se météorise. La moindre pression, le moindre mouvement, le poids même d'un drap sont intolérables. Enfin, la rapidité concentrée du pouls, a nécessité de rester couché sur le dos, l'expression de la face connue sous le nom de face grippée, forment un ensemble qui ne permet pas d'erreur. Si nous joignons à cela les succès du traitement antiphlogistique le plus énergique et des mercuriaux, dont l'action est impuissante contre la colique, si nous tenons compte de la rareté des terminaisons par encéphalopathie et paralysie, nous aurons un tableau diagnostic qui éloignera la possibilité de se tromper.

Entéralgie. — La différence qui sépare l'entéralgie de la colique des peintres est si grande, qu'il n'est pas possible de les confondre, bien qu'il y ait une sorte d'analogie dans la nature de la douleur, qui est plutôt soulagée qu'augmentée par la pression. Elle est moins vive, malgré les plaintes des malades lorsqu'ils sont hypochondriaques ; elle consiste dans une sorte de tortillement, elle n'est pas continue ; elle s'apaise par la distraction et même par la nourriture ; elle se reproduit quelquefois à heure fixe, le plus souvent irréguliérement; elle se renouvelle facilement par les impressions morales et par les changements de température. Les calmants la soulagent un instant, mais ils ne la guérissent pas ; les purgatifs provoquent facilement des selles, et ils ne la guérissent pas mieux, au contraire. Aussi l'erreur n'est pas possible, et la plupart des pathologistes ont cru devoir se dispenser d'en présenter un tableau diagnostic. En lisant M. Barras surtout, on en sent la raison, il était inutile.

Iléus nerveux. — L'iléus nerveux présenterait plus d'analogie ; cependant, la nature de la douleur n'est pas la même. Elle est plus vive peut-être ; et par sa violence, elle force le malade à s'agiter, pour ainsi dire spasmodiquement : tandis que dans la colique saturnine, le malade change de place plutôt qu'il ne s'agite ; il semble chercher une position meilleure, un soulagement. Elle se renouvelle ou s'exaspère par des émotions ou des contrariétés. Le pouls est plus nerveux, c'est-à-dire, petit, concentré, quelquefois un peu irrégulier. La constipation n'est pas aussi opiniâtre, quelquefois même elle n'a pas lieu. Sa durée n'est pas longue : ou les douleurs s'apaisent, ou le malade succombe. Les calmants à très-haute dose sont d'une efficacité reconnue. L'iléus encore n'attaque guère que les personnes d'un tempérament nerveux, d'une constitution sèche, d'un caractère irritable. Ce ne sont pas là les qualités physiques des ouvriers qui travaillent le plomb. Je ne parle pas de l'invagination qu'on dit être la cause la plus fréquente de l'iléus. L'expression de la face est bien différente ; elle n'a point cette coloration terne et plombée ; elle est crispée par la douleur, sans présenter cet aspect morose d'altération profonde que présente la colique de plomb. Elle ne présente jamais la bandelette ardoisée de la gencive. A l'aide de tous ces signes et avec un peu d'habitude, le praticien ne s'en laisse jamais imposer.

Colique hépatique et bilieuse. — La nature et la violence

des douleurs de la colique hépatique, la sensibilité douloureuse qui se développe dans la région épigastrique, principalement du côté droit, l'ictère qui se manifeste au moins partiellement, et surtout autour des ailes du nez, le calme subit qui s'établit, le retour assez fréquent et variable de la douleur, sa forme quelquefois épidémique, la liberté du ventre, l'absence de la zône des gencives, forment un cortége de signes diagnostiques qui ne permettent pas de méprise. Aussi les nosographes n'ont jamais songé à comparer les signes diagnostiques de ces deux affections.

Nous ne croyons pas devoir parler des calculs biliaires qui souvent alors sont rendus, parce que la colique a cessé avec cette évacuation, et qu'on ne les voit pas tant qu'elle dure. Nous ne parlons ici que de la colique calculeuse; car la bilieuse humorale est si différente, et par son existence souvent épidémique, et par sa teinte constamment ictérique, et par la douleur constante de l'abdomen, que nous ne croyons pas devoir la signaler autrement. Pouppé Desportes a donné une excellente description de celle qu'on a observée aux Antilles et surtout à St-Domingue.

Néphralgie calculeuse. — Dans la néphralgie calculeuse, il y a, il est vrai, quelques signes qui ont de l'analogie avec ceux de la colique de plomb; tels sont la douleur violente, la difficulté et quelquefois la suppression des urines, la rétraction des testicules. Mais, d'un autre côté, le caractère de la douleur n'est plus le même; elle est beaucoup plus aiguë, plus déchirante dans la néphralgie; elle ne présente pas les exacerbations assez régulières qui, dans la colique de plomb, ont lieu la nuit. Quand il y a des redoublements, ils sont rapides et sans ordre, ils viennent brusquement, n'importe à quelle heure. Quelquefois aussi la douleur s'apaise brusquement, pour reprendre de même brusquement quelques instants après. Son siége est plus profond; il n'est pas autour de l'ombilic, mais dans les lombes, et le plus souvent d'un côté seulement. L'abdomen ne présente pas cette rétraction continue de la colique de plomb, il est naturel. S'il devient dur et contracté, c'est lorsque la violence de la douleur fait contracter le corps entier, et l'abdomen avec lui. Elle ne présente pas non plus les crampes des membres, surtout celles des membres supérieurs, ni le liseré plombé des gencives.

Colique de cuivre. — Plusieurs auteurs recommandables, entre autres Henckel, Stockusen, Desbois de Rochefort, Dubois, avaient déjà vu des ouvriers qui travaillaient sur le cuivre être pris de coliques intenses, dans lesquelles ils avaient trouvé de l'analogie avec la colique de plomb. Quelques autres, tels que MM. Mérat, Palais, etc., sont allés plus loin : ils ont cru y trouver une ressemblance telle qu'ils ont assimilé les deux affections pour n'en faire qu'une. Dans cette pensée, ils ont donné à la maladie le nom de colique métallique, afin de lui faire embrasser toutes les coliques occasionnées par les métaux. Ils se sont fondés pour cela sur le relevé statistique de la Charité, qui a présenté plusieurs cas de colique chez les ouvriers qui travaillent sur le cuivre. Malgré notre déférence pour l'opinion d'hommes aussi estimables, nous ne la partageons pas. Aussi nous rejetons de cette identité les faits recueillis par Glatigny, de seize religieuses atteintes de coliques atroces et dont cinq périrent dans des convulsions violentes, et ceux de Lalouette. Qu'on examine bien. C'étaient, il est vrai, des coliques métalliques, puisque le cuivre est un métal, mais ce n'étaient pas des coliques saturnines. Nous regardons aussi comme bien exagérée la peinture poétique de l'état déplorable des chaudronniers de Ville-Dieu-les-Poêles, qu'en a faite Dubois, qui, d'ailleurs, a mis sur le compte du cuivre ce qui était l'effet du plomb. Nous avons vu bien des fois des coliques occasionnées par le cuivre. Toujours nous avons trouvé une différence bien grande.

D'abord l'atmosphère du cuivre peut produire bien rarement la colique, puisque, depuis de longues années que j'exerce la médecine dans une ville où plus de deux mille ouvriers travaillent sur le cuivre, je n'ai pas vu un seul cas de cette nature ni dans les hôpitaux ni dans ma pratique particulière. Mais il n'en est pas de même chez les ouvriers qui, tout en travaillant sur le cuivre, font usage pour leurs soudures d'alliages dans lesquels entre le plomb. Chez eux la maladie se présente avec tous les caractères de la colique saturnine. Ce qui nous fait présumer que, dans les relevés qui ont été faits dans les hôpitaux, il a pu y avoir quelques circonstances oubliées. Aussi les coliques de cuivre que nous avons observées ont toujours été le résultat de l'action directe du métal à l'intérieur, lorsque par mégarde les personnes en avaient avalé une certaine quantité. Alors il n'est plus possible de confondre les deux maladies. Les douleurs sont atroces dans la maladie de cuivre. Ce sont des *tormina*, des tortillements intérieurs qui occasionnent des angoisses extrêmes. Le ventre n'est point rétracté. La pression augmente beaucoup la douleur, même dans l'observation citée par M. Palais. Elle envahit tout le ventre, mais elle ne s'étend pas au-delà, ni aux testicules, ni aux membres. Il y a des épreintes très douloureuses et des évacuations plus ou moins fréquentes. La langue est saburrale au centre, rouge sur les bords, le pouls est vite et concentré. Les cris, l'agitation, les positions bizarres et le faciès impriment à la colique des peintres une physionomie qu'on ne rencontre point dans la colique de cuivre. Le liseré ardoisé ne se trouve pas non plus dans celle-ci. De ce que, selon M. Andral, M. Lherminier en a traité plusieurs avec succès par les purgatifs, on ne peut pas conclure de l'identité; ils réussissent dans bien d'autres maladies, qui n'ont pour cela aucun rapport avec le plomb.

Quoique nous n'ayons pas observé de colique de cuivre

par absorption extérieure, nous ne nions pas l'action du cuivre sur l'économie. Il la détériore d'une manière remarquable; mais il y a loin dé cette altération à la colique saturnine. Cependant ce mode d'action de cuivre pourrait avoir lieu; mais avant de l'admettre, nous réclamons des faits bien constatés et en nombre suffisant. Jusque-là nous ne pouvons dire que ce que nous avons vu, que ce que la science possède.

Les recherches de M. Blanchet sur la colique de cuivre, communiquées à l'Académie des sciences dans sa séance du 17 février 1845, viennent, malgré ses efforts, confirmer ce que nous avons dit. Il établit, pour les ouvriers qui travaillent le cuivre pur, l'existence d'une colique, qu'on a tort, dit-il, d'attribuer au plomb. Selon lui, elle est très-rare dans les hôpitaux, ce qui tient à sa bénignité; mais elle est fréquente dans les ateliers : sur quinze cents, on pourra observer quinze cents cas de colique pendant une année. C'est une affection légère, presque toujours apyrétique, avec douleur ou non à la pression, avec diarrhée ou constipation, caractérisée par des accès de colique avec vomissements et prostration extrême. Le terme moyen de la durée est de quarante-huit heures. Elle reconnaît pour cause la malpropreté, et plus encore l'inspiration des poussières cuivreuses. On mange dans l'atelier, on pose son pain sur de la tournure.

Ce n'est là que le premier degré de la colique forte que nous avons observée. Personne ne la prendra pour la colique de plomb, d'autant moins que le lait, le blanc d'œuf et quelques lavements émollients suffisent pour la guérir.

Si chaque phénomène pris en particulier ne suffit pas pour les faire distinguer, il n'en est pas de même de leur ensemble. En comparant ainsi les deux maladies, l'erreur n'est plus possible. Aussi M. Tanquerel a démontré que Dubois s'était trompé.

Les coliques occasionnées par l'arsenic, le sublimé, le fer, l'étain, l'antimoine et autres substances toxiques irritantes, sont par trop différentes de la colique de plomb, pour que nous devions nous y arrêter.

Il n'est arrivé à aucun praticien de les confondre.

Colique végétale. — Nous ne saurions consacrer trop de soins à l'élucidation du diagnostic de la colique végétale. C'est par elle pour ainsi dire, que la colique de plomb a commencé : car, pour beaucoup de médecins encore, il est douteux que la colique de Poitou, la colique du Devonshire, la colique de Madrid, le mal de Galice, la colique de Surinam, soient des coliques saturnines, malgré le plomb qu'on a trouvé dans les cidres, les vins, les eaux dont font usage les personnes de ces localités. Essayons de faire connaître d'abord ce qu'en ont pensé les auteurs qui se sont occupés de ce sujet.

Quoiqu'elle n'ait pas été décrite d'une manière particulière par les anciens, ils ne paraissent pas l'avoir méconnue. Déjà Hippocrate signale les mauvais effets du moût (*de Diæta*, lib. II). « Il excite des vents, dit-il, lâche, irrite et sollicite le ventre, en fermentant dans les intestins, et procure des évacuations; il excite des vents parce qu'il échauffe, il lâche le ventre parce qu'il purge, il irrite et procure des évacuations parce qu'il fermente dans les intestins.» Arétée, Aly-Abbas, et beaucoup d'autres en font une colique bilieuse. Beaucoup d'épidémies de coliques bilieuses paraissent n'avoir pas été autre chose que des coliques végétales. Aussi l'on pense que celles qu'ont décrites Sydenham, Fernel, sont de ce nombre. Droet, Miron, l'observèrent, l'un en Picardie, l'autre en Bretagne. Enfin parut la fameuse diatribe de Citois, sur la colique de Poitou. Il n'en vit la cause que dans l'usage des vins de mauvaise qualité, et dans l'influence constitutionnelle de l'atmosphère. Huxham décrivit bientôt la colique du Devonshire. Il l'attribue aux cidres acerbes dont on y fit usage cette année-là. La maladie fut dès-lors regardée non-seulement comme épidémique avec Sydenham, Lepecq de la Clôture, etc., mais comme endémique. D'autres observations recueillies dans une foule de localités, en Hongrie, en Allemagne, en France et en Angleterre, firent voir qu'elle n'était pas renfermée dans les provinces du Poitou et du Devonshire. La présence du plomb dans les cidres d'Angleterre ayant été constatée par Beker, et dans les vins frelatés de France, par Bouvard, toutes les opinions parurent se rattacher à l'idée unique d'une intoxication par le .plomb. Cependant Riolan la trouva encore endémique à Melun près de Paris. Bonté surtout fit tous ses efforts pour combattre cette croyance, dans la description de la maladie qu'il observa à Coutance. Il en fut de même de Marteau de Grandvilliers, dans la description qu'il fit de l'espèce d'épidémie qu'il observa dans l'abbaye de Savigny.

Malgré ces observations, malgré la description de celle des Antilles par Towns, malgré l'ouvrage de Luzuriaga sur la colique de Madrid, tout semblait émaner du plomb, et Luzuriaga lui-même chercha cette cause dans l'usage des eaux qui avaient séjourné dans des réservoirs de plomb. Dans ce conflit, Strack rejeta l'une et l'autre influences, et il supposa un miasme arthritique qui allait se fixer sur les intestins. Pinel ne vit que l'action du plomb. Cependant M. Mérat n'osa pas les confondre complètement, il reconnut une colique végétale. Les médecins qui suivirent nos armées en Espagne en rapportèrent des opinions différentes sur la cause de la colique de Madrid; ils n'y virent plus l'action du plomb, pas même celle des vins. Ils crurent y reconnaître l'influence de la localité, et surtout de ses vicissitudes atmosphériques. Larrey, Thierry, ont été de cet avis. MM. Marquand, Jourdain, Pascal, qui l'ont observée également en Espagne, admettent aussi l'action de la contrée, surtout de ses nuits. Ils ont de plus enrichi la science de plusieurs nécropsies dans lesquelles ils ont trouvé, soit le volume inflammatoire des ganglions du grand sympathique, soit le rétrécissement et la sécheresse des intestins qui étaient remplis de matières, et parsemés de quelques taches livides. Le professeur Hisern, de Madrid, croit aussi à l'influence de l'air froid de la nuit, bien plus qu'à celle du plomb (1840). Mais il repousse en même temps l'opinion qui en fait une colique végétale. Enfin, M. Tanquerel a été conduit à admettre aussi une colique végétale différente de la colique de plomb, et sur laquelle il donne un extrait des descriptions de Citois, Huxham, Bonté, etc.

Une maladie qui vient par *épidémie*, ne peut pas dépendre uniquement des boissons; il lui faut d'autres causes encore, et ces causes ont fixé l'attention. Aussi, malgré les opinions qui la réduisaient au néant, elle a continué à occuper quelques médecins, et nous-même, nous en avons recueilli assez de faits bien caractérisés pour ne pas hésiter d'en faire une maladie distincte de la colique saturnine. Pour nous soutenir dans notre pensée, nous ne saurions mieux faire que d'invoquer l'autorité de M. Segond, qui, après avoir pratiqué la médecine plusieurs années sous les tropiques, a publié le résultat de ses observations sur cette maladie, comme Towns l'avait fait 50 ans plus tôt pour les Antilles, Java, etc. Il ne l'attribue plus seulement aux boissons végétales. Il l'a vue, dans les pays chauds, produite par la chaleur et les vicissitudes de l'atmosphère. Aussi il s'écrie avec juste raison : «appeler *colique de Poitou* une maladie qui offre des caractères identiques à Madrid et à la Guyanne; lui donner le nom de *colique végétale*, quand les végétaux lui paraissent étrangers; accepter les dénominations ridicules qui lui sont imposées dans l'Inde, où on la désigne sous les noms de *Barbiers* et *Beriberi*, n'est-ce pas se complaire dans le chaos?» Nous ne saurions donc admettre une opinion exclusive, sans nous exposer au reproche fondé de partialité. Nous croyons devoir les admettre toutes, puisque toutes comptent des faits bien avérés en leur faveur. L'absence de la cause métallique, l'usage ou l'abus des boissons végétales aigries et de mauvaise qualité, ou des fruits acerbes et non mûrs, le séjour dans les contrées où règne cette maladie et pendant les saisons où elle sévit de préférence, suffiraient déjà pour justifier notre opinion, puisque la saturnine ne serait jamais que spasmodique, et que la végétale serait quelquefois endémique et surtout épidémique. Mais cela ne suffit pas; car, il pourrait se faire que la colique des peintres se développât sous l'influence d'autres causes que le plomb, de même que la colique végétale reconnaît d'autres causes que l'usage des fruits ou des boissons, surtout sous les tropiques, de même que la plupart des maladies sont le résultat de plusieurs causes, qui paraissent quelquefois diamétralement opposées. Cependant il n'en est rien; des signes caractéristiques bien tranchés viennent les séparer. La constipation n'existe pas au début; il y a même le plus souvent diarrhée. Ce n'est qu'au bout de quelques jours, surtout sous les tropiques et dans les Indes, que cette diarrhée s'arrête peu à peu pour faire place à une constipation très-opiniâtre; encore alors y a-t-il presque toujours des envies d'aller et des efforts comme pour rendre des matières. La douleur de l'abdomen est moins fixe vers l'ombilic; elle occupe assez souvent le trajet du colon transverse et l'hypochondre droit : elle a quelque chose de plus déchirant, elle représente les *tormina*; la sensibilité de l'abdomen est quelquefois accrue au point de rendre intolérable le poids des couvertures. Au lieu de présenter une dépression consistante, l'abdomen est plus ou moins tendu ou ballonné. Jamais on ne trouve la bandelette ardoisée des gencives, l'appareil urinaire est beaucoup plus affecté que dans la colique saturnine : il y a toujours dysurie, et bien souvent suppression complète des urines. On voit que, sans en être une, elle présente plus de rapprochements avec la phlegmasie, ce qui est bien démontré par les autopsies de M. Segond et de M. Marquand. Aussi elle passe souvent à l'état de phlegmasie chronique. C'est probablement cette variété qu'avait observée Théodore Vanzelst pour l'assimiler au scorbut et la faire épidémique ou endémique.

La maladie se termine, surtout dans les pays chauds, par d'abondantes évacuations biliaires. Elle est plus fâcheuse que la colique de plomb, plus meurtrière; et sa marche est bien irrégulière.

Les opiacés sont loin de lui être aussi avantageux qu'à la saturnine. Enfin, pour en guérir complètement, dans les régions intertropicales, il faut, selon M. Segond, changer de climat, et selon Bonté, il faut s'abstenir des boissons végétales et des fruits. Quoique rare dans les grandes villes, elle n'y est pas tout-à-fait inconnue. M. Valleix vient d'en publier deux observations recueillies à Paris (*Union médicale*, mai 1848). Si la lésion des ganglions abdominaux du grand sympathique, constatée sur plusieurs sujets par M. Marquand, et par l'autopsie des sieurs Maria et Quenneson, faite par M. Segond, se présentait toujours, ce serait une différence de plus; mais elle ne pourrait être d'aucune utilité au lit des malades.

Il peut arriver, et nous croyons que cela arrive souvent dans les pays où l'on fait usage des boissons végétales acides ou acerbes, qu'il y ait combinaison des deux coliques. Dans ces contrées, en effet, ces boissons sont ordinairement sophistiquées par une certaine quantité de litharge. C'est même ce qui a fait, sans doute à tort, tout attribuer à ce métal; c'est ce qui dès-lors a fait compter pour rien la colique végétale elle-même. Le diagnostic différentiel devient alors plus difficile, puisqu'il y a réunion des phénomènes appartenant aux deux affections. Ce n'est que dans la commémoration de la cause qu'on peut la trouver. Cependant les signes de la colique de plomb doivent acquérir une prédominance réelle. Peut-on rien préciser, lorsqu'on sait combien de nuances peuvent faire naître et la quantité proportionnelle du métal, et les nombreuses variétés de la boisson, et les dispositions idiosyncrasiques des individus, et les contrées, et les saisons, et la constitution médicale elle-même dont on ne tient pas assez compte?

Dans cette étude du diagnostic, nous n'avons fait aucune mention de la présence du plomb dans nos tissus. Ce n'est point un oubli; c'est une omission volontaire. De quelle utilité eût été cette étude au lit du malade vivant? Comment s'entendre, après la discussion qui s'est élevée en avril 1847 entre MM. Orfila et Devergie? Il en résulte qu'entre autres minéraux, on trouve dans nos tissus du cuivre et du plomb. M. Orfila admet, contradictoirement à son antagoniste, qu'il est facile de distinguer le plomb d'intoxication du plomb normal. Il pense que l'eau bouillante, aiguisée d'acide acétique, dissout toujours le plomb pathologique et qu'elle ne touche pas au plomb physiologique.

De plus longs détails seraient inutiles. Ainsi nous ne parlerons pas des coliques produites par d'autres substances acides ou acerbes, végétales et minérales, telles que les limonades minérale, nitrique, citrique, l'eau de Rabel, les sucs végétaux acides, les résines liquides ou baumes, etc. C'est en multipliant ainsi les causes sans discernement qu'on a bien souvent embrouillé le diagnostic de la colique de plomb. C'est peut-être par cette raison que M. Mérat lui-même s'est laissé entraîner à vouloir qu'on l'appelât colique métallique. Son hésitation était bien pardonnable à l'époque où il écrivait.

Nous n'avons pas fait mention des coliques dites stercorale, saburrale, pituiteuse, vermineuse, venteuse, etc., parce qu'elles ne sont que des circonstances ou des phénomènes accidentels d'autres affections plus ou moins disparates, et qu'il a plu à quelques auteurs de multiplier à l'infini, en les assimilant sans raison aux coliques des peintres, avec lesquelles il n'est pas possible de les confondre.

Bien que la cause de la colique saturnine soit tout entière dans le plomb, nous ne nierons pas que beaucoup d'autres causes et d'autres circonstances ne puissent donner lieu à des accidents semblables à ceux du plomb. Indépendamment des causes que nous venons de signaler, on a admis une causalité épidémique et une intermittente ; avec Huxham, Sydenham, Lepecq de la Clôture, Dehaen, Tronchin, on a admis la suppression de la sueur et d'autres évacuations, l'impression du froid et de la nuit, l'abus des plaisirs de l'amour, et même, avec Smith, une mauvaise digestion, et, avec Astruc, des contusions sur l'épine dorsale et sur le ventre. Si, dans ces cas, dont nous admettons la possibilité, les signes diagnostiques n'étaient pas assez tranchés pour les faire distinguer, il resterait leur cause respective. Quelquefois même ce signe commémoratif sera encore le seul qu'on puisse invoquer dans les cas rares où la colique saturnine ne présenterait pas les caractères que l'observation lui a reconnus : car, il ne faut pas se le dissimuler, elle peut quelquefois se rapprocher beaucoup d'une colique purement nerveuse ou bilieuse, etc.

Combien on doit se tenir en garde contre les erreurs, lorsque M. Mérat nous fait l'aveu sincère qu'il a vu une colique de plomb simuler longtemps une affection organique de l'estomac !

Le troisième membre de la question nous reste à examiner, c'est le traitement. Quelques auteurs, avec Bordeu, se sont demandés si la colique de plomb avait besoin d'un traitement. Ils sont allés plus loin ; ils ont cru pouvoir le regarder comme beaucoup plus nuisible qu'utile, et ils se sont fondés sur la statistique nécrologique des malades traités à la Charité. Selon Dubois, en vingt-trois ans, douze cents malades furent traités; il en est mort vingt, un sur soixante. Selon Gardane, dix-sept cent cinquante-cinq furent traités en douze ans; soixante-quatre moururent, un sur vingt-huit. Selon M. Mérat, en 1811, cinquante-sept furent traités; onze succombèrent. Ces auteurs n'ont pas tenu compte des complications, ni des circonstances fâcheuses dans lesquelles se trouvaient les malades, pour en tirer une conséquence aussi absolue contre le traitement. Car, d'autre part, le docteur Doazan n'a perdu qu'un malade sur cinquante-sept; M. Andral, un sur à peine cent; et, si nous osions apporter le résultat de notre pratique, nous dirions que nous n'en avons pas perdu un seul sur plus de trois cents que nous avons soignés en trente-trois ans. Il nous serait impossible alors de ne pas reconnaître, non-seulement l'innocuité du traitement, mais son utilité. Quelques auteurs ont même allégué la terminaison toujours heureuse ou la guérison en peu de jours par les seules forces de la nature. Nos recherches à cet égard sont conformes à celles de M. Tanquerel. Lorsque la colique est légère, elle guérit d'elle-même au bout de quelques jours, et la plupart des malades ne réclament pas même les secours de l'art. Cependant elle se prolonge quelquefois indéfiniment, comme on le voit chez les sept malades de Combalusier, chez lesquels les accidents allèrent toujours croissant : elle nécessite alors un traitement convenable. Lorsque la colique est plus intense, elle guérit plus rarement par les seuls efforts de la nature. Cependant on le voit quelquefois. Lorsqu'elle est très-intense, il est bien rare qu'elle guérisse spontanément avant douze ou quinze jours et plus. Henckel et Fischer croient avoir vu un abcès et des éruptions servir de crise à la maladie. Ne se seraient-ils pas trompés, et n'auraient-ils pas pris pour crises un simple épiphénomène, une coïncidence fortuite? Aussi M. Mérat signale surtout le défaut de crise; il n'a vu qu'une fois un épistaxis survenir le troisième jour, c'est l'observation VI. Sa durée est donc alors illimitée et elle passe quelquefois à l'état chronique, ainsi que Combalusier, Dehaen, M. Mérat en ont cité des exemples. Toutefois nous savons combien il est souvent difficile d'établir un fait pathologique. Le préjugé ou le défaut de talent égare quelquefois le jugement, lorsqu'il s'agit de choisir le bon ou le mauvais; mais lorsqu'il s'agit de déterminer jusqu'à quel point agit un médicament et jusqu'à quel point agit la nature, là naissent des difficultés qui dépassent quelquefois la portée de notre intelligence. Une remarque essentielle à faire, c'est que, dans les cas où la maladie est abandonnée à elle-même ou plutôt à la puissance de la nature médicatrice, on voit bien plus souvent les accidents saturnins, encéphalopathie, convulsions, paralysie, arthralgie. Nous dirions presque avec Stoll qu'ils ne se manifestent jamais lorsque la maladie a été traitée convenablement. Comme lui, nous ne les avons jamais vus chez les malades auxquels nous avons donné des soins. En présence de ces considérations graves, quel est le médecin qui aurait le courage de rester inactif, lorsqu'il peut combattre des souffrances atroces et prévenir des accidents formidables? Ne procurât-il qu'une semaine ou quelques heures de calme, qu'il aurait beaucoup gagné, et ce serait son devoir de le faire. Celui-là est encore un bienfaiteur de l'humanité, qui en soulage les tortures. Aussi nous ne concevons pas comment M. Fournier a pu pousser le scepticisme aussi loin qu'il l'a fait. Dans la dernière conclusion de son mémoire (page 20), « il proscrit du traitement de la colique de plomb, soit comme inutiles, soit comme fatigants, soit comme susceptibles de devenir dangereux, et les vomitifs, purgatifs, drastiques, stimulants de toute espèce, qui composent le traitement trop fameux de la Charité, et les topiques compliqués de Ranque, et les fomentations de tabac de

M. Graves, et l'alun de M. Kapeler, et même, si ce n'est dans des conditions assez rares, les antiphlogistiques. »

D'après toutes ces considérations, la nécessité et l'urgence d'un traitement méthodique nous paraissent suffisamment démontrées, et nous passons de suite à son exposition.

CHAPITRE III.

Des indications curatives que la colique saturnine présente, et de la médication rationnelle pour les remplir.

Ce chapitre est le plus important de la question. Il montre le but auquel doit tendre toute véritable médecine ; car la médecine n'est que l'art de guérir. Il ne faut pas croire pour cela que les deux précédents soient inutiles. Loin de nous, bien loin une semblable pensée. Comment, en effet, pourra-t-on traiter une maladie, si l'on ne sait pas la distinguer de toutes les autres? Il faut d'abord la connaître. Comment aussi la bien traiter, si l'on n'en connaît pas le caractère, ou tout au moins si l'on n'a pas appris à faire à chaque opinion la part de valeur qu'elle doit avoir? On l'a dit bien des fois ; si l'on pouvait arriver à connaître la nature d'une maladie, son traitement en découlerait bien facilement. C'est pour cela que beaucoup d'hommes de génie n'ont pas dédaigné de courir après ce *nec plus ultrà* de la science, selon les uns ; après cette chimère, selon les autres. Ce point toujours inconnu, et qu'on pense toujours avoir trouvé, reste toujours sous le boisseau. Cette fluctuation dans les opinions sur le siége et la nature de la maladie, a donc exercé son influence sur la thérapeutique. Aussi elle en a suivi toutes les phases et subi toutes les conséquences ; et les traitements les plus opposés, on pourrait dire les plus bizarres, ont été alternativement préconisés ; il n'est peut-être pas de médicament qui n'ait été employé avec plus ou moins de succès, et qui ne compte des faits en sa faveur. Trouver au milieu de ce dédale un traitement curatif, à la fois certain et de facile administration, serait donc résoudre un problême de la plus haute importance. Cependant nous pouvons dès ce moment chercher les indications thérapeutiques, sinon dans la nature de la maladie, qui nous est inconnue, du moins dans les phénomènes principaux qui la caractérisent: ainsi la constipation opiniâtre qui est un caractère dominant, semble réclamer des évacuants. La présence d'une substance vénéneuse dans les intestins, ou dans les tissus, ou dans les humeurs, fournit la même indication évacuante. Rappelons que nous ne devons pas nous occuper de l'empoisonnement aigu. En abordant ce sujet, nous nous écarterions de la question.

La douleur violente et les autres spasmes paraissent nécessiter les calmants. Ce sont là deux indications majeures; mais sont-elles les seules? Une douleur spéciale, une constipation spéciale, des contractions spéciales, en un mot, une maladie *sui generis*, comme le disait Stoll, s'accommodera-t-elle bien et toujours de cette médication exclusive? Ne demandera-t-elle pas l'emploi de moyens spécifiques qui soient encore mieux adaptés à sa spécificité? Enfin, la douleur, comparée aux autres douleurs, ne peut-elle pas être regardée comme irritation? Ne peut-elle pas produire un appel fluxionnaire sur l'intestin et y causer une phlegmasie qui nécessite à son tour un traitement approprié? Ces quatre indications n'ont pas toujours été adoptées à la fois comme des membres d'un traitement méthodique. Le plus souvent elles ont été employées séparément comme traitement complet et isolé. Si nous n'avions pas à répondre à une question qui nous enjoint de ne procéder que d'*après l'état actuel de la science*, nous nous dispenserions peut-être d'étudier chacune de ces indications en particulier. Puisque nous avons reconnu dans la maladie une modification nerveuse spéciale, nous nous bornerions peut-être à indiquer les moyens spécifiques, à l'aide desquels on peut obtenir le changement de cette modification pathologique et son rappel à l'état normal. Mais, comme aujourd'hui encore chacune de ces indications constitue une méthode particulière, et compte de nombreux partisans, il est indispensable de les étudier avec d'autant plus d'attention qu'elles reposent sur des théories qui toutes ont un côté vrai, et qui ne deviennent erronées que par une extension trop grande. Ainsi nous consacrerons un article particulier à chacune. Nous nous occuperons ensuite de la combinaison de quelques-unes. Enfin, nous terminerons par l'exposition de ce qui réussit le mieux, de ce qui réunit tous les avantages d'un traitement prompt, sûr et agréable, sans faire courir aucune des chances défavorables des autres méthodes.

Dans cette appréciation de l'action des médicaments et des médications, nous apporterons un esprit d'autant plus dégagé de toute prévention, que nous avons expérimenté nous-même toutes les médications et la plupart des remèdes, et que nous avons suivi leur action physiologique et thérapeutique dans toutes ses phases et avec toute l'attention possible. Notre position médicale nous a permis toutes ces tentatives, non-seulement à cause du grand nombre de malades que nous avons eu à soigner chaque année, mais parce que nous n'avions adopté aucune médication, aucun principe fixe, ni sur la maladie, ni sur la thérapeutique. Nous attendions et nous cherchions du mieux. Nous nous empressions d'accueillir toutes les pensées nouvelles, toutes les instigations nouvelles, parce que nous avions foi dans ceux qui nous disaient : nous avons vu, voilà la vérité. Nous avons tout soumis au creuset de l'expérience, et lorsqu'elle a eu parlé, nous avons cherché la raison de chaque chose, de chaque fait, dans l'analyse physiologique la plus large et la plus vraie, dans celle qui ne repousse aucun fait, seul *criterium* d'une bonne théorie, d'une doctrine satisfaisante.

Aussi nous n'avons rien rejeté sans l'examiner, parce que nous savons le peu de confiance que mérite le plus souvent le public, qui se laisse facilement abuser, et adopte avec enthousiasme et bientôt rejette de même sans se rendre compte de la raison des insuccès. Dans cette longue énumération des médicaments et des méthodes, on trouvera peut-être une réflexion affligeante sur l'instabilité de la médecine et sur l'inutilité d'étudier la nature du mal, puisque si souvent cette étude a conduit à l'erreur, et a fait adopter des moyens insuffisants et même nuisibles. Cette croyance anticipée sera refutée par la force des raisons qui jailliront de l'étude même des médications. Nos conséquences ne failliront jamais, parce qu'elles seront toujours en harmonie avec l'expérience.

§ Ier. *Des évacuants.*

Longtemps avant que la colique de plomb fût bien connue, l'action délétère du plomb avait déjà été observée et les évacuants avaient été conseillés. Celse voulait qu'on fît vomir ceux qui avaient avalé de la céruse. Dioscoride allait plus loin : il voulait qu'on ajoutât la purgation au vomissement, afin de combattre la constipation. Paul d'Ægine et Ætius, partisans du rôle que joue la bile dans cette maladie, voulaient que, pour l'évacuer on eût aussi recours aux vomitifs et aux purgatifs. Avicenne fut de leur opinion, et il associa les diurétiques aux autres évacuants. Cette théorie humorale régna pendant de longues années, livrée au caprice de chacun, parce que rien n'était encore fixé ni connu sur la maladie saturnine.

En 1602 seulement, ce traitement sembla prendre plus de régularité entre les mains des religieux italiens que Marie de Médicis avait fait venir pour gouverner l'hôpital de la Charité. Sous le nom de *macaroni*, ils employèrent un remède composé d'une partie de verre d'antimoine et de deux parties de sucre, le tout pulvérisé et bien mêlé : on le donnait à la dose d'un scrupule, trois ou quatre jours de suite. Les succès de ce remède contre la colique des peintres firent affluer à la Charité les malades qui en étaient atteints. Lorsque les médecins eurent remplacé les religieux, ils continuèrent la méthode qu'ils y avaient trouvée sanctionnée par l'expérience, en lui faisant subir des changements nécessités par quelques revers ; et, sous le nom de *mochlique*, ils la transformèrent successivement en une méthode purgative plus franche et plus douce. C'est ainsi que nous voyons les médecins Delorme, Hardouin de St-Jacques, Colot et Imbert se succéder et populariser de plus en plus le traitement qui prenait le nom de l'hôpital où il était employé, et qui mérite encore la vogue dont il jouit, comme s'il était un secret, un arcane renfermé dans son enceinte. Il nous serait impossible d'en suivre toutes les phases et d'indiquer les changements que chaque médecin a pu lui faire subir. On ne trouve rien de positif à cet égard avant l'ouvrage d'Allen, où le traitement alors employé est consigné dans le IIIe volume de son *Abrégé de médecine pratique*, publié en 1737.

De nouvelles attaques, dirigées contre cette médication par Burette, Renaulme, surtout par Leboc, l'auraient peut-être fait rejeter définitivement, si Desbois de Rochefort ne l'eût encore modifiée en lui associant les calmants, et en la constituant telle qu'il l'a donnée dans sa Matière médicale. C'est la même que M. Mérat a conservée en en modifiant encore les formules pour la rendre plus simple. Nous nous dispenserons de citer les formules données par Dubois, par Bouvard, par Combalusier et par Desbois de Rochefort ; mais nous croyons indispensable de transcrire celles qui étaient employées à l'époque où M. Mérat faisait son travail, les voici :

Le jour d'entrée du malade ou le lendemain à la visite, on donne de suite le lavement purgatif des peintres, composé ainsi qu'il suit : ℞ feuilles de séné. ʒ IV = 16 grammes.

Faites bouillir dans une livre d'eau et ajoutez à la décoction :

Sulfate de soude. . ʒ IV = 16 grammes.
Vin émétique. . . ℥ IV = 125 »

Dans la journée, on donne l'eau de casse avec les grains, dont voici la recette :

℞ Eau de casse simple — ℔ jj 1,000 gr.

Pour l'obtenir, on fait bouillir : casse en bâton concassée, ℥ jj = 63 gram., dans deux livres d'eau; passez la décoction, ajoutez : sel d'epsom. . . ℥ j = 31 gram.
Emétique . .G jjj = 0,15 »

Quelquefois on ajoute si la maladie est grave :

Sirop de nerprum ℥ I = 31 gram., ou confection hamech. . ʒ II = 8 grammes.

Le soir, à cinq heures, on donne le lavement dit anodin, fait avec : huile de noix . ℥ VI = 187 grammes.
Vin rouge . . ℥ XII = 375 »

Et à huit heures, on administre encore un gros et demi de thériaque, dans laquelle on incorpore ordinairement un grain et demi d'opium, ou seulement un gros de thériaque et un grain d'opium.

Le deuxième jour, on prescrit l'eau dite bénite, ainsi composée : ℞ tartre stibié gr. VI = 0,30 : eau tiède ℥ VIII = 250 grammes, à prendre en deux fois, à une heure de distance.

Quand le malade a vomi on lui donne, le reste du jour, la boisson suivante, qu'on appelle tisane sudorifique :

Gayac,
Squine } ℥ 1 = 31 grammes.
Salsepareille,

Faites bouillir pendant une heure dans eau commune ℔ III = 1,500 grammes. Réduisez à deux et ajoutez :

Sassafras. . . . . . . ℥ I = 31 grammes.
Réglisse . . . . . . ʒ IV = 16 »

Faites bouillir légèrement et passez.

Le soir, à cinq heures, le lavement anodin ; à huit heures, la thériaque avec l'opium, comme le premier jour.

Le troisième jour, on donne la tisane laxative qui suit :

Tisane sudorifique simple . . ℔ II = 1,000 gr.
Séné. . . . . ℥ j = 31 »

Faites jeter quelques bouillons et passez : à prendre en quatre fois dans la matinée.

Dans la journée, la tisane sudorifique simple ; le soir, à quatre heures, le lavement purgatif des peintres ; deux heures après, le lavement anodin ; enfin, à huit heures, la thériaque avec l'opium.

Le quatrième jour, on administre le purgatif des peintres, dont voici la formule :

℞ Infusion de séné. . . . . ℥ VI = 187.

Elle se fait avec deux gros de séné et huit onces d'eau, qu'on réduit à six par l'ébullition :

Sel de Glauber. . . . . ℥ I = 31.
Jalap en poudre . . . . ʒ I = 4.
Sirop de nerprum. . . . . ℥ I = 31.

On aide l'action du purgatif par la tisane sudorifique simple : à cinq heures, le lavement anodin, et à huit heures du soir, la thériaque et l'opium.

Le cinquième jour, la tisane sudorifique laxative ; le soir, à quatre heures, le lavement purgatif ; à six, le lavement anodin ; à huit, la thériaque avec l'opium.

Le sixième jour, on revient au traitement du quatrième jour.

Le septième jour, tisane sudorifique laxative, tisane sudorifique simple, lavement purgatif, lavement anodin, thériaque et opium.

Ordinairement les malades sont guéris après la seconde médecine. S'il en était autrement, c'est-à-dire si les douleurs subsistaient encore, on réitérerait le purgatif une, deux, ou trois fois de plus, en observant d'ailleurs la même conduite que les quatrième et sixième jours; dans les jours intercalaires, on se comportera comme les troisième et cinquième jours.

On insiste sur l'usage de la tisane sudorifique, même plusieurs jours après que le malade est guéri.

Nota. Il y a des circonstances, rares à la vérité, où les malades ne vomissent ni n'évacuent les purgatifs administrés. On emploie alors les bols purgatifs des peintres, dont voici la recette :

℞ Diagrede gr. X = 0,55, résine de jalap, g X = 0,55.

Gomme gutte, gr. XII = 0,65 — confection hamech ʒIß = 6.

Sirop de nerprum, Q. S., pour faire douze bols.

On en prend un, de deux heures en deux heures.

Ce traitement a encore subi quelques modifications. Voici les formules qu'en donne M. Tanquerel :

1er jour, eau de casse avec les grains, tisane sudorifique simple, lavement purgatif le matin, lavement anodin le soir, et thériaque, une once; opium, un grain.

2e jour, eau bénite, tisane sudorifique simple; lavement purgatif; lavement anodin; thériaque et opium.

3e jour, tisane sudorifique laxative, deux verres; tisane sudorifique simple, lavement purgatif, lavement anodin, thériaque et opium.

4e jour, potion purgative le matin, tisane sudorifique simple, thériaque et opium.

5e jour, tisane sudorifique laxative, deux verres; tisane

sudorique simple, lavement purgatif, lavement anodin, thériaque et opium.

6e jour, potion purgative le matin, tisane sudorifique, thériaque et opium.

7e jour, tisane sudorifique laxative, tisane sudorifique simple, lavement purgatif, lavement anodin, thériaque et opium.

Nous nous dispensons de reproduire le formulaire des prescriptions.

« Ainsi, ajoute M. Tanquerel, le traitement de la Charité se compose de purgatifs drastiques, d'opiacés et de sudorifiques.

« Quelquefois les médecins qui suivent le traitement de la Charité, se croient obligés de revenir à plusieurs fois au vomitif, et de doubler ou même de tripler la dose d'émétique.

« Chez les enfants, les personnes faibles et les femmes, on fractionne le traitement. Il importe surtout d'en agir ainsi pour le vomitif et pour le purgatif, dont on ne donnera qu'une demi-dose ou deux-tiers au plus.

« Lorsque les médicaments de ces diverses formules répugnent trop aux malades, ou qu'ils les vomissent, il faut administrer seulement les médicaments qui peuvent ne pas causer le vomissement et être avalés sans trop de dégoût.

« Pendant le traitement, on doit prescrire une diète sévère durant les deux ou trois premiers jours; on augmente ensuite graduellement les aliments. »

Nous avons cité textuellement, parce que nous n'aurions pas pu y faire le moindre changement sans altérer la fidélité des formules d'un traitement fameux, dont la réputation s'est transmise d'âge en âge jusqu'à nous, qui a été préconisé avec enthousiasme, et dont les partisans ont fait un moyen *sine quâ non* de guérison, tout en modifiant souvent les formules.

« Les deux premiers jours de cette médication, dit M. Tanquerel, le malade vomit un grand nombre de fois, mais va rarement et difficilement à la garde-robe. Les selles ne sont presque jamais composées de matières solides; le plus souvent les lavements sont rendus tels qu'ils ont été pris. Ordinairement le malade se trouve peu ou point soulagé; dans quelques cas, cependant, de colique violente, modérée ou légère, l'affection disparait complètement à cette époque, même sans garde-robes, à la suite de vomissements fréquemment répétés.

« Le troisième jour, on observe, dans quelques cas, des selles abondantes et un soulagement marqué.

« C'est surtout le quatrième jour que de nombreuses selles, composées en parties de scybales, ont lieu; et qu'enfin les douleurs et les autres symptômes diminuent rapidement d'une manière notable.

« Les jours suivants, les symptômes de la colique finissent par disparaître d'une manière insensible. Le sixième jour enlève souvent, par enchantement, les dernières souffrances, mais toujours en purgeant.

« Nous n'avons jamais observé le développement d'un seul cas de gastro-entérite à la suite de l'administration de ce traitement. »

Comment agit le traitement de la Charité pour guérir la colique?

Les premiers médecins qui s'en servirent pensaient que ce remède possédait une action inconnue, magique, qui chassait et corrigeait les particules métalliques, comme le mercure guérit les maladies vénériennes, et le quinquina les fièvres intermittentes. C'était une méthode antique et spécifique, de laquelle il ne fallait pas même demander la raison (Bordeu). « Dubois affirme qu'à l'aide de cette médication magique, on arrache du mésentère les particules métalliques, on les déloge et on les chasse, comme on ôte la poussière d'une étoffe de laine. »

Personne n'a fait des efforts plus sérieux que Combalusier pour expliquer l'action de chaque préparation de ce traitement. Il donne de chaque substance une appréciation savante et bien avancée, telle que c'est celle qui a depuis servi de guide à la plupart des auteurs.

« Dans le traitement de la Charité, dit Bouvard, on voit des lavements fortement purgatifs et stimulants, un vomitif puissant et commun, capable d'exciter des secousses fortes qui puissent détacher les parties métalliques nichées dans les membranes de l'estomac et des intestins; un calmant efficace pour porter la stupeur dans les fibres sensibles et douloureuses; des purgatifs âcres et irritants, pour exciter à la sécrétion des organes paresseux; en un mot, des tisanes sudorifiques et des potions cordiales, pour relever le ton des fibres, animer la circulation et aider la nature à expulser les restes des particules minérales qui ont échappé à l'action des autres remèdes. »

Desbois de Rochefort et Leroux ont, à peu de chose près, donné les mêmes explications.

M. Mérat admet une irritation spéciale comme action curative. Tout en regardant comme oiseuses ces discussions sur le mode d'action du traitement, M. Tanquerel admet qu'*il agit en imprimant une vive secousse à tous les organes qui sont le siége de la colique.* « Cette méthode perturbatrice, dit-il, change violemment la manière d'être des solides et des liquides, et les ramène à l'état normal, après avoir chassé probablement le poison, cause de tous les accidents. » Cette explication se rapproche du reste beaucoup de celle de M. Mérat.

Quel que soit le mode d'action du traitement de la Charité, il exerce une action réelle et puissante contre la colique saturnine. Il la guérit en peu de jours; il prévient les rechutes, et il empêche les suites encéphalopathiques, paralytiques et arthralgiques de se développer. Tout en reconnaissant ses bons effets, nous ne lui attribuons point, avec MM. Mérat, Tanquerel, et beaucoup d'autres, cette infaillibilité qu'ils lui supposent.

D'après ce que nous avons vu, les médecins se sont proposé deux indications dans l'administration du traitement. Ils veulent : 1° éliminer la cause du mal, le plomb ; 2° combattre le phénomène le plus dominant, la constipation. Le premier but ne peut pas être atteint ; il est illusoire. Malgré l'assentiment de Tronchin, Wilson, Dubois, Lentin, Samuel, et de quelques chimistes modernes, nous savons que le plomb en nature n'existe plus, et qu'il n'a même le plus souvent jamais existé dans les premières voies ; nous savons aussi combien sont impuissants les essais de la chimie pour nous démontrer la présence du plomb dans nos tissus ou nos liquides en quantité suffisante pour occasionner l'affection saturnine. Il ne reste donc plus que cette modification vitale *sui generis* de Stoll. Cette modification, à la fois cause des douleurs et de la constipation, doit être changée pour dissiper la maladie. C'est là précisément ce qu'opère le traitement purgatif. Il agit, comme le dit M. Tanquerel, en imprimant une secousse violente à tous les organes. Oui, c'est par cette secousse qu'il produit une modification nouvelle, qu'il oppose une modification thérapeutique à la modification pathologique. Or, la modification thérapeutique est artificielle et de courte durée. D'ailleurs, elle se juge elle-même par les évacuations qu'elle produit, par les sécrétions séromuqueuses intestinales qu'elle sollicite. Ainsi, les purgatifs agissent réellement ; mais ils ont un double mode d'action : d'abord ils causent une impression vive sur la fibre de l'intestin, pour en solliciter la contraction. Ils agissent donc sur le système nerveux cérébral. En second lieu, ils agissent sur les organes sécréteurs, et ils en sollicitent l'action suspendue. Ils agissent donc sur le système nerveux ganglionnaire, qui en est l'agent incitateur. De cette double action il résulte une médication complexe, qui s'adresse à la fois aux deux systèmes nerveux malades. Le but est donc atteint.

Cette explication n'est pas admise par tout le monde. M. Legroux vient d'adresser à l'Académie de Médecine un mémoire dont M. Bricheteau a donné l'analyse dans la séance du 20 mars 1848. Considérant que le plomb, après plusieurs métamorphoses, est venu se déposer surtout dans le tissu de la membrane muqueuse intestinale, il propose, entre autres moyens, les purgatifs longtemps continués, afin d'en déterminer l'expulsion par absorption révulsive. Il y joint les bains sulfureux et les bains savonneux, pour éliminer aussi par la peau. Il préfère les purgatifs aux neutralisants, parce que ceux-ci peuvent être absorbés dans l'estomac et ne pas arriver dans l'intestin. C'est donc, à peu de chose près, se prononcer en faveur du traitement de la Charité.

Malgré tout le bien que nous en avons dit, nous ne regardons pas ce traitement comme parfait, comme le seul curatif. Beaucoup de médecins ont cherché à le simplifier en lui conservant son action purgative, qui est le but de la médication. Ils ont pensé pouvoir simplifier ce farago de remèdes sans leur rien faire perdre de leurs vertus. Quelques-uns ont supprimé les opiacés, d'autres les vomitifs, quelques-uns même les purgatifs pour ne conserver que les vomitifs. Nous allons jeter un coup-d'œil sur les principales de ces modifications.

Disons que depuis Philipp, qui, en 1763, faisait connaître les bons effets qu'il avait obtenus de l'emploi de l'émétique et des purgatifs, on les a presque toujours associés, comme on le voit, dans le traitement de la Charité. Cependant M. Fouquier crut (*Journal général de Médecine*, t. 78, p. 252) devoir supprimer l'émétique et les calmants comme inutiles. Mais la lenteur de la guérison lui a fait recourir à l'émétique au début. Ce moyen rend beaucoup plus prompte l'action des purgatifs. (*Leçons de clinique*, mars 1849.)

Indépendamment de ces purgatifs, il est des moyens purgatifs spéciaux qui ont été vantés, et qu'il importe de faire connaître.

Lavements purgatifs.— Nous ne nous serions pas occupé de ce mode de purgation, si deux auteurs n'en eussent pas fait une méthode curative absolue. Car, excepté MM. Fournier et Lullier Winslow, on les a toujours associés avec succès, comme adjuvants, aux purgatifs, aux opiacés, à l'alun, etc. Ces deux praticiens faisaient de la constipation l'élément essentiel de la maladie; et, voyant la santé se rétablir aussitôt que les selles étaient provoquées soit par des minoratifs, soit par des lavements purgatifs, ils ont prôné ceux-ci comme médication suffisante et absolue. M. Tanquerel est ensuite le seul qui les ait administrés isolément, afin d'en étudier l'influence réelle. Sur 16 malades traités de cette manière, 6 ont été guéris au bout de quatre jours, 5 au bout de six jours, et les autres ont exigé un temps infini pour être guéris complètement. Aussi les conclusions de M. Tanquerel ne leur sont pas favorables.

Huile de ricin. — Lorsque la colique des peintres est légère, beaucoup d'auteurs pensent qu'il suffit des laxatifs les plus légers pour la combattre. Ils ont recours pour cela, à l'emploi de différentes huiles et surtout de l'huile de ricin. Grashuis, Barry, Samuel, Moseley, Valsalva, Fricher, Grimaud, Odier, Romans, Eyerel, Renauldin, Hungerbybler, Frièse, etc., en ont fait usage avec succès, mais aucun n'a eu l'intention de l'ériger en remède unique et spécial. La plupart même n'y ont pas recours d'emblée, excepté dans les cas les plus simples. Ils n'y ont recours que lorsque d'autres moyens ont déjà amendé la maladie, et afin de favoriser les selles qui sont le seul accident qui reste ; ainsi, comme adjuvant, cette huile sera d'un grand secours, mais comme remède unique, elle échouera le plus souvent, surtout dans les coliques intenses. Tel est le résultat des essais comparatifs faits par M. Tanquerel, sur 48 malades.

Quelques auteurs ont même cherché un purgatif encore plus doux, dans les huiles d'olives, de pavot blanc, et surtout d'amandes douces. Bang, Grashuis, Ilsemann, James, Brambilla, en ont parlé avec avantage ; mais leur impuissance ne permet d'y recourir que lorsqu'on veut adoucir plutôt qu'évacuer, ou lorsque la maladie est très-bénigne, ou bien enfin lorsque, par d'autres moyens, elle est tellement modifiée, que le médicament le plus simple suffit pour provoquer les selles.

Eau de Sedlitz. — Ce purgatif innocent peut, de même que l'huile de ricin, être employé dans les cas de colique légère. Il peut même quelquefois lui être préféré, parce qu'étant pris avec moins de répugnance, il sera mieux gardé, il portera mieux son action sur le canal intestinal; mais il échouera dans les coliques intenses.

Ce n'est pas à dire pour cela qu'il ne puisse pas réussir dans des cas qui auront résisté au traitement le plus énergique de la Charité, de l'huile de croton tiglium etc. On a vu cela quelquefois et on a eu raison de ne pas en conclure la supériorité de l'eau de Sedlitz. Que ce soit une simple coïncidence, comme le veut M. Tanquerel; ou plutôt, que ce soit une de ces bizarreries vitales, dans lesquelles il est impossible d'apprécier au juste la modification morbide et la susceptibilité qu'elle manifestera en faveur de tel remède plutôt que de tel autre. Ne craignons point de le dire, l'Ecole de Paris ne s'est pas assez occupée de la puissance de la vie dans le jeu physiologique de l'économie malade. Elle a trop négligé les mille modifications sous lesquelles la même maladie peut se présenter, selon mille circonstances de phase , d'idiosyncrasie , etc. Le *nil planè sincerum* de Galien lui a échappé. Son positivisme anatomique lui a bien souvent empêché de trouver la vérité, là où le vitalisme la lui aurait révélée, ou lui aurait montré la raison de ces variations inexplicables par l'organisme pur. C'est en vain que, du haut de son fauteuil, le président de l'Académie de médecine vient de faire résonner les voûtes de la salle, de ses opinions physiques et chimiques. Elles n'auront point d'autre retentissement en Europe. Partout elles seront repoussées comme des erreurs dangereuses, parce qu'il n'est pas vrai que la chimie et la physique suffisent pour expliquer les phénomènes de la vie. On serait coupable de ne pas reconnaître ce qu'on doit à ces deux sciences; mais on le serait davantage de partir des faits dans lesquels elles jouent un rôle, pour faire dépendre d'elles tous les actes de l'économie. De part et d'autre, il y aurait erreur et aveuglement.

Ainsi que les autres purgatifs de son espèce, l'eau de Sedlitz pourra convenir dans les cas légers, et comme adjuvant, lorsque la maladie aura été modifiée par d'autres traitements.

C'est dans le même but de simplicité, que plusieurs médecins veulent n'administrer que les sels purgatifs de magnésie, de potasse ou de soude, parce qu'on les trouve toujours sous la main, parce qu'ils n'ont rien de repoussant, parce qu'ils procurent le même résultat et sans faire courir aucun danger.

Huile de croton tiglium. — Dès le moment que la nécessité de combattre la constipation opiniâtre de la colique saturnine était la pensée dominante des praticiens, l'huile de croton tiglium dut, à cause de son action puissante, se présenter comme le moyen le plus convenable de remplacer le traitement polypharmaque de la Charité. Aussi elle ne fut pas plus tôt connue, qu'elle fut employée par le docteur

Kinglake, MM. Rayer et Andral firent de nouveaux essais. M. Tanquerel fit connaître, en 1823, la pratique de M. Rayer, dans sa thèse sur la paralysie de plomb. M. Joret fit connaître celle de M. Andral également dans sa thèse. Ce moyen si simple, si puissant et si facile à manier, fut adopté par la plupart des médecins. On le vit presque partout remplacer le traitement informe de la Charité, même dans cet hôpital. On peut en juger par la quantité d'observations que M. Tanquerel a pu recueillir dans les services de MM. Bailly et Rayer. 468 cas ont été traités, dans l'espace de peu d'années, par l'huile de croton tiglium, tantôt seule, tantôt associée à d'autres purgatifs, tels que le lavement des peintres, l'huile de ricin, ou aux opiacés. M. Bailly a vu souvent les souffrances se terminer dans un jour, et, terme moyen, en 72 ou 80 heures. Nous ne saurions mieux faire que de transcrire ce qu'en a dit M. Tanquerel lui-même. Sa relation est précieuse par l'esprit d'investigation et de bonne foi qui a présidé à sa rédaction. Un extrait ne pourrait qu'en diminuer la valeur.

« Dans 290 cas de colique, ce médicament a été administré seul, une ou plusieurs fois, suivant l'intensité et la tenacité des symptômes. Les jours où il n'y a pas eu d'huile de croton prescrite, un lavement des peintres a été donné ou de l'huile de ricin ; de l'eau de Sedlitz a été administrée dans 85 de ces cas.

« Chez 80 autres malades, le jour même où le croton a été administré, le malade a pris, le soir, un lavement purgatif comme moyen adjuvant.

« Tous ces malades, au nombre de 370, à l'exception de 28, ont été guéris, terme moyen, dans l'espace de quatre à cinq jours. La colique fut violente chez 141, modérée chez 123, et légère chez 106. La colique violente mit un peu plus de temp disparaître.

« Le mode d'administration préférable est le suivant : On

fait avaler une goutte d'huile de croton dans une cuillerée de tisane; prise à la même dose en pilules, dans du rob de sureau, ou avec d'autres médicaments, elle agit avec beaucoup moins d'énergie. La maladie disparaissait d'autant plus vite que l'huile était donnée un plus grand nombre de jours de suite.

« Nous avons remarqué assez souvent que si l'on se contente de prescrire l'huile de croton *une seule fois*, la colique diminue d'abord, puis elle augmente ensuite insensiblement et *lentement* les jours suivants. On est alors obligé de recourir de nouveau au purgatif drastique. Pour réussir, il faut le prescrire au moins trois jours de suite, quand bien même la première dose aurait produit des merveilles.

« Qu'on ne soit pas arrêté par la crainte de l'inflammation, nou sn'en avons pas observé un seul exemple. Trois fois seulement il y eut quelques symptômes d'irritation gastrique, qui disparurent du jour au lendemain par le repos et quelques émollients. Les malades atteints de colique de plomb peuvent, sans inconvénient, supporter des purgatifs beaucoup plus violents et à beaucoup plus haute dose, que les individus atteints de maladies étrangères au plomb.

« Il est utile de prescrire le soir un lavement purgatif, lorsque l'huile du matin n'a produit aucun résultat. Il vaut encore mieux prescrire une seconde goutte d'huile de croton le soir.

« Les effets de l'huile de croton suivent très-peu son introduction dans l'estomac; une, deux ou trois heures après qu'elle a été prise, son action physiologique et thérapeutique commence.

« Assez souvent une amélioration étonnante a eu lieu le lendemain de la première administration du croton. Quelquefois les selles manquent le premier jour, et il y a des vomissements abondants; mais la dose suivante, à la suite de trois à vingt selles, amène l'évacuation d'une quantité considérable de matières fécales, dures, arrondies (scybales). Les troisième, quatrième et cinquième jours, tout finit par disparaître.

« Dans la moitié des cas environ des vomissements surviennent; un soulagement marqué leur succède: quelquefois même il arrive que l'huile de croton est uniquement vomitive et non purgative. Alors, tantôt elle guérit, tantôt son emploi n'est suivi d'aucun succès. C'est le cas de confier à l'estomac un autre médicament que l'huile de croton. On peut l'incorporer dans l'huile de ricin, ou la donner en lavement; mais alors la guérison n'est pas aussi prompte.

« Il est bon, après avoir prescrit pendant un ou plusieurs jours de suite l'huile de croton, de faire usage, pendant quelques jours, de lavements purgatifs, quand bien même le malade ne ressentirait plus la moindre colique.

« L'association des opiacés n'a produit des résultats ni plus ni moins avantageux. Cependant, chez quelques malades fatigués de superpurgations produites par l'administration répétée du croton, ils font disparaître promptement ces accidents.

« Ainsi, 35 malades sur 460, traités par l'huile de croton, n'ont pas guéri; preuve que l'on ne peut pas dire *toujours* tel traitement parvient à guérir la colique de plomb. Chez quelques malades, à peine l'huile est-elle ingérée, qu'elle donne lieu à une grande agitation; le malade vomit, il éprouve un sentiment de brûlure le long de l'œsophage et à l'épigastre; chaque fois qu'il veut boire, le goût du croton se renouvelle, et il vomit les boissons de plus facile digestion. Dans ces cas, si on persistait à faire usage de l'huile, on pourrait déterminer des accidents inflammatoires. Quatorze furent vigoureusement purgés, et cependant la colique ne disparut pas; il fallut s'adresser à d'autres médications énergiques. Chez un de ces malheureux, tout fut inutile.

« Nous avons constaté vingt rechutes chez tous ces malades. Dans seize cas, la paralysie s'est déclarée à la suite de coliques traitées de cette manière ; l'encéphalopathie s'est montrée dans neuf cas.

« Il est des saisons qui favorisent l'action de l'huile de croton. Par un temps humide et froid, ce médicament agit avec moins d'avantage que par un temps sec et chaud. Plusieurs fois nous avons été étonnés de voir un assez bon nombre d'insuccès pendant un mois qui suivait un autre mois, où nous n'avions à enregistrer que des succès.

« Tel est le traitement qui guérit le plus tôt et le plus souvent, soulage le plus vite, met le plus positivement à l'abri des rechutes et des accidents de l'empoisonnement saturnin cérébral. Cette formule de traitement est la meilleure ; elle remplace avantageusement la médication mise autrefois en usage par nos pères, tant sous le rapport de la supériorité comme moyen thérapeutique, que sous le rapport de la facilité de son administration. Cependant, l'huile de croton n'est point une médication spécifique de la colique de plomb. »

Nous sommes étonné qu'en signalant les variations du remède, M. Tanquerel n'en ait pas tiré cette conséquence si naturelle des modifications infinies que la vie impose aux actes physiologiques et morbides. La vérité lui a fait reconnaître le fait. L'atmosphère dans laquelle il vit ne lui a pas permis d'en saisir les conséquences.

Le docteur Bo, de Genève, n'a pas craint d'élever la dose du croton, beaucoup plus haut que ne l'a fait M. Tanquerel. Dans une lettre adressée au docteur Trombeo et insérée dans le *Repertorio medico-chirurgico del Piemonte*, juillet 1835, il dit en avoir retiré de très-bons effets à doses croissantes jusqu'à vingt gouttes, dans des cas où d'autres moyens avaient échoué. Dans le mois d'avril 1845. M. Dassier, médecin de l'Hôtel-Dieu de Toulouse, a fait connaître dans un travail (De l'emploi de l'huile de croton tiglium dans la colique des peintres) les essais comparatifs auxquels il s'était livré sur l'emploi de cette substance comparée dans ses effets avec ceux du traitement de la Charité. Ils sont tous favorables à l'huile de croton. Il en donne deux gouttes le matin et quelquefois une le soir. Deux ou trois jours suffisent pour guérir, lorsque la maladie n'est pas trop avancée. Il cite plusieurs faits.

J'ai eu plusieurs fois occasion de recourir à l'huile de croton pour simplifier la méthode purgative de la Charité. J'en ai obtenu de très-bons effets; mais j'ai toujours fait prendre une goutte et demie à deux gouttes, en proportionnant toutefois la dose au degré d'intensité de la constipation. Je n'ai obtenu de guérison qu'au bout de quatre à six ou huit jours.

Cette huile est assez généralement adoptée aujourd'hui dans la plupart des hôpitaux de Paris, même à la Charité. M. Legroux en fait le plus grand éloge dans son premier mémoire inséré dans le *Journal des Connaissances médico-chirurgicales*, n° 6, septembre 1843. Elle s'est toujours montrée supérieure aux autres purgatifs. Il est vrai que les bains sulfureux, les bains savonneux, et les bains tièdes alternés, ont dû contribuer à la cure, par la soustraction du sulfure de plomb qui se formait à la peau. Cet usage sur lequel il insiste beaucoup, a plutôt, selon lui, pour but de prévenir les rechutes, en enlevant à l'épiderme les molécules plombiques qui s'y sont incrustées, et en prévenant ainsi une nouvelle action du métal. Il a essayé de substituer les bains vinaigrés aux bains savonneux; ils n'ont pas réussi. Il a eu recours aux simples bains tièdes et aux frictions avec la brosse; il a très-bien réussi. Nous avons fait à plusieurs reprises d'inutiles recherches pour constater cette transformation du plomb cutané en sulfure noir par les bains sulfureux. Il nous a paru que ces bains déposaient sur toute les peaux une couche analogue. Notre observation serait-elle en défaut? ou bien M. Legroux se serait-il trompé? Au surplus cette remarque n'est pas d'une conséquence bien grande, puisqu'elle n'a pas pour but le traitement direct, mais seulement la prophylaxie des rechutes.

D'autres purgatifs ont encore été préconisés contre la colique des peintres. Wolff pense que l'activité de l'extrait de coloquinte devrait lui mériter un usage plus étendu et peut-être le faire préférer au traitement de la Charité.

Il n'est pas toujours possible d'administrer les purgatifs par le haut; l'état de l'estomac s'y oppose quelquefois. Alors on cherche à l'y disposer par des moyens convenables, en même temps qu'on donne les purgatifs par le bas. M. Piorry est allé plus loin; il a voulu préciser les cas dans lesquels les purgatifs devaient être donnés par le haut, et ceux dans lesquels ils devraient être donnéss par le bas, suivant l'état de l'intestin, suivant le lieu où les matières stercorales sont en stagnation. A l'aide du plessimètre, il démontre que le lieu de cette stagnation n'est pas toujours le même. Lorsque la matité se fait sentir dans le trajet de l'intestin grêle, c'est là que séjourne la matière, c'est là qu'est la paralysie, c'est par le haut qu'il faut purger. Lorsque la matité se fait sentir sur le trajet du colon, c'est lui qui est le siége de l'accumulation stercorale, c'est lui qui est paralysé : c'est en lavement qu'il faut donner les purgatifs. Lorsque la matité est générale, alors tout le canal digestif est malade; il faut agir par le haut et par le bas, afin d'atteindre le mal partout où il siége, afin d'agir à la fois sur le petit et le gros intestin.

Nous pouvons rapprocher de la médication purgative tous les moyens révulsifs ou éliminatoires qu'on a essayé de lui substituer. Ainsi on a proposé de la traiter par le mercure administré dès le début et donné jusqu'à la salivation. La maladie cède quand le ptyalisme commence. Devons-nous accorder notre confiance à un moyen aussi incertain t même aussi grave? Quand viendra, en effet, la salivation?

Sera-ce au bout de deux ou trois jours, ou au bout de dix jours, ou même pas du tout? Et quand elle sera venue, quand et comment s'en ira-t-elle? Les accidents du côté de la bouche sont quelquefois si dangereux et si graves, qu'on ne comprend pas qu'un médecin judicieux puisse choisir une méthode hérissée de pareils dangers.

Baglivi réduisait le traitement aux seuls sudorifiques, dans l'intention d'éliminer par la peau le principe morbifique. Il est le seul.

§ II. *Des calmants.*

Il serait étonnant que les calmants eussent été négligés dans une maladie qui est caractérisée par des douleurs atroces, par des spasmes ou des convulsions, en un mot, par un ébranlement nerveux général. Aussi les trouve-t-on conseillés tantôt comme formant une médication complète et spéciale; tantôt et le plus souvent, pour remplir seulement une indication importante, et les associer comme adjuvants aux autres moyens employés. Nous trouvons parmi les médecins qui en ont conseillé l'emploi les noms les plus honorables et les plus dignes de confiance, depuis Citois jusqu'à nos jours; car Citois, et ensuite Lentilius, Dehaën, Tronchin, Stoll, Burger, Payen, Hillary, Romans, Luzuriaga, Adair, Wolff, Bourdois, MM. Brachet, Bricheteau, Bouvier, Martin Solon, ont fait connaître les succès qu'ils en avaient retirés.

Ce sont le sirop diacode, les pilules de cynoglosse et le laudanum que Citois employait. Il est vrai qu'il n'en fait pas le traitement en entier : il ne demandait à l'opium que de remplir l'indication sédative, et pour lui elle n'était pas la seule.

Tronchin l'associait au camphre, et il en faisait prendre un demi grain de trois en trois heures. Il loue beaucoup son admirable vertu. Huxham aussi voulait qu'on le donnât à haute dose.

Il était réservé à Stoll d'en faire une médication spéciale. Ce ne fut point chez lui une combinaison théorique préconçue ; ce fut même avec répugnance qu'il l'employa la première fois ; il craignait d'augmenter encore la constipation. Depuis sept jours un malade poussait des cris de souffrance; rien ne pouvait le faire aller à la selle, et il vomissait de temps en temps au milieu des douleurs les plus atroces. Touché de compassion, Stoll lui administra l'opium. Le ventre se relâcha spontanément ; les douleurs et les vomissements cessèrent. — Ce premier succès l'encouragea, et il fit depuis des cures *très-heureuses*, *promptes*, *solides*, *multipliées*. Il fallait, selon son expression, l'administrer à des doses proportionnées à la grandeur du mal et les continuer longtemps : *Doses opii largas hic morbus exigit, et frequenter repetitas et diù ; indè felicissimas curationes celeresque feci et confirmatas atque numerosas..... opium neutiquam morbum palliat, sed cum perseverantiâ sanat.* Il faisait prendre, dans les vingt-quatre heures, une mixture composée avec dix grains d'opium, six onces d'eau de fleurs de camomille, un gros et demi d'extrait et une once et demie de sirop des mêmes fleurs. Il en fallait donner un sixième toutes les quatre heures, et il en continuait l'usage plusieurs jours. Cette condition est indispensable pour guérir; autrement la colique revient. « Je n'en cessais pas l'emploi, dit-il, quoique le malade fût délivré de ses douleurs. Il fallait que le pouls eût récupéré sa souplesse naturelle : tant que ce signe manque, le poison n'est point entièrement détruit. » Cependant, nous devons le dire, malgré sa prédilection pour l'opium, Stoll l'associait ordinairement aux vomitifs et aux purgatifs. Il combinait ainsi les deux méthodes *calmante et évacuante*. Cette méthode composée, dit-il, me réussit complètement; elle n'a point les inconvénients de l'une et de l'autre employées séparément : elle ne pallie point, elle guérit. » Ces courtes réflexions sur cette association nous font bien regretter qu'il ne nous ait pas laissé le grand travail qu'il s'était promis de faire sur la colique de plomb; car dans cet état de choses la méthode évacuante peut revendiquer une grande part dans les succès qu'il obtenait. Aussi, malgré l'assentiment et les éloges donnés par Grimaud au traitement de Stoll par l'opium, malgré les avantages que lui trouvait Gendron, en 1797, lorsqu'il était donné à très-haute dose, dix-huit grains par jour, le traitement de la Charité, présenté avec tous ses avantages dans la monographie de M. Mérat, et soutenu par l'autorité de Pinel, avait continué à jouir d'une faveur universelle, lorsque M. Brachet, qui s'était quelques années auparavant appuyé de cette évacuation qu'il employait alors comme d'une preuve de plus pour démontrer l'impossibilité de la nature inflammatoire de la maladie, publia, en 1827, son traité sur l'emploi de l'opium. Dans cet ouvrage, il fait revivre la méthode calmante de Stoll, mais avec plus de pureté; car il ne veut que l'administration seule de l'opium. Comme Stoll, il insiste sur la nécessité des doses considérables, afin de proportionner l'action du remède à l'intensité du mal. Il ne craint pas d'aller à un gramme par jour. De cette manière, il calme la douleur; mais la maladie n'est pas encore guérie, l'opium n'en a combattu qu'un élément; il faut encore favoriser les évacuations. Cette nécessité laisse douter si la maladie est bien terminée avant qu'on ait évacué. C'est bien à tort qu'on a prétendu que M. Brachet préconisait la méthode par l'opium. Il se contente d'appeler l'attention sur elle, et de provoquer de nouvelles recherches. Elle ne détruit point, dit-il, les faits qui parlent en faveur du traitement de la Charité et qui lui donnent une confiance justement méritée. Luzuriaga, ayant reconnu l'impuissance du traitement de la Charité, essaya l'opium. Il en donnait un grain toutes les trois heures, et il obtint du succès. Adair fut plus hardi et plus conséquent : il en donna un grain toutes les heures. Bourdois de la Motte les réduisit à douze grains par jour, qu'il faisait prendre trois jours de suite. M. Bricheteau vint ajouter le poids de son observation à l'autorité déjà si imposante de ces praticiens. Une expérience de dix ans lui permet de présenter son opinion avec confiance. Il donne l'opium à la dose de deux grains en huit pilules, que le malade prend d'heure en heure. Si le mal résiste, il augmente la dose et il ajoute des lavements laudanisés. Il fait appliquer en même temps sur l'abdomen un emplâtre contenant de l'extrait gommeux d'opium. Il n'a jamais eu besoin de recourir aux émétiques ni aux purgatifs.

La découverte de la morphine devait la faire substituer à l'opium. C'est ce qu'ont fait MM. Bouvier et Martin Solon, à l'hôpital Beaujon et à la Charité, elle leur a procuré quelques succès, dont M. Filhos a consigné les résultats dans sa thèse inaugurale soutenue en 1833. Ses bons effets pouvaient être prévus d'avance. Ils en administraient un quart ou un demi grain jusqu'à ce qu'ils eussent obtenu l'effet désiré. Ils ont pu en donner ainsi jusqu'à sept grains par jour, sans provoquer autre chose que la cessation des coliques. Un malade seulement est guéri en trois jours par le seul hydrochlorate. Ils associaient ordinairement les lavements purgatifs. La durée du traitement a été de trois à six jours.

M. Triberti, de Milan, a publié, en 1847, huit nouvelles observations de coliques saturnines traitées et guéries par l'opium à haute dose; ce qui fait trente en y joignant celles qu'il avait publiées l'année précédente. La dose a été de six à dix-huit grains par jour, et deux à trois onces de sirop diacode. Les malades n'ont été guéris que du quatrième au treizième jour. Les selles se sont toujours rétablies d'elles-mêmes, sans qu'il ait été obligé d'administrer les purgatifs. Ce narcotique est, à ses yeux, le seul et véritable remède. Il fait la remarque déjà faite surtout par M. Brachet, que les malades ainsi torturés supportent avec une facilité étonnante les plus hautes doses administrées d'emblée. Ce n'est point comme calmant qu'il le donne, c'est, d'après la doctrine rasorienne, comme hypersthénisant. C'est donc en relevant le ton de la fibre affaiblie qu'il est sensé agir. L'explication ne fait rien. Ce n'est pas ici le lieu d'examiner ce que la doctrine peut avoir de vrai ou d'erroné; le fait seul nous importe.

M. Tanquerel, que nous nous plaisons tant à citer, parce que ses recherches sont consciencieuses et dégagées de toute prévention, donne le résultat de ses études pratiques sur l'emploi de l'opium et de ses composés. Trente-huit malades ont pris par jour de deux à dix grains, quarante-six malades ont pris par jour depuis un jusqu'à sept grains d'hydrochlorate de morphine. « Les symptômes des quatre coliques légères ont disparu insensiblement dans l'espace de cinq à six jours. Lorsque l'affection était d'une intensité moyenne, elle a cessé au bout de six à sept jours. Et enfin, dans les cas de colique violente, les accidents n'ont disparu, terme moyen, qu'après huit à dix jours de traitement. Nous avons observé cinq rechutes, quatre cas de paralysie, pendant le cours ou au moment des terminaisons de la colique, et trois fois l'encéphalopathie s'est déclarée.

« Vingt-cinq cas de colique, dont six légères, dix modérées et neuf très-violentes, ont résisté à cette médication pendant douze à quatorze jours de traitement. L'emploi des purgatifs a dissipé les accidents.

« Mais dans huit cas de colique violente, et deux de colique légère, qui n'avaient pu être guéries que par l'usage répété des vomi-purgatifs, l'administration des opiacés a fait cesser la colique en quelques jours.

« Le traitement par les opiacés a évidemment une influence salutaire, plus marquée sur la marche de la colique, que toutes les médications que nous avons passées en revüe. En effet, il abrége assez souvent de quelques jours la maladie, rend les rechutes, la paralysie et l'encéphalopathie un peu moins fréquentes.

« Lorsque la guérison est le résultat de l'administration des opiacés, voici ce qui arrive le plus souvent : au bout de deux à trois jours de l'usage de ces médicaments, les malades se disent un peu soulagés, quoique ne dormant pas et n'allant point à la garde-robe.

« Les jours suivants, l'amélioration se continue d'une manière sensible ; mais quelquefois le mal reparaît tout-à-coup avec toute son énergie, puis l'amélioration reprend le dessus, et la guérison arrive dans l'espace de temps précité. Dans un petit nombre de cas, la guérison arrive très-rapidement, dans l'espace de deux à trois jours. Les symptômes s'amendent quelques heures après l'administration d'une grande quantité d'opium.

« La guérison s'annonce par la cessation assez prompte des douleurs, suivie un ou deux jours plus tard de l'évacuation des matières fécales. On est étonné de voir les fèces sortir avec autant de facilité.

« Les opiacés, administrés à haute dose aux individus atteints de la colique de plomb, ne développent pas aussi facilement que dans les autres maladies les symptômes du narcotisme, tels que l'ivresse, la somnolence, l'agitation, les bâillements, la pesanteur de tête, les rêves, les ténesmes, les sueurs avec démangeaisons, les vomissements, la constipation, etc. ; aussi peut-on dans cette affection en donner à dose très-élevée sans danger. »

Il résulte de tout cela que le traitement par l'opium, malgré ses avantages ne peut et ne doit pas constituer un traitement complet ; mais qu'on aurait tort de le rejeter. Il est un auxiliaire puissant, puisqu'il combat l'un des éléments les plus graves de la maladie.

Ainsi, sans adopter exclusivement le traitement par l'opium, nous ne le repoussons point. Nous reconnaissons qu'on a eu tort de lui reprocher d'augmenter le narcotisme et la constipation. M. Brachet avait déjà démontré la raison du peu de fondement de ces craintes; M. Tanquerel y a joint tout le poids de ses observations cliniques. Il ne fait point développer la paralysie, comme Baglivi le redoutait. Frank assure n'avoir jamais observé ce fâcheux résultat. Nous n'avons pas vu non plus qu'il se soit présenté à l'observation des autres praticiens, et nous ne l'avons jamais rencontré. C'est un fait acquis à la science, que plus l'excitation nerveuse est grande, plus la dose du calmant doit être grande; voilà pourquoi dans le tétanos, dans l'iléus nerveux, il faut de suite administrer des doses énormes si on veut réussir. La modification morbide de la colique saturnine ne peut-elle pas, comme ces excitations violentes, exiger aussi des doses considérables? Elle le peut, l'expérience le démontre tous les jours. Elle le peut, non-seulement pour la viciation de la sensibilité, mais encore pour la constipation. Les autopsies n'ont-elles pas démontré que l'intestin était appliqué spasmodiquement sur les matières qu'il contenait, et n'en a-t-on pas conclu que c'était à cette contraction incessante qu'était due la constipation? Or, l'opium, en combattant le spasme, détruit la constipation dont il était la cause, en favorisant les contractions régulières de la fibre musculaire, comme il ramène le jeu des muscles, lorsqu'il fait cesser la contraction tétanique des membres en quelque sorte paralysés par cette contraction continue. Cette explication est naturelle. Il ne lui manque que la sanction de l'expérience: car l'analogie ne suffit pas pour faire conclure. Il faut des faits; et même, en supposant que l'opium réussit, nous ne conseillerions point de l'adopter, s'il réussissait plus lentement que d'autres moyens que l'expérience démontrerait plus expéditifs, surtout s'il ne prévenait pas aussi bien les rechutes. La plupart des auteurs ont reconnu la nécessité d'administrer des purgatifs légers après qu'il avait calmé les douleurs, afin de provoquer les selles devenues alors plus faciles. Stoll, Eustache, Hillary, Tissot, Waren, Brachet, Triberti, etc., sont univoques. Tous recommandent entre autres les lavements purgatifs plus ou moins répétés.

L'opium n'est pas le seul narcotique qui ait été employé contre la colique de plomb. Ceux qui jouissent d'une certaine activité ont dû être essayés, et si des faits positifs nombreux n'en constatent pas les succès, on doit en trouver la raison bien plus dans la négligence des médecins qui se sont abstenus de les recueillir, que dans leur défaut absolu. Cependant la science possède déjà plusieurs données assez satisfaisantes. Ainsi, malgré les avantages qu'il reconnaissait à l'opium, Stoll ne le regardait pas comme un spécifique exclusif. Il cherchait dans les autres calmants et antipasmodiques ceux qui pourraient faire aussi bien et même mieux que lui, ou du moins qui pourraient le remplacer dans les circonstances où certaines modifications se montreraient rebelles à son action. C'est à cause de ces raisons qu'il a eu recours à l'extrait de jusquiame, et même au musc, au camphre, au castoréum. M. Payen a fait de la jusquiame un moyen plus exclusif. Wolff veut qu'on l'administre à haute dose. Hillary prétend qu'il faut l'associer aux aromates pour en augmenter et régulariser l'action. Romans veut, pour en rendre l'effet plus certain, qu'on l'administre tout à la fois à l'intérieur, en lavement et en topique. Cette plante a été conseillée sous toutes les formes, en décoction, en poudre, en extrait; mais elle n'a pas répondu aux espérances qu'on en concevait. Cependant M. Fournier, d'après les leçons de clinique de M. Fouquier, lui trouve l'avantage de ne pas constiper autant que l'opium.

La belladone semblait promettre beaucoup. Elle a échoué comme moyen curatif. Il est difficile de débrouiller le rôle qu'elle joue dans la formule compliquée de Ranque.

Le tabac a été employé d'abord en fomentation et en cataplasme, par le docteur Graves de Dublin. Il fit prendre après, des pilules purgatives ou de l'huile de croton tiglium. Un fait de cette nature et isolé ne suffit pas pour faire accorder beaucoup de confiance à ce médicament. On peut se demander si c'est le tabac, ou si ce sont les pilules qui ont guéri. Plus tard, Stokes a recommandé les lavements préparés avec la décoction de tabac. Peut-on compter sur une recommandation sans faits? Renner, Scherer, Hofhein ont ensuite démontré que le plomb était facilement attaqué par le tabac, et qu'il se formait de l'acétate, du carbonate, et du chlorure de plomb, six à trente grains par livre. (Chevallier, *Journal de chimie médicale*, 1831, pag. 242.) M. Grisolle dit avoir employé en lavement la décoction de deux gros de tabac. Ce fait ne prouve rien, parce qu'au tabac furent associées deux onces d'huile de ricin. Dans un cas où il administra la décoction seule, elle produisit quelques accidents narcotiques sans avantage pour la colique. M. Tanquerel n'en a obtenu ni bien ni mal.

La thériaque, déjà conseillée par Dubois, n'a pas soutenu sa réputation lorsqu'elle a été administrée seule; mais elle a joué un grand rôle dans le traitement de la Charité.

Dans l'Abbaye où il a observé la colique saturnine, M. Marteau de Grand-Villiers a employé avec succès les antispasmodiques, les calmants et les adoucissants.

§ III. — *Méthode antiphlogistique.*

Le traitement de la colique de plomb par les antiphlogistiques n'est pas nouveau. Bien qu'il semble devoir être la conséquence de l'opinion qui faisait de la maladie une affection inflammatoire, il n'en a pas toujours été ainsi. Plusieurs des praticiens qui l'ont adopté, l'ont fait sans partager cette opinion sur la nature de la colique, mais uniquement pour céder aux exigences que semblent commander des accidents aussi intenses et aussi aigus. Dehaën, le premier, préconisa cette médication, à laquelle il ajoutait des purgatifs doux et des opiacés, et qu'il simplifia ensuite en renonçant aux évacuations sanguines. Elle fut ensuite adoptée et défendue avec avantage par Hoffmann, Henckel, Gaubius, Astruc, Bordeu, Tronchin, Tissot, Bosquillon, etc. Dans ces derniers temps, M. Renauldin en a été le plus ferme soutien, et l'école physiologique de Broussais lui a fourni de puissants défenseur dans MM. Palais, Canuet, Thomas, Piquenot, Dagoreau, Boisseau, Debouteville, etc. Laissons encore ici parler M. Tanquerel; son historique de cette méthode est trop précis et trop consciencieux pour qu'on puisse rien changer à sa rédaction sans en altérer le sens :

« Les uns n'appliquent que des sangsues, à une ou plusieurs reprises, sur le ventre, dont ils aident l'action par des boissons rafraîchissantes et délayantes, des purgatifs doux, des lavements émollients ou laxatifs, ainsi que par des bains tièdes. D'autres emploient de préférence la saignée générale, dont quelques-uns ont fait un étrange abus, comme Astruc, qui recommande de répandre le sang largement, de quatre heures en quatre heures, ou toutes les six heures.

« Pendant les premiers jours de la maladie, à moins de contre-indication formelle, Astruc employait, en même temps que la saignée, des adoucissants, des narcotiques et des résolutifs, des purgatifs légers et des lavements.

« Bordeu nous apprend « qu'un religieux donnait la préférence aux saignées qu'il aimait à compter par douzaines. Après la sixième, il en fallait une septième, *parce qu'il y a sept jours dans la semaine ;* une huitième *pour faire le compte rond;* puis la neuvième, parce que *numero deus impari gaudet.* » Les modernes, qui traitent la colique de plomb par les antiphlogistiques, n'en usent que très-modérément.

« Astruc et plusieurs auteurs de son époque veulent qu'on saigne dans cette maladie, par la crainte qu'ils ont de l'arrivée de la paralysie, qui, suivant eux, dépend de l'engorgement de l'origine des nerfs. Pour prévenir cet engorgement, le seul moyen, c'est la saignée.

« Bordeu et les médecins modernes qui préconisent la méthode antiphlogistique pensent que ce traitement est réclamé par la nature inflammatoire de la maladie.

« Quelques auteurs, en employant les émollients et les huileux, avaient pour but d'envelopper avec ces corps gras le poison caché dans les replis du tube digestif.

« Cette médication paraît avoir été mise à l'essai dès le temps de Paul d'Ægine. Il parle d'un médecin italien qui traitait et guérissait ses malades à l'aide des rafraîchissants et des adoucissants, ce qui étonnait beaucoup Paul d'Ægine. Arétée semble avoir jeté le premier les fondements réels de cette méthode; mais il n'apporte aucun fait pour appuyer sa manière de voir.

« Dehaën, au contraire, a signalé les avantages des antiphlogistiques avec détail, en 1745. C'est ce qu'il appelle *méthode catholique*. Voici en quoi elle consiste : eau chaude, diète lactée, eau miellée, potions et lavements huileux, cataplasmes émollients, fomentations adoucissantes camphrées.

« Ses malades n'ont guéri qu'après beaucoup de temps, douze, quinze, vingt jours, des mois, etc. Dehaën dit que la diète lactée semble achever la guérison, et lorsque des rechutes ont lieu, il pense avoir employé le lait avec efficacité chez plusieurs malades.

« Nicolaïs du Saulzai a inséré dans le *Journal de Médecine*, année 1764, une observation de colique de plomb traitée infructueusement par la méthode antiphlogistique, et guérie par les purgatifs.

« Le mémoire de Gardane contient deux faits, où l'emploi des émollients, des calmants, des adoucissants et des antispasmodiques, ne furent suivis d'aucune amélioration; les malades moururent.

« M. Palais cite douze observations de colique de plomb traitée par les antiphlogistiques (sangsues, lavements, fomentations émollientes, limonades végétales), aidés de loochs huileux et d'opiacés. Dans ces faits, on trouve trois cas de coliques légères, trois de coliques violentes et six de coliques modérées. La guérison a eu lieu après neuf, six, cinq et trois jours. Deux malades qui avaient été traités infructueusement par le traitement de la Charité, furent guéris, l'un en quatre jours, l'autre en deux jours, par cette méthode dite antiphlogistique.

« La thèse de M. Canuet renferme neuf cas de coliques de plomb traitées à l'aide des antiphlogistiques (saignée du bras, sangsues, lavements et fomentations émollientes, bains, limonades végétales), aidés de calmants, d'opiacés, de laxatifs et de pédiluves sinapisés. On trouve dans ces observations quatre coliques violentes, deux modérées et une légère. La guérison a été obtenue après quinze, douze, dix, trois et deux jours. Dans un cas il y avait complication inflammatoire; pendant l'administration du traitement l'encéphalopathie saturnine s'est développée deux fois.

« M. Mérat cite trois individus qui furent traités inutilement par les antiphlogistiques. Le traitement de la Charité fit disparaître promptement la colique dans deux de ces cas.

« M. Grisolle a recueilli l'histoire de trois malades qui furent traités par M. Renauldin à l'aide de sangsues et de préparations opiacées. La guérison était complète, terme moyen, au bout de huit jours.

« Dans tous les cas, on a presque toujours fait usage en

même temps des laxatifs, des purgatifs et des opiacés. N'est-on pas en droit de leur attribuer la guérison aussi bien qu'à la méthode antiphlogistique? C'est même l'aveu de M. Grisolle. »

Toujours avide de sanctionner tout par l'expérience, M. Tanquerel a soumis la méthode antiphlogistique, comme les autres, au creuset de l'observation.

« Nous avons pu suivre l'influence de la méthode antiphlogistique pure sur quarante-huit individus atteints de la colique de plomb non compliquée. Ces malades ont été saignés une fois, rarement deux. Deux ou trois applications de sangsues au nombre de vingt ou trente, ou des ventouses scarifiées, ont été prescrites. On a fait usage en même temps de bains simples, de lavements et de cataplasmes émollients, et la diète a été maintenue sévère.

« Quatre malades atteints de coliques violentes ont guéri après trois, huit, neuf et douze jours de traitement. Dans sept autres cas de coliques violentes, la douleur et les autres accidents se sont calmés momentanément à la suite de chaque saignée générale ou locale. Mais quelques heures après ou le lendemain, la maladie a repris toute son intensité. Chez un de ces malades, au bout de six jours de traitement, l'affection semblait avoir disparu complètement, lorsque tout-à-coup le mal redevint plus violent que jamais. Les sept malades, après avoir souffert douze à quinze jours, ont été soumis à un traitement purgatif, et ont été guéris dès lors dans un petit nombre de jours.

« De dix-huit malades affectés de coliques d'une intensité moyenne, et qui ont été traités par les antiphlogistiques, treize ont été guéris après deux, quatre, sept, huit, neuf, dix, onze et treize jours de traitement. Un a éprouvé une rechute de quinze jours, et trois n'ont pu être débarrassés de leur mal pendant douze à quinze jours d'essais. Soumis alors à un traitement purgatif énergique, la colique a disparu dans quatre à cinq jours.

« Dix-neuf individus qui avaient une colique légère ont tous guéri, à l'exception de sept, dans un espace de temps variable, dont la durée moyenne a été de sept jours. Chez deux il y a eu rechute. Les cas qui ont résisté aux antiphlogistiques ont cédé aux purgatifs.

« Sur les quarante-huit malades, quatre ont été atteints de paralysie et deux d'encéphalopathie saturnine pendant l'emploi des antiphlogistiques.

« Les antiphlogistiques n'abrégent guère plus sensiblement que les autres traitements la durée de la colique ; ils ne guérissent pas un nombre plus considérable de malades. Les rechutes et les attaques d'empoisonnement cérébro-spinal sont à peu près aussi considérables.

« Quatre-vingt-quatre de nos malades, avant d'entrer à l'hôpital, avaient été traités en ville par les antiphlogistiques. Soixante-cinq de ces malades souffraient davantage à leur entrée à la Charité qu'avant d'avoir été traités de cette manière ; six étaient soulagés et dix-huit dans le même état.

« Le traitement antiphlogistique ne semble donc pas avoir une influence bien marquée sur le cours de la colique. »

De pareils aveux ne sont guère favorables à la méthode antiphlogistique. Il est vrai que M. Tanquerel est partisan déclaré des purgatifs et que ses efforts tendent toujours à y rappeler les praticiens. Sous ce rapport son témoignage peut paraître suspect à quelques médecins ; on peut croire surtout qu'il a été influencé, même à son insu, par son opinion favorite. Au reste, il ne serait pas le seul ; car la plupart des médecins qui se sont occupés de ce sujet ont constaté l'impuissance, ou tout au moins la lenteur du traitement antiphlogistique. M. Palais attribue la défaveur dont ce traitement a joui, à ce qu'il ne fut point employé dans toute sa rigueur et aussi sagement administré qu'il l'est de nos jours. De plus, les bons effets qu'on pouvait retirer des émissions sanguines durent toujours être entravés par l'effet des purgatifs, et les saignées générales qu'on préférait ne devaient pas produire un résultat aussi favorable que les saignées locales par les sangsues, ou comme le veut M. François, par les ventouses scarifiées.

« Dès le début, dit M. Palais, les premiers moyens à employer consisteront à appliquer sur l'abdomen plusieurs sangsues, dont la quantité sera proportionnée à la force de l'individu et à l'intensité de la maladie. Le nombre ne sera jamais porté au-dessous de vingt. Mieux vaudrait-il pécher par excès que par défaut. Par ce moyen on neutralisera l'irritation qui peut résulter de leurs piqûres; car on observe qu'elles augmentent la douleur et la congestion quand on les applique en petit nombre, et qu'on arrête trop tôt l'hémorrhagie. On aurait soin, après la chute des sangsues, de recouvrir les parties où elles auraient été apposées d'un large cataplasme émollient. Cette application aura un triple avantage : le premier, de favoriser l'écoulement du sang qui est toujours nécessaire; le second, de diminuer la douleur qui accompagne ordinairement les piqûres; et le troisième, d'affaiblir la tension du système sanguin et la susceptibilité du système nerveux. L'endroit où doivent être posées les sangsues est facile à déterminer. Comme c'est toujours l'ombilic qui est le siége des douleurs, ce sera cette partie de la peau qui les recevra. Quelquefois l'étendue de l'irritation, soit à l'épigastre, soit à la région iliaque gauche, exigeant leur présence, on n'hésitera pas à en recouvrir ces parties. Si les phénomènes n'indiquaient pas une notable diminution de l'irritation, on reviendrait le jour suivant aux mêmes moyens. Il en serait de même si les imprudences du malade reproduisaient les mêmes accidents; on les combattrait de la même manière, aussi souvent qu'ils se renouvelleraient. Les fomentations émollientes, appliquées sur l'abdomen, peuvent aussi être d'une grande utilité; mais la tendance que les linges et les flanelles ont à se refroidir doit faire donner la préférence aux cataplasmes. Dans le cas cependant où la sensibilité du ventre serait telle que ces derniers deviendraient pour le malade un poids incommode, on aura recours aux fomentations, en ayant soin toutefois de les changer dès qu'elles seraient froides. « Les bains tièdes généraux ont été quelquefois mis en usage par les praticiens dans la colique métallique, et ont produit un effet avantageux. Nous pensons que leur secours sera de quelque utilité, lorsqu'on aura soin de ne les administrer qu'après que la force artérielle aura été modérée par les évacuations sanguines, et que leur température ne sera élevée que de vingt-deux à trente degrés. C'est surtout dans le cas où la maladie aura résisté aux premiers moyens antiphlogistiques, qu'on devra y avoir recours.

» La constipation, contre laquelle les auteurs ont recommandé les purgatifs, sera combattue par les lavements, et avec d'autant plus de facilité que l'irritation intestinale qui en est la cause aura été détruite par les premiers moyens antiphlogistiques. Les liquides à injecter, seront pris parmi la classe des émollients; tels que les décoctions de graines de lin, de feuilles de mauve, de racines de guimauve, etc., auxquels on pourra joindre quelques cuillerées d'huile d'olive ou d'amandes douces, ou du miel.

«Le but d'un semblable moyen consistant seulement à humecter et à ramollir les excréments susceptibles de s'endurcir par le défaut de mucosité intestinale, et d'adoucir en même temps l'irritation locale qui pourrait résulter de la présence de ces excréments, on parviendra toujours à faire disparaître la constipation. Si, sur les derniers moments de la maladie, elle persistait encore, on la fera disparaître par des huileux, de la manne, ou tout autre purgatif mucoso-sucré.

» Les boissons gommeuses, mucilagineuses ou acidulées,

seront les seules dont les malades feront usage dans la colique métallique. C'est ainsi que le médecin aura soin de les choisir parmi la solution de gomme, l'eau de poulet, les décoctions d'orge, de racine de chiendent ou de guimauve, le petit-lait, la limonade végétale. De toutes ces boissons, la dernière nous paraît préférable, en ce qu'elle fournit un léger stimulant agréable au palais et propre à faire éprouver un sentiment de fraîcheur, et qu'elle tend en même temps à diminuer ce dégoût et cet empâtement qui accompagnent toutes les maladies des voies digestives. Dans le cas où le malade présenterait des symptômes de dyssenterie, il sera nécessaire de joindre à ces tisanes une émulsion d'amandes, avec addition de quinze ou vingt grains de nitrate de potasse. Toutes ces boissons seront secondées par l'emploi de loochs gommeux et huileux.

» L'opium, vanté par Dehaen, et principalement par Stoll, ne pourra être administré que lorsque la diminution des douleurs et des désordres sympathiques permettront de l'employer. C'est alors qu'on le donnera à la dose d'un grain ou d'un grain et demi; la durée de la maladie n'exigeant pas de le porter au-delà, on pourra y joindre l'usage des juleps ou des potions anti-spasmodiques, avec lesquels on aura mélangé demi-once de sirop diacode.

» L'abstinence complète des aliments étant de toute nécessité dans les maladies aiguës, les individus atteints de la colique métallique seront mis dès le principe à une diète sévère. Ce ne sera que lorsque l'absence de tout phénomène sympathique annoncera le retour à la santé qu'on permettra l'usage des bouillons, des panades, des soupes de riz et des pruneaux; et l'on ne devra passer aux aliments solides qu'après s'être assuré que la digestion ne réveillera aucun trouble dans la circulation et les sécrétions. »

Voilà le traitement antiphlogistique dans toute sa pureté. Ce sont les préceptes. Il est fâcheux que l'auteur ne les ait pas sanctionnés par l'étude clinique, par des faits pris au lit du malade. Ils auraient pu balancer ceux que M. Tanquerel a recueillis depuis, car les quinze observations qu'il a placées en tête de son ouvrage, ne nous paraissent pas satisfaisantes. Quatre cas simples ont été guéris en trois jours, deux en quatre, un en six, un en huit, deux en dix, et les autres présentaient des complications qu'il était urgent de combattre. Ainsi, terme moyen, la durée du traitement serait de six jours.

On peut aussi regarder comme traitement antiphlogistique, l'emploi des émollients de toute façon conseillés par quelques auteurs, sans avoir recours aux évacuations. Ainsi Grashuis et Ilsemann conseillaient déjà l'addition du mucilage à l'huile douce, et les boissons mucilagineuses préparées avec l'orge mondé, le riz, la racine de guimauve : Tronchin et Dehaen avaient beaucoup de confiance dans le lait comme boisson émolliente. Grimaud conseillait surtout les émollients, les adoucissants, et les mucilagineux pris de toutes les façons, et à grandes doses, par le haut et par le bas, et même en fomentations et en cataplasmes sur le ventre ; il y joint les huiles douces fraîchement préparées et sans feu. Dans le n° du 15 mai 1848 du *Bulletin général de thérapeutique*, page 377, M. Martin Solon a fait insérer une notice sur l'utilité des boissons émollientes dans le traitement de la colique saturnine, vingt-deux malades ont été soumis à l'usage de décoction légère de guimauve ou de chiendent, trois pintes par jour, de trois lavements émollients par jour, et de cataplasmes émollients. La maladie a été amendée du deuxième au troisième jour, ou du troisième au cinquième lorsqu'elle était grave, et guérie du quatrième au sixième. Il pense que l'urine augmentée devient le fluide d'élimination de la cause de la colique de plomb. Déjà nous avons eu occasion de nous prononcer sur cette manière de voir.

Les bains font une partie essentielle du traitement antiphlogistique. Aussi ont-ils été généralement conseillés. Ils ont même été associés à la plupart des autres traitements. Combalusier leur donne les plus grands éloges, dans les cas de violentes douleurs et dès le début. Il pense que vers la fin ils sont nuisibles, surtout lorsque la paralysie est imminente ; les raisons qu'il en donne sont très-sages.

Quelques auteurs ajoutent la plus grande confiance dans les huiles douces. Galesky a beaucoup vanté l'huile de lin fraîchement exprimée, donnée d'heure en heure, à la dose d'une cuillerée ou deux dans une tasse de bouillon léger, ou dans quelque autre boisson appropriée et aromatisée. Valsalva employait l'huile d'amandes douces fraîches, donnée de temps en temps à petites doses. Il y joignait le bouillon de poulet très-léger.

Il est inutile de dire que tous les auteurs conseillent les lavements les plus émollients et les lavements huileux. Tissot, Abhauds, etc., disent en avoir retiré de très-bons effets.

Le docteur Wilson de Midlesex a préconisé, en 1842, les lavements d'eau chaude donnés sans interruption dans un bain tiède. Il rapporte six cas de guérison sans rechute. Selon lui, ils amènent une détente facile et des selles salutaires.

§ IV. — *Des spécifiques.*

Ce n'est point ici le lieu d'examiner la grande question des spécifiques, d'examiner pourquoi certaines doctrines les ont repoussés, pourquoi d'autres les ont multipliés à l'infini. Ce sujet délicat appartient à la thérapeutique la plus élevée. Qu'il nous suffise de dire que nous adoptons des spécifiques, nous ne pouvons même pas faire différemment, à moins de nous mettre en contradition avec nous-mêmes. En effet, nous avons admis une modification spéciale comme base de la colique saturnine. Cet état morbide, pour être combattu, réclame des moyens spéciaux, qui, en le changeant, opèrent une modification thérapeutique propre à détruire la modification pathologique. Sans nous enquérir si cette manière d'agir de la thérapeutique peut s'étendre à d'autres maladies, nous sommes obligés de la reconnaître pour l'affection spéciale dont nous nous occupons.

Ce n'est pas tout. Il ne suffit pas d'adopter ainsi d'une manière générale l'emploi des spécifiques. Comme nous avons deux choses à envisager dans la spécificité de la maladie, sa cause et son état morbide, de même nous aurons à étudier deux sortes de spécifiques, ceux de la cause et ceux de la modification pathologique. La cause, c'est le plomb; l'état pathologique, c'est le caractère *sui generis* de la maladie tel que nous l'avons adopté d'après Stoll. Nous trouvons en effet que deux sortes de spécifiques ont été employés : les uns sont dirigés contre la cause et s'adressent directement au plomb ; les autres sont des modifications de l'état physiologique de l'économie. C'est de cette manière et sous ce double point de vue que nous allons les envisager. Nous avons donc à étudier : 1° les spécifiques chimiques ; 2° les spécifiques physiologiques.

Spécifiques chimiques.

Nous comprenons sous cette dénomination les remèdes qui ont été employés directement contre le plomb. Sous ce point de vue encore, on pourrait créer de nouvelles divisions, car ils n'agissent pas de la même manière, ils n'ont par conséquent pas été dirigés vers le même but. Les uns ont été donnés simplement pour évacuer la matière plombique encore présente dans les voies digestives ou dans les tissus voisins : ce sont les purgatifs. Les autres ont été adressés directement au plomb pour en changer l'état chimique, en lui faisant subir de nouvelles combinaisons, ou en le faisant passer à un état différent qui pût ou le rendre inerte et impuissant dans ses effets, ou le rendre plus soluble et plus facile à être entraîné hors de l'économie. Cette médication est purement chimique; elle constitue la véritable spécialité contre le plomb lui-même. Quant aux purgatifs, comme ils ont principalement été dirigés contre l'humeur peccante, la bile, et surtout contre la constipation, ils ont constitué la méthode la plus large et la plus employée : nous nous en sommes suffisamment occupés, nous n'avons pas à y revenir. C'est donc uniquement des moyens qui, par leur action sur le plomb lui-même, vont en changer l'état chimique, que nous devons nous occuper. Ils ont tous eu pour but soit de neutraliser le plomb toxique, pour le rendre insoluble et innocent, soit d'en favoriser l'élimination, soit par les urines, soit surtout par la peau, où il vient se répandre par une sorte d'efflorescence.

C'est à cette élimination que plusieurs praticiens accordent la plus grande confiance, entre autres MM. Legroux, Sandras, Gendrin, Bouchardat, Melsens, etc. Selon eux, la présence du plomb est la cause prochaine ou entretenante de la maladie; il faut donc l'expulser pour en obtenir la guérison. Tant qu'il en reste une parcelle, la maladie est là présente avec sa cause. Ce qui, au reste, peut être vrai pour leur méthode, peut être inexact pour d'autres en bien plus grand nombre; car, dans la plupart, cette élimination n'a pas lieu, ou du moins elle est imperceptible.

Les *alcalis* ont été conseillés par Lentin et par Weber, dans l'intention d'opérer de nouvelles combinaisons chimiques avec le plomb et d'en favoriser l'évacuation. C'est ensuite pour rétablir les selles que ce dernier voulait qu'on associât la soude à la rhubarbe.

Withering a voulu qu'on fît respirer l'*oxygène pur*, afin de rendre insoluble et inoffensif le plomb.

Le *souffre* a été conseillé par Luzuriaga, Garnett et Hahnemann dans des vues chimiques, auxquelles l'expérience n'a pas répondu ; mais son composé a obtenu plus de vogue.

Limonade hydrosulfurique. — Lalouette semble être le premier qui ait conseillé les préparations hydrosulfureuses, telles que le foie de souffre, les eaux minérales de Baréges, Bones, etc. Il pensait qu'on pouvait en retirer de grands avantages. Déjà il était conduit par l'action neutralisante qu'il attribuait à l'hydrogène sulfureux sur les préparations de plomb. Navier aussi indique les sulfures alcalins. C'est d'après ces principes que MM. Chevalier et Rayer crurent avoir trouvé un remède efficace dans l'acide hydrosulfurique et dans les eaux naturelles et factices qui en contiennent, telles que les eaux d'Enghien, de Balaruc, etc. Le sulfhydrate de plomb, qui est censé se former par la combinaison de l'acide de ces eaux avec le métal, devient insoluble et inoffensif. On préparait artificiellement la limonade en faisant dissoudre 0,25 de sulfhydrate de potasse dans un litre d'eau. Ce médicament fut encore vanté surtout comme préservatif. Les essais qu'en a faits M. Rayer, dans tous les cas, n'ont pas répondu aux espérances que cette théorie avait fait concevoir au nom de la chimie. Il y a renoncé. Peut-être aurait-il dû ne demander au sulfure que la neutralisation du plomb et combattre ensuite la colique par les purgatifs ; mais il lui demandait la guérison complète, et c'était plus que le remède ne pouvait accorder. M. Millon de Sorrèze a, l'année dernière, envoyé à l'académie de médecine un mémoire sur l'action des eaux minérales sulfureuses dans la colique de Poitou. D'après le rapport présenté par M. Martin Solon, dans sa séance du 13 avril 1847, M. Millon aurait traité et guéri vingt-deux coliques; les plus faibles, en deux ou trois jours; les plus fortes, du troisième au cinquième jour; aucune n'aurait passé le quatorzième jour: ces faits sont précieux; ils nous feraient penser que les eaux minérales naturelles sont plus efficaces que les artificielles. Attendons de nouvelles observations.

Les acides ont été presque les premiers antidotes auxquels on ait eu recours, dans la pensée qu'en se combinant avec le plomb, ils donnaient naissance à un composé moins soluble. Ce fut déjà l'opinion de Baker. Ensuite Monro Bemerkk recommanda l'acide tartarique; Grubens conseilla le vinaigre.

Limonade sulfurique. — M. Foucat, pharmacien, à Haubourdin, près Lille, conseilla le premier, en 1831, l'emploi de cette limonade contre la colique métallique, si l'on en croit la lettre qu'il écrivit à l'académie le 24 août 1835, pour revendiquer la priorité (*Annales d'hygiène publique et de médecine légale*, tome XV). Ce qui m'étonne, c'est que l'académie ne se soit pas soulevée contre un pharmacien qui fait de la médecine. Cependant M. Tanquerel crut pouvoir accorder à Moseley la priorité de cet emploi. M. Aran a démontré son erreur, dans le cahier d'août 1840, tome XV, page 53 du *Journal des connaissances médico-chirurgicales*. A M. Gendrin en revient tout l'honneur. Il en fit un spécifique infaillible, et il l'employa avec un succès étonnant sur une quantité prodigieuse de malades. Il fut, dit-il, conduit à ce remède en voyant les bons effets que procurait le sulfate acide d'alumine, et en se demandant quelle était la base qui agissait. L'alumine ne lui parut jouir d'aucune propriété. L'acide sulfurique lui parut être le seul principe agissant. Son attraction élective pour le plomb lui fait abandonner l'alumine pour se porter sur le métal, et se transformer en un sulfate de plomb insoluble, et par conséquent inoffensif. L'expérience vint bientôt justifier ses prévisions théoriques. Douze malades furent guéris en trois ou quatre jours, et sa pratique devint, à cet égard, si nombreuse, que plus de trois cents malades auraient éprouvé les bienfaits de ce traitement dans l'espace de deux ans. La limonade sulfurique devint aussi le préservatif par excellence, et, avec son aide, des ouvriers légèrement atteints n'avaient pas même besoin de suspendre leurs travaux.

On prépare la limonade en mettant de un à trois grammes d'acide sulfurique dans un litre d'eau, on édulcore et on renferme dans des vases qui ne soient pas en métal.

Nous avons déjà vu que ce fut en 1832 que notre savant confrère fit connaître sa méthode par une lettre adressée à l'académie des sciences. Pendant deux ans, les regards qu'on tenait fixés sur elle, en firent publier les bons résultats. Depuis, M. Gendrin n'a pas cessé d'administrer son remède favori et d'en recueillir de grands avantages. M. Bertini, à Turin, n'eut aussi qu'à s'en louer. Il en fut de même de M. Marc, qui la préparait en associant l'acide sulfurique à la tisane de chiendent et réglisse. Malgré ce retentissement d'éloges, cette méthode n'a pas obtenu tout l'assentiment qu'on devait s'en promettre. Il est vrai que les essais qui furent tentés par d'autres médecins n'ont pas toujours répondu à l'espérance qu'elle avait inspirée. M. Tanquerel, entre autres, s'élève avec force et indignation contre les prétentions du médecin de Beaujon. A sa prière, MM. Andral, Dalmas et Sandras ont bien voulu administrer ce médicament à quelques-uns de leurs malades, cinquante-trois individus y ont été soumis. Sur seize cas de colique violente, deux ont été soulagés et guéris en quatre jours; les quatorze autres ont vu leur mal persister et même s'accroître pendant six à huit jours, après lesquels on s'est vu forcé d'y renoncer pour passer aux purgatifs, qui ont de suite procuré leurs bons effets ordinaires en quatre à six jours. Cependant trois de ces malades ont guéri après neuf, dix et douze jours de traitement sulfurique.

Des dix-neuf cas de colique modérée, la plupart ont guéri, mais après dix, douze jours de traitement. Les dix-huit cas de colique légère ont mis, terme moyen, sept à huit jours pour guérir. — A ces faits, que M. Tanquerel n'a pas cru devoir pousser plus loin, il joint le témoignage de plusieurs médecins qui n'ont pas mieux réussi, tels que MM. Bailly et Piorry et M. Grisolle, qui, dans quatre cas de colique violente, n'obtint pas la moindre amélioration pendant plusieurs jours, tandis que le mal céda aux purgatifs dans l'espace de cinq à six jours.

Le témoignage de M. Tanquerel est précieux. Cependant ses tendances vers le traitement purgatif peuvent peut-être en affaiblir la valeur et doivent au moins suspendre notre proscription en présence de faits aussi imposants que ceux que nous a fait connaître M. Gendrin, qui prétend que les revers sont dus à ce que le traitement n'a pas été fait dans son entier, et qu'on a omis les bains qui sont indispensables pour enlever le sel plombique qui est poussé à la peau.

Cela n'a pas empêché MM. Bouchardat et Sandras de se livrer à de nouvelles recherches à ce sujet. Ils sont arrivés à regarder comme indispensable, ou bien d'évacuer la matière plombique qui circule du foie dans les premières voies et des premières voies dans le foie, afin d'en prévenir l'absorption par les radicules de la veine porte; ou bien de la neutraliser en la transformant dans l'intestin en une matière insoluble et par conséquent inoffensive. C'est au moins ce qui résulte du mémoire lu par M. Sandras à l'académie de médecine, le 15 septembre 1846, et des articles que M. Bouchardat a insérés, soit dans sa matière médicale, soit dans ses annuaires de 1846 et 1847. Il faut, dit M. Sandras, nettoyer le malade, en dedans et en dehors, du poison qui existe en nature au contact des organes, ou, comme le dit M. Bouchardat, faire rejeter la bile empoisonnée et les matières également chargées de plomb, qui sont dans les intestins. Comme seconde indication, il faut avoir dans le tube digestif un excès de persulfate de fer, destiné à retenir à l'état insoluble toutes les parties saturnines excrétées par le foie. Ce médicament n'a jamais été administré que sous la forme de sirop, dont ils donnent la préparation avec beaucoup de soin. M. Sandras en fait prendre de deux à quatre cuillerées par jour, combiné avec le sirop de gomme. Cent vingt-deux malades ont été traités ainsi. Deux sont morts, mais l'un des deux a succombé à une fièvre typhoïde; chez l'autre, de nombreuses récidives avaient rendu les accidents de plus en plus graves. Vingt-cinq ont guéri en moins de six jours, vingt-six en moins de quinze jours, dix-sept en moins de trois semaines, vingt-six en moins de quatre semaines, treize en moins de cinq semaines, quinze en plus de six semaines, deux ou trois mois.

L'opium a souvent été employé comme adjuvant contre la violence des coliques, la belladonna contre les étouffements, et presque toujours les purgatifs pour évacuer. Selon ces messieurs, le persulfate ou hydrate de persulfure de fer arrive dans l'intestin grêle et transforme en sulfure de plomb insoluble le composé plombique que le foie secrète incessamment. Ils regardent aussi comme essentiel de faire prendre des bains sulfureux, soit pour enlever les molécules plombiques qui peuvent s'être attachés à la peau, soit pour les y convertir en sulfure inerte, soit pour agir sur les molécules qui seraient portées à l'extérieur par une élimination analogue à celle du foie.

Nous avons déjà dit que Grubens avait employé le *vinaigre*. Samuel, Vergori, Hufeland l'ont également conseillé, mais dans un but chimique tout-à-fait contraire. Ils veulent faire avec le plomb un sel soluble, qui soit plus facilement entraîné au dehors. C'est aussi en s'élevant contre la pensée de transformer le plomb en un sel insoluble, que M. Piorry est arrivé à préférer la limonade nitrique, précisément pour faire un sel soluble plus facile à être éliminé.

C'est d'après les mêmes vues chimiques que plusieurs *sels* ont été préconisés, parce qu'on supposait toujours que les organes où le plomb était sensé séjourner, étaient des cornues où allaient s'opérer les réactions chimiques, qui, à l'aide d'attractions doubles, transformaient la substance plombique en un corps insoluble, inerte ou innocent. Ainsi, Hillary a vanté le tartre vitriolique, surtout pour apaiser le vomissement; le sulfate de magnésie a réussi à Reid et à Frank; le carbonate alcalin et le savon ont, selon Frank, eu leurs prôneurs; le foie de soufre a été conseillé et essayé par Navier, Van des Bosch, Hahnemann; pour la même raison, Garnett, Chevalier et Rayer, etc., ont conseillé les eaux sulfureuses minérales. Mais ces moyens veulent être, selon l'observation de Frank, administrés le plus près possible de l'invasion de la maladie, parce que, sans doute alors, on est plus sûr qu'ils pourront trouver encore le plomb ou une partie de ce métal pour se combiner avec lui et en neutraliser la vertu toxique.

Le *Mercure* a été proposé pour agir chimiquement sur le plomb pathologique. Clark, Gardane, Bürger, Hunter, Waren, Gebel, Clutterburck, Lalouette, Mériadec Laennec, Wagner, Marschall, Behrend, disent en avoir retiré de bons effets; ils pensaient qu'il allait fondre les molécules plombiques. On trouve dans la *Gazette de Saltzbourg*, 1807, l'annonce que cinquante personnes ont été guéries par ce métal. Disons toutefois qu'il était associé à l'opium. Clark voulait produire la salivation pour qu'elle entraînât le plomb. Lalouette pensait qu'il allait fondre les molécules de plomb pour les faire entraîner. Ceux qui l'associent à l'opium lui attribuaient alors une vertu calmante spéciale. Les essais auxquels on s'est livré en France n'ont pas réalisé d'aussi belles espérances.

Le *sulfate de cuivre* a été conseillé par Chalmers. Il est le seul.

D'après ses principes sur la nature arthritique de la colique, Strack a proposé l'*antimoine cru* et les quatre bois, après l'administration préalable des émollients. Le vice de la théorie a fait tort à la médication. Cependant les antimoniaux ont ensuite été employés et conseillés par Philip. Mais que conclure d'une observation (*Journal de Médecine*, tome XIX, page 410), dans laquelle on trouve associés l'émétique et de forts purgatifs?

Le *nitrate d'argent* a bien été conseillé par Roberts, dans le Médic. Transact., tome V, article 5; mais il n'a pas été employé, que je sache. Il en est de même du vert-de-gris conseillé par Harrisson.

Le *plomb* lui-même a été dirigé contre la colique saturnine, dans la pensée qu'une nouvelle combinaison chimique détruirait les mauvais effets qu'avait pu produire le toxique ingéré. C'est dans ce sens que Harlan dit avoir obtenu de bons effets de trois grains d'acétate de plomb administrés par jour. Il est vrai qu'il les associait à deux grains d'opium et cinq grains de calomélas. De façon qu'on ne saurait dire si ce n'est pas à ces derniers remèdes qu'il faut attribuer les honneurs de la cure. Au reste, il ne les conseillait que dans les cas d'ardeur violente des intestins.

Ce travail était fini et prêt à partir, lorsque j'ai lu, dans le numéro du 8 février de la *Gazette des Hôpitaux*, l'article suivant, extrait du compte-rendu de la séance du 5 février de l'Académie des Sciences :

— M. Dumas. « J'ai l'honneur de présenter à l'Académie, au nom du docteur Melsens, un mémoire sur l'emploi de l'iodure de potassium dans le traitement des empoisonnements chroniques par l'absorption des composés plombiques et mercuriaux. Ce mémoire renferme plusieurs faits d'un grand intérêt pour les médecins et les physiologistes.

« D'abord tous les malades, peu nombreux à la vérité, auxquels on a administré l'iodure de potassium ont été débarrassés complètement des symptômes dont ils étaient affectés. En outre, l'auteur a fait des expériences qui démontrent la puissance curative de l'iodure de potassium. Chez un animal auquel on avait administré chaque jour de faibles doses d'un composé plombique, et qui, sous l'influence de ce composé, avait perdu, dans l'espace de quinze jours, les *deux cinquièmes* de son poids, qui était sur le point d'expirer d'épuisement, l'iodure de potassium administré alors a peu à peu rétabli la régularité des fonctions, et l'animal a recouvré sa santé et même son embonpoint dans l'espace de deux à trois semaines.

« Un autre point important du travail de M. Melsens, c'est la théorie par laquelle l'auteur explique le mode d'action de l'iodure de potassium dans les cas dont il s'agit, et les faits qui servent de base à cette théorie. Suivant M. Melsens, l'iodure de potassium dissout le plomb qui existe dans l'économie à l'état insoluble, combiné avec des matières organiques indéterminées (albumine, fibrine, etc.). La preuve que cette dissolution est bien réelle, c'est que les urines des malades traités ou des animaux expérimentés qui, avant l'emploi de l'iodure, ne présentent pas de traces de plomb, en contiennent très-évidemment dès qu'on administre l'iodure. Il résulte de cette propriété dissolvante que, chez les malades qui sont gravement affectés, dont les organes par conséquent renferment une grande quantité de métal toxique, métal qui n'agit que faiblement à l'état insoluble, ou produirait un empoisonnement aigu si l'on administrait à la fois une dose élevée d'iodure de potassium, laquelle aurait pour résultat d'introduire brusquement dans l'économie une quantité considérable de poison soluble. Ce résultat, indiqué par la théorie, a été démontré par l'expérience. Ainsi, sur un chien auquel on avait administré depuis plusieurs jours une préparation insoluble de plomb et qui n'offrait que des phénomènes médiocrement prononcés d'empoisonnement chronique, dont les urines ne contenaient point de métal, on a déterminé des phénomènes mortels d'empoisonnement aigu, en administrant une forte dose d'iodure de potassium. »

Cette communication importante de M. Melsens mérite d'autant plus toute l'attention que M. Dumas invoque en sa faveur, que déjà en 1843 M. Melsens avait proposé ce moyen, conjointement avec M. Nathalis Guillot. Trop peu de faits sont encore émis pour permettre de se prononcer. D'ailleurs, le mot colique n'est pas articulé. Nous nous demanderons si les recherches présentées ont trait à ce mode d'affection saturnine, si elle est comprise au nombre des *empoisonnements chroniques* désignés par l'auteur. En l'adoptant, je le répète, trop peu de faits viennent déposer pour permettre de nous décider; car les deux expériences faites sur deux chiens n'étaient pas des cas de colique.

D'un autre côté, la théorie chimique de M. Melsens ne peut pas être admise encore. Les faits que M. Dumas indique ne nous paraissent pas suffisants pour convaincre. Cette théorie de rendre, comme le voulait M. Piorry, le plomb plus soluble pour l'entraîner, se trouve en contradiction avec celle des autres chimistes, qui veulent le rendre insoluble et inoffensif. Elle prouve aussi que le moyen n'est pas sans danger, puisqu'un chien médiocrement malade a succombé à des accidents plus graves occasionnés par l'iodure de potassium, qui, en rendant brusquement le plomb plus soluble, aurait infecté l'économie par la présence de ce poison. Si la dose trop forte de l'iode a été la cause de cet accident, quelle sera la dose nécessaire? Où placera-t-on les limites? Comment trouver le point où le remède sera utile et celui où il sera nuisible? Sera-t-il même possible de trouver ce point, lorsqu'on envisage les modifications vitales infinies de l'économie, lorsqu'on envisage les susceptibilités si variables de chaque idiosyncrasie?

Le plomb rendu soluble serait éliminé par les urines. Quoique la chose soit possible, elle est bien loin d'être démontrée. Elle ne l'est pas plus que l'élimination par les selles, que l'élimination par la bile, que l'élimination par la peau; si nous l'osions, nous dirions qu'elle l'est beaucoup moins.

Tout en adoptant la possibilité des bons effets de l'iodure de potassium, nous repoussons l'explication théorique de M. Melsens. Nous ne voyons dans cet agent thérapeutique contre les affections chroniques saturnines qu'une action physiologique ou vitale qui va modifier l'état morbide des organes malades pour les ramener à leur type normal. Nous l'admettons, parce que c'est la manière d'agir de l'iodure dans notre économie malade, parce que c'est ainsi qu'il guérit une foule d'affections chroniques dans lesquelles le plomb ne joue aucun rôle. Nous l'avons vu guérir des encéphalopathies, des arthralgies, et mille engorgements qui n'étaient point plombiques. Il ne les a pas guéris en rendant soluble le plomb; il les a guéris en modifiant la vitalité de l'organe malade. Eh bien! ce qu'il a fait dans ces cas, il le fait ou le fera dans les affections plombiques. Telle est notre conviction, tel est le résultat des faits nombreux recueillis par les auteurs et surtout par M. Payan, d'Arles en Provence, qui, dans un travail encore inédit et récemment couronné, a su répandre un grand jour sur cette question.

Je regrette infiniment que cette communication ait été faite si tard. Nous n'avons dans ce moment-ci aucune colique de plomb dans notre hôpital. Je n'en ai aucune dans ma pratique en ville, et je doute qu'il m'en arrive d'ici à huit jours que ce travail doit partir.

L'examen que nous venons de faire de la proposition de M. Melsens n'en est point une réprobation. Il est l'effet de notre désir constant d'arriver à la vérité et de repousser tout ce qui pourrait l'obscurcir ou en entraver la marche. Ce n'est qu'en se dégageant de tout esprit de prévention qu'on pourra la faire briller dans tout son jour, qu'on pourra la rendre immuable. Que les faits établissent d'abord la guérison de la colique des peintres par l'iodure de potassium, qu'ils démontrent la supériorité de ce moyen sur les autres, qu'ils dissipent les craintes qu'on pourrait avoir sur son action nuisible, nous l'adopterons avec empressement. La théorie viendra assez. Mais qu'on ne commence point par elle ; car alors nous verrons les faits, torturés pour s'y accommoder, laisser bientôt renverser avec la théorie ce que le remède pourrait avoir lui-même d'avantageux.

Spécifiques physiologiques.

Par cette dénomination, nous voulons désigner les médicaments spécifiques qui agissent, non plus seulement par une action chimique sur le plomb toxique, mais par une modification spéciale qu'ils impriment aux tissus, aux organes malades, pour en changer la modification pathologique et combattre ainsi la maladie. C'est par une sorte de méthode substitutive ou homœopatique, c'est en remplaçant la modification morbide par une modification thérapeutique, toujours moins grave, qu'on dissipe la première. Les remèdes qui agissent ainsi ne sont pas nombreux ; cependant quelques-uns méritent de fixer notre attention. Il en est un surtout auquel nous ne saurions accorder un examen trop sérieux.

Alun. — Nous n'avons pas cru devoir placer le sulfate

acide d'alumine et de potasse au nombre des spécifiques chimiques, malgré l'explication toute chimique par laquelle M. Gendrin a voulu rendre raison de son action dans la guérison de la colique. Nous avons vu en effet qu'il avait supposé que c'était par la combinaison de son acide avec le plomb pour le sulfatiser et le rendre insoluble, que ce sel agissait. Nous ne l'avons point fait, parce que nous ne partageons point son opinion, et que ceux qui l'ont employé ne songeaient point à cette double attraction chimique. Ils ne l'ont jamais administré qu'empiriquement. Nous pouvons nous en convaincre, en songeant que jusqu'à M. Kapeler les praticiens qui s'en sont servis ne pouvaient pas connaître la composition saline de l'alun à une époque où cette composition était encore ignorée. Ainsi, Richter, Percival, Chapmann, Lindt, Michaëlis, Plenck, Moseley, Adair, Schmidtmann, J.-P. Frank, et surtout Grashuis, qui de tous l'a soumis à une expérimentation plus suivie et plus efficace, ne savaient ce que c'était que le sulfate acide d'alumine; ils ne connaissaient que l'alun. Ils avaient réussi dans son administration ; ils l'employaient parce qu'il guérissait, et ils le conseillaient tout entier, sans songer à son action chimique constitutive. Car, selon Grashuis, il agissait comme astringent, à peu près comme le simarouba, le cachou, le bol d'arménie, etc. M. Kapeler lui-même, bien que nourri de la chimie qui avait fait connaître et l'acide sulfurique, et l'alumine, et leur action sur le plomb, n'a jamais songé à l'employer autrement que parce qu'il guérissait, que comme moyen empirique bien constaté. C'est aussi notre manière de voir. Nous avons la persuasion que l'alun agit sur les tissus malades en vertu d'une action spéciale qui en modifie l'état morbide, et non en décomposant le plomb. Plus loin nous développerons cette pensée, et nous en fournirons les preuves.

M. Prat, médecin de l'hôpital Saint-Antoine, traitait

modestement ses malades avec l'alun. Ses avantages n'eurent aucun retentissement jusqu'à M. Kapeler, héritier de sa méthode. Celui-ci le prescrit à la dose d'un et trois et même quatre gros par jour, dans une potion gommeuse. Il assure avoir constamment guéri, quelque intense que fût la maladie, et cela sans accidents et sans récidives. M. Montanceix a fait connaître la pratique du médecin de Saint-Antoine, par opposition à la méthode de la Charité, sur laquelle il lui donne une grande supériorité. M. Gendrin a adopté la méthode de M. Kapeler. Sur cinquante-huit malades, il n'a eu qu'à s'en louer. Jamais il n'a vu l'alun échouer ni causer aucun accident à la dose d'un à deux gros. Mais au-dessus de deux gros et demi, il l'a vu nuire quelquefois. En douze heures les accidents saturnins sont quelquefois arrêtés.

L'amélioration ne se fait jamais attendre longtemps.

Le docteur Hoffmann, de Neu-Ruppin, ne saurait donner trop d'éloges à l'emploi de l'alun associé à l'opium, lorsque les accidents inflammatoires ont été combattus. Ce médicament sert à diminuer les spasmes, à régulariser les évacuations alvines, à calmer beaucoup les malades. (*Medicin*. Zeitung. 1844.)

Le docteur Wigleins en administre vingt-cinq milligrammes toutes les trois heures. Il lui attribue une action toute chimique. Il se forme un sulfate de plomb insoluble et par conséquent inerte, et du sulfate de potasse, qui, devenu libre, agit à la manière des cathartiques. Il ne tient aucun compte de la vitalité des organes. Son explication est toute hypothétique et même contraire aux faits.

Les succès obtenus sont bien encourageants. Cependant il ne se sont pas soutenus dans les essais de M. Tanquerel. Sur huit malades il a échoué assez complètement pour se voir forcé de recourir au traitement de la Charité, ou bien l'amélioration ne s'est fait sentir qu'après huit ou douze jours. Malgré ce petit nombre d'observations, il se croit en droit de s'élever avec énergie contre un moyen qui a échoué aussi souvent *coup sur coup*, tandis que dans les purgatifs il en possède un qui est infaillible. Pour y croire, dit-il, je voudrais voir les merveilles que MM. Kapeler et Gendrin disent avoir observées.

Des résultats aussi opposés ne peuvent que nous engager à suspendre un instant notre jugement.

Noix vomique. — Deux circonstances ont pu conduire à l'emploi de la noix vomique. L'un est l'avantage que procure cette substance dans les cas de paralysie saturnine, qu'elle soit ou non la suite de la colique. Deux maladies qui reconnaissent la même cause, a-t-on dû se dire, doivent, par analogie, être traitées de même; or, la noix vomique guérit la paralysie, elle doit guérir aussi la colique. D'autre part, la théorie a dû conduire encore à ce remède. La quasi-paralysie de M. Mérat et de M. Beau, et l'hyposthénie de M. Giacomini et des Italiens ont dû faire tourner les yeux vers le moyen le plus excitant, le plus propre à stimuler, à lutter contre cette affection paralytique, hyposthénisante, et la noix vomique s'est présentée. C'est là véritablement l'influence de la théorie sur la thérapeutique. Quoi qu'il en soit de ce raisonnement, M. Serres paraît être le premier qui ait employé la noix vomique contre la colique saturnine. Il la prescrivait en teinture; des succès ont répondu à ses espérances. L'extrait, la poudre, la strychnine ensuite ont pu être employés de même.

Pour juger par lui-même de l'action de ce remède, M. Tanquerel a prié M. Sandras de l'essayer à l'hôpital de la Charité, où il faisait momentanément le service à la place de M. Bailly.

Quatorze malades y ont été soumis. Trente gouttes de teinture alcoolique de noix vomique leur ont été données chaque jour dans une tasse de décoction de guimauve.

Chez quatre malades atteints de douleurs violentes, deux n'ont éprouvé de soulagement qu'après le sixième jour, et les accidents s'étant reproduits le onzième jour chez l'un d'eux, on lui fit prendre l'huile de croton tiglium, qui le guérit en trois jours. Les deux autres n'ont pas éprouvé la moindre amélioration pendant huit jours. Alors les purgatifs les ont guéris en six jours.

Cinq malades avaient une colique moyenne. Trois n'ont été soulagés qu'après six à dix jours; le quatrième a pris une paralysie le douzième jour, après cinq jours de bien-être; le cinquième a résisté pendant quatorze jours. Alors le croton tiglium l'a guéri en trois jours.

Les cinq autres, légèrement atteints, n'ont pas été guéris avant le sixième jour, et encore l'un d'eux a éprouvé une rechute qui a cédé à d'autres moyens.

« Ces faits, dit M. Tanquerel, parlent assez d'eux-mêmes : ils n'ont pas besoin d'être commentés pour prouver que la noix vomique n'a aucune influence, ou du moins une très-légère sur le cours de la colique saturnine, et que ce médicament dans ces circonstances, ne jouit d'aucun effet purgatif. »

C'est en effet une chose digne de remarque, que les lavements purgatifs n'aient pas même pu obtenir des selles pendant l'administration de la noix vomique. Il semble que ce médicament aurait dû ramener les selles, non point en purgeant, mais en rendant à l'intestin le ton et la contractilité qu'il a perdus. Cet échec serait pour nous une preuve de plus que la torpeur intestinale n'est point une paralysie, si nous voulions conclure d'après le remède, suivant cet adage : *Naturam demonstrat curatio*.

Nos réflexions s'appliquent à l'électricité, que plusieurs auteurs, entre autres Gardane, ont conseillée, dans la pensée de rendre son action au tube digestif affaibli. Son impuissance contre la colique ne fait rien préjuger de son emploi contre la paralysie saturnine. Dans ce dernier cas elle réussit: M. Andral en a retiré de bons effets. Il a aussi administré alors avec succès la *brucine*; mais elle n'a pas été donnée contre la colique. C'est d'après ces idées de faiblesse et de paralysie, que Boerhaave et son commentateur Van Swieten conseillaient sur le ventre les applications d'emplâtres faits avec des substances aromatiques et avec des gommes excitantes : moyens, disent-ils, qui agissent plus sur les viscères abdominaux et qui conviennent surtout pour guérir la paralysie.

Beaucoup d'autres remèdes ont joui de quelques faveurs en vertu d'une action spécifique qu'ont leur a supposée, mais que l'expérience n'a pas sanctionnée. Ainsi Bisset avait, en 1766, conseillé le *bezoard* animal, par une sorte de raisonnement homœopathique, et sur le même rang la terre absorbante de Sicile. Weber, Kühn, Arzneik ont proposé la *magnésie* pour absorber le plomb. Arzler en a conseillé la combinaison avec la rhubarbe.

Dans son traité *de plumbi vi et efficaciâ*, Rotter a employé le *charbon animal*; mais il n'a pas eu d'écho.

Sydenham et Hillary ont conseillé le *baume du Pérou*; mais il a été impuissant et abandonné.

Le *camphre* n'a pas été administré seul, Stoll le combinait, comme antispasmodique, avec les calmants.

Hillary a conseillé le *musc*; mais seulement dans les cas où la maladie se complique d'un état convulsif.

Quoique Stoll eût beaucoup de confiance dans l'infusion de *camomille*, ce n'était pas comme remède essentiel, c'était comme adjuvant, en tisane.

Les *graines du hura crepitans*, prescrites par Stephens, celles de tithymale, recommandées par Petrus de Apono, n'ont pas attiré d'autre attention, non plus que le suc de la décoction du *xanthoxilum* indiquée dans les mémoires de la Société médicale de Londres.

Il n'est pas jusqu'au *sucre* seul qui n'ait été recommandé, en 1825, par Magliary, dans la Gazette de santé et ensuite par Hufeland dans son journal.

Nous n'avons pas fait des irritants extérieurs une méthode particulière, parce qu'ils n'ont jamais été administrés isolément.

Grashuis, Hunter, Bemerkk, Baker, Wolff, Tronchin, etc., ont appliqué des vésicatoires sur le ventre et d'autres revulsifs sur les membres, mais seulement comme adjuvant. M. Trélat dit avoir guéri un malade par les synapismes sur les membres (*Journal des Progrès des Sciences médicales*, octobre 1827.) Que peut signifier un fait isolé en présence de tant de faits contradictoires? Dupuytren, au rapport de M. Mérat, aurait guéri deux malades avec l'application de plusieurs vésicatoires sur l'abdomen. Ces deux faits n'ont eu ni écho, ni sympathie, ils sont restés seuls. Nous ne devons pas compter comme méthode révulsive, celle de Ranque; bien que le tartre stibié joue son rôle dans ses épithèmes, ce n'est pas à lui que revient l'honneur de la cure, c'est aux calmants et aux antispasmodiques. S'il y était pour beaucoup, il serait plus simple d'appliquer le sel tout seul. sans l'affaiblir par ses combinaisons et surtout par le diachylum, qui en détruit l'action.

Cependant ce mode de traitement mérite peut-être plus d'attention qu'on ne lui en a accordé. Les irritants extérieurs ont deux manières d'agir, qui ne sont point à dédaigner dans la colique saturnine. Comme irritants, ils pourraient agir sur l'économie et aller retentir sur les appareils malades pour les modifier et détruire ainsi l'état morbide. Comme révulsifs, ils pourraient appeler sur le point irrité, la fluxion irritative, la modification spéciale qui caractérise la maladie.

Ce mot *révulsif* pourra paraître contradictoire à ceux qui ne voient dans la révulsion qu'une fluxion sanguine ou humorale; mais il ne sera point tel pour les vitalistes qui admettent une fluxion vitale ou nerveuse, *sine materiâ*, et qui en conçoivent le déplacement.

§ V. *Association des remèdes.*

Nous avons étudié les médications dans toute leur pureté et isolées de tout autre remède, de toute espèce d'accessoire. Cependant elles ne sont pas toujours aussi vierges. Le plus souvent, elles sont associées à quelque autre médication, elles sont combinées entre elles. Il n'est pas de partisan d'une méthode, tant acharné s'en soit-il montré, qui n'ait reconnu la nécessité de lui adjoindre, sinon toujours, au moins quelquefois une autre méthode; parce qu'un médecin, quelque systématique qu'il soit, veut avant tout guérir ses malades, et qu'il cherche de bonne foi à s'entourer de tout ce qui peut le conduire à ce résultat. C'est ce que va nous démontrer l'examen suivant :

1° D'après sa théorie sur l'action directe des molécules de plomb sur les tissus, Combalusier, veut qu'on les évacue par le haut et par le bas, et que l'on calme les intestins irrités, puis qu'on réveille l'économie fatiguée par quelques cordiaux et sudorifiques. C'est le traitement de la Charité. Aussi de toutes les méthodes, l'évacuante est celle à laquelle on a le plus facilement associé les calmants et les émollients; presque tous les auteurs qui ont adopté ou modifié le traitement de la Charité, ont senti la nécessité de lui associer l'opium, ou quelques autres calmants, surtout, comme le voulait Heberden, lorsque les douleurs sont très-violentes. Nous savons que déjà le bol de thériaque et d'opium entre dans sa composition. Waren voulait qu'on évacuât d'abord par le haut, qu'on administrât ensuite l'opium à haute dose, puis qu'on évacuât par le bas.

Les émollients ont aussi été associés aux purgatifs. Cette

association remonte à Dehaen qui redoutait l'action irritante des purgatifs seuls. Ce fut la combinaison que proposa M. Kapeler, en 1819, dans une note insérée dans l'*Annuaire des hôpitaux de Paris*. Trois malades, traités ainsi, ont mis de huit à douze jours pour guérir.

Je ne parle pas de la combinaison des purgatifs ensemble. Elle est très-commune, et il est bien peu de purgatifs qui aient joui du privilége d'être administrés seuls. Le traitement de la Charité est déjà une association de plusieurs évacuants, qui a subi bien des variations, comme on peut le voir par les formules données successivement par Combalusier, Desbois de Rochefort, Tanquerel, etc.

M. Legroux adopte l'huile de croton tiglium, mais il veut qu'on la fasse précéder par des pilules d'aloès, de jalap, et de calomelas, auxquelles il attribue la propriété de provoquer une sécrétion intestinale abondante, et surtout un flux de bile, qui serait à son tour un stimulant plus puissant que les purgatifs pour combattre la constipation. Aussi il veut qu'on les réitère à la fin du traitement. Cependant la guérison la plus prompte qu'il ait obtenue, s'est fait attendre cinq jours.

Huxham voulait qu'après les vomitifs répétés, on purgeât par le bas : il ne craignait pas d'employer les pilules *cochées*, le jalap, le séné, et de réitérer souvent ces purgatifs.

Le docteur Dégland, qui est chargé, à l'hôpital St-Sauveur à Lille, de donner des soins aux ouvriers de Théodore Lefebvre, de Moulins-lès-Lille, a toujours retiré de grands avantages de l'apozème suivant : R. Séné 64, Sulfate de soude 32, Sirop de nerprum 64, eau 500. Faites un apozème purgatif. Donnez par verrée de demi-heure en demi-heure.

Le docteur Mason Good a recommandé l'association de l'huile de croton avec l'huile essentielle de térébenthine:

elle lui paraît plus efficace que le purgatif administré isolément.

2° La méthode calmante n'a pas moins peut-être éprouvé de combinaisons que la purgative. Peu d'auteurs, à part MM. Triberti et Giacomini, l'ont conseillée toute pure et sans mélange. Presque tous ont senti la nécessité de la combiner avec les purgatifs, soit pour neutraliser l'action constipante de l'opium, soit le plus souvent pour favoriser les évacuations alvines, que la cessation de la douleur et du spasme saturnin rend alors plus facile; le purgatif le plus doux suffit en effet pour provoquer les selles, lorsque la douleur et le spasme sont calmés. Dehaen alternait quelquefois l'eau laxative de Vienne avec les narcotiques, lorsqu'il voulait combattre un état saburral. Grimaud a renouvelé le même conseil. Déjà Stoll qui, le premier, a organisé, en quelque sorte, le traitement par l'opium, voulait que bientôt on lui associât les purgatifs, mais il voulait que ceux-ci ne vinssent qu'après l'opium. Il avait fait la remarque qu'alors seulement les selles étaient plus faciles à provoquer. Il semble que l'opium, en calmant le mode d'éréthisme de l'intestin, le rend plus accessible à l'action des purgatifs. Le docteur Blanchet, de Tours, pense de même et veut qu'après trois jours d'administration de l'opium et de la belladone à haute dose, on prescrive les purgatifs.

Darwin voulait aussi qu'après l'opium on fît prendre un purgatif, séné, jalap, huile de ricin, etc. Le stimulus de l'opium, dit-il, en rendant aux intestins leur irritabilité naturelle dans ce cas de torpeur douloureuse, aide à l'action du purgatif. On voit qu'il écrivait sous l'inspiration du Brownisme, *me hercle opium non sedat*, qui a depuis servi de base au controstimulisme. C'est par les mêmes considérations que Guéneau de Mussy voulait qu'on associât les purgatifs à l'opium; il voulait abréger la durée du traitement par les simples opiacés. — M. Filhos pensait et agissait de même. M. Richard Harlam, des Etats-Unis, s'est toujours bien trouvé du mélange de gr. II — III d'opium à gr. X de calomélas, répété toutes les deux heures jusqu'à ce que le calme ou la salivation s'en suivît. Il débute quelquefois par une saignée. Ordinairement deux prises suffisent. Il leur associe assez fréquemment l'acétate de plomb à la dose de trois grains, comme astringent. Cette association de l'opium avec le calomélas avait déjà été préconisée en 1807 par le docteur Burger, de Wolfsberg.

C'est ainsi qu'en se rapprochant du traitement de la Charité, on a cherché à faire mieux par des moyens plus simples et aussi rationnels.

Le 10 novembre 1836, Ranque, médecin de l'Hôtel-Dieu d'Orléans, lut à la société des sciences de cette ville un *mémoire sur les empoisonnements par les émanations saturnines*, nom sous lequel il désigne la colique des peintres. Ce travail fut publié dans le tome VII des annales de ladite société, et il en fit tirér quelques exemplaires à part. En conséquence de son opinion sur la lésion nerveuse abdominale, il propose un traitemennt composé de calmants et d'antispasmodiques à l'intérieur et à l'extérieur. Voici en quoi consiste cette méthode.

1° *Epithème abdominal*, dont on recouvre tout le ventre depuis l'appendice xyphoïde jusqu'à un pouce du pubis et qui ne doit être séparé de l'épithème lombaire que d'un pouce environ. R. diachylon gommé — ℥ B, thériaque ℥ B, masse emplâtre cigüe — ℥ jj, camphre en poudre ʒ j, soufre en poudre, ʒ B; faites un amalgame du tout à un feu très-doux; étendez sur une peau de la grandeur de l'abdomen; unissez la surface et saupoudrez avec :

camphre }
tartre stibié } ʒ B.

Fleur de soufre . . . . ℥ B.

2° Le second moyen consiste en un *épithème lombaire*,

qui recouvre cette région depuis l'avant dernière vertèbre jusqu'au sacrum, et qui se compose de la même manière que l'épithème abdominal. Seulement on en saupoudre la surface avec deux gros de camphre.

3° On prescrit le liniment antinévropathique suivant :

Eau distillée de laurier cerise. . . . . ℥ jj.
Ether sulfurique . . . . ℥ j.
Extrait de belladona bien préparé. . . . ℈ jj.

Mélangez, agitez le vase avant de vous servir du liniment, et employez pour chaque friction environ deux cueillerées à bouche.

(Moitié si les sujets sont jeunes).

4° Faites prendre le lavement antinévropathique suivant:

Teinture éthérée de feuilles de belladona. Gtes XX
Huile d'olive ou d'amandes douces. . . . ℥ IV
Ou décoction de graines de lin froide. . un setier.

Mêlez et donnez à froid.

5° On donne la potion antinévropathique qui suit :

Eau de tilleul. . . . . ℥ jj
Teinture éthérée de belladona . . Gtes XX
Sirop d'orgeat. . . . . ℥ B

Nous remplaçons quelquefois cette potion par le mélange suivant :

Teinture éthérée de belladona. . . . Gtes V
Sirop d'orgeat . . . . . Une cuillerée à café.

Mêlez pour une dose.

Cette préparation de belladona ne se trouvant dans aucune pharmacopée, voici la formule que nous employons pour l'obtenir :

Poudre de feuilles de belladona. ℥ j
Ether sulfurique à 66° . . . ℥ jjj

Laissez macérer pendant trois jours.

6° Cataplasme antinévropathique. C'est un cataplasme de farine de graines de lin, assez grand pour couvrir le ventre;

soupoudrez la surface avec le mélange destiné à l'épithème abdominal.

Mode d'application. — Premier jour. Application sur le ventre de l'épithème abdominal, et sur les lombes de l'épithème lombaire ; le tout maintenu avec un bandage de corps.

Trois frictions, avec le liniment, des parties douloureuses, front, tempes, nuque, membres.

Lavement antinévropathique aux sujets constipés, un ou deux par jour, suivant l'intensité de la douleur et la durée de la constipation.

Potion antinévropathique par cuillerées à bouche, dans les crises violentes des douleurs.

Pour boisson, eau d'orge gommée, de chiendent gommée, petit-lait émulsionné, donnés en très-petite quantité : diète absolue.

Deuxième jour. Même traitement.

Troisième jour. L'épithème lombaire est laissé en place, attendu qu'il ne produit pas d'éruption. L'épithème abdominal doit-être enlevé au moment de l'apparition des pustules. On le remplace par un nouveau, si les douleurs ne sont point calmées, et on le rend plus actif en portant à deux gros la dose du tartre stibié. Du reste, même traitement.

Quatrième jour. Si les douleurs sont calmées, on enlève les deux épithèmes, mais on continue encore le lavement et les frictions. Potages légers. La persistance des douleurs, ce qui est très-rare, provient du défaut d'action de l'épithème abdominal, ce que l'on reconnaît à l'absence de rougeur et de pustules. Alors réapplication de l'épithème en doublant la dose du tartre stibié.

Cinquième jour et suivants. Pansement des pustules avec du cérat mélangé avec de l'onguent rosat ou du baume geneviève.

Si les douleurs des membres survivent aux souffrances

abdominales, on remplace le liniment par l'épithème stibié, qu'on applique sur toutes les parties douloureuses.

Si des rechutes ont lieu, on recommence le même traitement.

Cent quarante-cinq malades ont été ainsi traités par Ranque, dans l'espace de six ans; et cent quarante-cinq malades ont guéri. Dès le premier jour, le soulagement arrive, les vomissements cessent presque entièrement, et les coliques diminuent, le deuxième. Les déjections commencent souvent, le troisième, et continuent les jours suivants. Les douleurs des membres continuent assez souvent après que les coliques ont cessé, et alors même que le ventre est libre; mais il n'a jamais observé, à la suite, ni paralysie, ni complication. M. Mérat pense que ce traitement, un peu trop polypharmaque, pourrait-être simplifié et dans la potion, et dans les lavements et dans les épithèmes. Il ne croit pas non plus à une efficacité aussi grande que l'a dit Ranque. Les mêmes noms se représentent plusieurs fois sur la liste de ses malades. Ce qui fait supposer un plus grand nombre de récidives. Deux malades ont été traités à la Charité sans succès par cette méthode. M. Tanquerel a trouvé trop de répugnance de la part des malades, pour entreprendre aucun essai de traitement dont la durée moyenne est de douze jours. Ce qui n'est guère engageant, auprès de méthodes beaucoup plus expéditives.

3°. Malgré ses prétentions, la médecine physiologique n'a pas pu se renfermer dans l'emploi exclusif des antiphlogistiques. Aux émissions sanguines, aux émollients, elle a toujours associé les évacuants, lorsque surtout les selles avaient besoin d'être favorisées. Il est vrai qu'elle a recommandé de choisir les purgatifs les plus doux, dans la crainte d'exaspérer la phlogose intestinale. Elle a bien souvent aussi associé les calmants, lorsque des douleurs atroces torturaient les malades; mais il faut en convenir, elle n'accorde à ces moyens qu'une part accessoire dans la cure. Elle ne les emploie que comme adjuvants et non comme curatifs. Elle en réserve toute la gloire aux antiphlogistiques. Cette association des calmants est devenue une habitude pour MM. Palais et Renauldin. M. Husson emploie à la fois la saignée ou des sangsues abondantes et l'opium à haute dose. M. Guérin de Mamers, voyant dans la maladie un état à la fois nerveux et inflammatoire, a voulu combattre cette double manifestation morbide, en réunissant contre elle une double médication; l'antispasmodique et l'antiphlogistique, comme je l'avais fait quelques années auparavant, comme M. Brachet l'avait indiqué dans son traité de l'emploi de l'opium.

Une de ces associations les plus ordinaires consiste dans les lavements laxatifs, déjà conseillés par Grimaud et beaucoup d'autres médecins, et sur lesquels M. Fournier a tant insisté.

4°. Les spécifiques sont dans le même cas que les autres médications. Le plus souvent on leur a associé, soit des évacuants pour activer la détente de l'abdomen, soit des calmants pour favoriser le calme de la douleur et des spasmes, soit l'un et l'autre pour remplir cette double indication. Grasbuis, a rarement employé l'alun tout seul. Presque toujours il l'a associé dans ses formules, soit aux toniques. soit aux calmants, soit aux purgatifs, avec lesquels il les alternait. Voici une de ses formules :

℔ Aquæ coctæ. . . . unc. X.
Vini albi gallici. . . unc. IV.
Extract. corticis peruv. drach. jj.
Aluminis crudi . . . drach. jj. et dem.
— M. Omni horâ. . . . . unc. j.

C'est aussi par une semblable association de médicaments multiples, que Moseley traitait ses coliques avec succès. Voici quelle était sa formule :

R. Vitriol blanc ℥ jjj, alun de roche ℥ j, cochenille pulvérisée g jjj, eau bouillante ℔ j.

Mêlez, laissez reposer, ou filtrez pour avoir la solution claire.

Frank aussi prescrivait quinze grains d'alun combinés à un demi grain d'opium et répétés plusieurs fois par jour. Il s'en trouvait très-bien. C'est aussi la méthode de M. Kapeler : il trouve que la constipation est alors plus facile à surmonter.

Nous avons vu que M. Tanquerel avait été obligé, pendant l'emploi de la noix vomique, de faire un usage fréquent des lavements purgatifs et des purgations, et qu'alors même la constipation n'en était pas moins rebelle que dans les cas où on n'avait pris aucun remède.

Quelques praticiens, indécis sur la valeur réelle de chaque méthode exclusive, n'en adoptent aucune. Ils se laissent conduire par les circonstances ; ils remplissent les indications que paraît présenter la maladie à mesure qu'elle marche, et selon ses nuances. C'est ainsi que se conduisent MM. Broussonnet et Caizergue, à Montpellier. Suivant M. Bordes-Pagès, (*Clinique médicale de Montpellier*. Juillet 1845.) ces professeurs habiles n'adoptent point de traitement exclusif. Ils cherchent l'indication à remplir dans la fièvre, la douleur, la constipation. En général, les drastiques leur répugnent dans les cas simples : ils préfèrent l'opium et les laxatifs.

§ VI. — *Examen de la valeur des médications.*

Voilà l'état actuel de la science, tel au moins que mes faibles ressources m'ont permis de l'établir en compulsant ma modeste bibliothèque. Autant que je l'ai pu, j'ai puisé dans les ouvrages originaux, et j'ai eu le bonheur de pouvoir me les procurer presque tous. Quant à ceux qui m'ont manqué, j'ai cru pouvoir m'en rapporter soit aux auteurs des savantes monographies que nous possédons, soit aux extraits scientifiques qui en ont été donnés dans les ouvrages périodiques. Aussi je ne crois pas avoir omis rien d'essentiel. Peut-être ai-je péché par un défaut contraire, en entrant dans une trop grande étendue de détails; mais j'ai préféré de m'exposer au reproche d'avoir trop dit, plutôt qu'à celui d'être resté en arrière. J'ai eu surtout la pensée dominante de rendre à chacun ce qui lui était dû. Quelle que soit la manière dont on envisagera cet exposé, quelque fidèle qu'il soit, quelque complet que j'aie voulu le rendre, peut-on en tirer des indications curatives précises? Peut-on surtout en déduire une médication rationnelle, qui soit le tableau fidèle d'un traitement méthodique? Le peut-on lorsqu'on voit les méthodes différentes s'entrechoquer et se combattre, lorsqu'on voit les partisans de chaque médication saper les autres médications, pour élever sur leurs débris celle dont ils se sont fait les apôtres? En voyant cette sorte d'anarchie, à quelle médication donnerons-nous la préférence? Pouvons-nous nous décider pour l'une à l'exclusion des autres? Si nous admettons les éloges et les blâmes, elles sont toutes bonnes, elles sont toutes mauvaises. Devons-nous donc les admettre toutes ou les rejeter toutes? Comment expliquer les guérisons obtenues par des méthodes en apparence si différentes? Peut-on admettre, avec M. Chomel, que la diversité des circonstances décide les succès des calmants, lorsque la douleur est très-vive; des purgatifs, lorsque la constipation est grande; des antiphlogistiques, lorsqu'il y a inflammation? Ce raisonnement est au moins spécieux; mais il ne nous paraît pas suffisant. Suspendons un instant notre jugement, et, pour lui donner plus de valeur, cherchons, dans un examen critique et sévère de toutes les médications, des motifs suffisants pour le rendre plus sûr et plus solide. Toutefois nous ne nous faisons point illusion; nous savons qu'une fois qu'on a adopté une opinion on s'identifie, on ne fait plus qu'un avec elle, et qu'il n'est plus guère possible de s'en détacher. Les preuves fussent-elles convaincantes, les raisons ne manquent pas pour les repousser. « Rien n'est plus étonnant, dit Combalusier, que d'éprouver tant d'obstacles, pour éclairer et réformer les hommes sur leurs intérêts les plus précieux, et de les trouver presque toujours plus disposés à se livrer à des périls démontrés, qu'à renoncer à leurs préjugés. »

Aucune médication n'a reçu autant d'éloges que le traitement de la Charité par *les purgatifs*. Il guérit toujours, il guérit sûrement, il guérit sans récidive; il prévient les accidents cérébraux, rachidiens, arthralgiques, paralytiques. Que n'a-t-on pas dit en sa faveur! Les anciens n'en voulaient pas d'autres. Rappelons quelques-uns des noms célèbres qui en furent partisans : Boerhaave, Sennert, Baglivi, Dubois, Stokusen, Wilson, Doasan, Combalusier, Bouvart, Glatigni, Stoll, Desbois de Rochefort, Lalouette, Chirac, Gardane, Corvisart, Leroux, etc. M. Mérat le regarde comme le seul convenable, comme un spécifique puissant et sûr, qui est à la colique de plomb ce que le quinquina est à la fièvre intermittente. M. Lerminier ne l'a jamais vu échouer, et il n'a pas perdu un malade sur cent. Ces succès lui font penser que le tube digestif est dans des conditions spéciales pour résister à des purgatifs aussi violents. M. Chomel y voit la seule méthode qui réussisse constamment; il leur attribue le monopole des guérisons sûres. Il pense que les graves reproches qu'on lui a adressés viennent de ce qu'on n'a pas assez distingué les nuances qui nécessitaient quelquefois les antiphlogistiques, quelquefois les calmants, et d'autres fois de plus fortes doses de purgatifs. M. Tanquerel n'est pas moins explicite. Selon lui, c'est une des médications les plus efficaces, et cette appréciation lui assure une valeur qui en fera toujours et à jamais une des bonnes méthodes thérapeutiques que la science possède.

Si nous passons aux purgatifs spéciaux, nous trouvons pour l'huile de croton tiglium, non-seulement les éloges de ceux qui l'ont employée, mais encore l'assentiment de la commission de l'Institut, qui la déclare le plus sûr, le plus prompt et le moins coûteux des remèdes de la colique.

Cependant tout n'est pas rose dans ce monde, et, comme les meilleures choses, le traitement par les purgatifs a trouvé ses antagonistes. Ils lui ont reproché : 1° de ne guérir que lentement, de six à douze jours, terme moyen ; quelquefois un peu plus tôt, il est vrai ; mais quelquefois aussi un peu plus tard ; 2° de perdre, selon quelques auteurs, un malade sur cent ; suivant d'autres, un sur soixante, et selon quelques-uns, un sur trente ; 3° de faire naître quelquefois des accidents inflammatoires dans les organes de l'appareil digestif, et de rendre ainsi la maladie plus grave et plus lente, en la compliquant ; 4° de tourmenter beaucoup les malades ; 5° enfin de ne présenter qu'un empirisme hideux, qu'un magma informe de drogues bizarres, un monument ridicule de superstition et de routine, qu'il est indécent et honteux de perpétuer, que le malade ne prend qu'avec répugnance, et dont le prix n'est pas à la portée des ouvriers. Marteau de Grand-Villiers fut obligé, à cause de ses mauvais effets, de renoncer au traitement de la Charité dans la colique saturnine qu'il observa dans son abbaye, et il le blâme assez énergiquement. La lenteur de la guérison est repoussée par la plupart des fauteurs de cette méthode. Cependant Combalusier dit (page 208) qu'elle guérit dans l'espace de huit ou neuf jours et même de quatre ou cinq. Les sept malades qui font le sujet de sa dissertation ne furent guéris qu'en plusieurs semaines ; il est vrai que la maladie avait été méconnue et qu'elle durait depuis longtemps. L'aveu le plus formel de sa lenteur se trouve dans la formule même de la Charité, qui porte à six ou huit jours la durée du traitement ; ce qui fait supposer la nécessité de ce laps de temps pour dissiper les accidents. C'est aussi l'aveu de M. Mérat. « La guérison, dit-il, ne se fait pas attendre plus de huit jours dans les cas ordinaires, quelquefois un peu plus pourtant (page 46 et page 184). » Il cite plusieurs insuccès. La recommandation que fait M. Chomel ne semble-t-elle pas indiquer le peu de confiance que mérite le plus souvent ce traitement? Les attaques dont elle fut l'objet lorsqu'elle fut introduite sous le nom de *macaroni* et de *mochlique*, en présentant des faits divers, forcèrent plusieurs fois d'en changer la forme et de la modifier par des remèdes plus innocents. Cependant rien ne prouve mieux ses avantages que cette résistance, pendant deux siècles, aux objections et aux diatribes des hommes les plus célèbres, tels que Bordeu et Dehaen. Celui-ci l'accuse de ne pas prévenir les rechutes; il va même jusqu'à mettre en doute la nature saturnine des coliques que les médecins de la Charité traitent avec des remèdes aussi incendiaires et aussi meurtriers.

Desbois de Rochefort, malgré sa prédilection pour ce traitement, en redoute l'action irritante chez les enfants, et il veut qu'on les traite par les émollients, sauf à en venir à quelques laxatifs, lorsque la constipation est opiniâtre. Il dit même que les antiphlogistiques sont quelquefois nécessaires; dans quelques circonstances, rares il est vrai, les drastiques ont augmenté les douleurs et l'inflammation. Aussi M. Giacomini le regarde comme dangereux.

Dubois et Burette ont perdu vingt malades sur douze cents en vingt-trois ans; ce qui fait environ un sur soixante. C'est aussi le résultat de Bouvart, qui dit qu'on en guérit cinquante-neuf sur soixante. Doasan aussi n'en a perdu qu'un sur cinquante-trois. Sur mille sept cent soixante-quinze malades, Gardane en a perdu en douze ans soixante-quatre; environ un sur vingt-huit. Sur cinquante-sept entrés en 1811, M. Mérat compte cinq morts; un sur douze. Sur plus de cinq cents, M. Lerminier n'en a perdu que cinq;

un sur cent. Ces variations ne peuvent s'expliquer que par la gravité des complications et par l'influence que les constitutions médicales exercent sur la santé et sur les maladies ; autrement on ne pourrait comprendre certaine mortalité effrayante. Toujours est-il que, terme moyen, il y a environ un mort sur trente malades.

Les purgatifs réitérés ajoutent souvent à l'atrocité des douleurs pour un moment. Ce n'est que lorsque le ventre est ouvert que leur mauvais effet cède au bien-être qu'amènent les selles. C'est là ce qui arrive le plus souvent. Cependant ce n'est pas toujours impunément qu'on porte cette immense quantité de substances irritantes sur la membrane muqueuse gastro-intestinale. Vainement on dira que l'état physiologique dans lequel l'a mise la maladie la rend plus apte à supporter de plus fortes doses, elle n'a pas abdiqué ses droits ni sa vie, et l'expérience a démontré que plusieurs fois les purgatifs avaient été nuisibles en déterminant des phlogoses gastro-intestinales plus ou moins intenses, plus ou moins étendues. Ainsi la mortalité de cette méthode n'est pas à dédaigner.

Si les lavements proposés par M. Fournier n'ont pas les mêmes inconvénients que les purgatifs donnés par le haut, ils n'en ont pas non plus les avantages, ils sont beaucoup plus lents dans leur action. Cette lenteur les fait rejeter par M. Tanquerel lui-même, malgré sa prédilection pour les évacuants.

Ainsi, malgré ses avantages incontestables, le traitement de la Charité atteint le but, il est vrai, mais il n'est pas exempt d'inconvénients. Avec ce farrago de remèdes dégoûtants, la cure se fait souvent assez attendre pour faire douter si c'est à la nature ou au remède que la guérison est due ; et surtout elle n'est pas sans danger, puisque plusieurs malades ont succombé à des entérites qu'elle avait occasionnées.

A part la complication pharmaceutique, ces reproches

s'adressent aux autres purgatifs, même les plus simples. Dans le *Journal de pharmacie et de toxicologie*, juillet 1845, on trouve un article qui s'élève contre les prétentions de MM. Tanquerel et Dassier, de Toulouse, en faveur de l'huile de croton. Il les réfute par des faits recueillis à la Charité, où ce purgatif a été employé comparativement avec le traitement de la Charité, qui a constamment eu la supériorité. Il conclut que l'huile de croton ne convient que dans les cas légers, mais qu'elle échoue dans les cas graves et disposés aux rechutes.

Examinons les choses avec bonne foi. Les purgatifs ne combattent qu'un des points de la colique des peintres, la constipation. Or, la maladie n'est pas tout entière là. Nous admettons qu'en dissipant ce phénomène essentiel, il exerce assez d'influence sur les autres pour en amener la disparition, pour les guérir. Toujours est-il que le remède ne s'adresse pas directement à la maladie elle-même. Ce n'est, en quelque sorte, que par ricochet qu'elle va l'atteindre, à moins de trouver un purgatif qui exerce une action spéciale sur la modification morbide spéciale de l'affection Nous abandonnons cette discussion théorique pour nous renfermer dans les faits. Or, ils démontrent que des inconvénients assez graves font désirer mieux. Aussi les praticiens n'ont pas cessé de chercher un remède ou une médication qui pût réunir à la certitude de la guérison, les avantages d'une cure plus prompte, moins désagréable et tout aussi sûre.

La *médication calmante* n'a pas reçu moins d'éloges que la médication purgative. Depuis Stoll jusqu'à MM. Giacomini et Triberti, elle compte ses apologistes parmi les notabilités médicales les plus imposantes. Avec l'opium et les autres calmants, on se propose d'apaiser la douleur et la maladie; car elle est le phénomène qui torture le plus le malade et auquel il ajoute le plus d'importance. Dès qu'il en est débarrassé, il se croit guéri. En supposant qu'il ne le soit pas complètement, c'est déjà beaucoup que de procurer du soulagement et du calme; cela aide à mieux supporter le mal, en attendant la guérison. Lorsque la douleur a été calmée, la constipation cesse assez facilement, ou du moins il faut peu de chose pour la dissiper. Tous les auteurs sont d'accord sur ce point, qu'il faut donner l'opium à haute dose, *larga manu;* et ils se glorifient d'obtenir des succès sans mélanges et avec un remède qui n'a rien de repoussant.

Ranque vient ajouter aux éloges des calmants à l'intérieur ceux que des faits nombreux lui permettent de donner à sa méthode topique, plus exempte d'inconvénients et de dangers.

Si elle a ses partisans, cette méthode compte aussi ses détracteurs, surtout comme méthode absolue. On a reproché à l'opium de favoriser la constipation au lieu de la combattre. Ce reproche ne nous parait pas bien fondé, parce qu'il ne tient pas assez compte de la modification vitale dans laquelle les malades se trouvent. Cette modification spéciale et nerveuse peut occasionner la constipation par une sorte de spasme spécial; alors l'opium et les calmants, en combattant, en annihilant ce spasme, dissipent son effet, la constipation: *sublatâ causâ, tollitur effectus.* En effet, la constipation est bien plus facile à combattre lorsque la douleur est apaisée. Mais un reproche, selon nous, beaucoup plus grave, c'est la lenteur de la cure : car il ne faut pas croire que le malade soit guéri dès le moment qu'il ne souffre plus. Ce calme artificiel n'est pas toujours de longue durée. Bien souvent on voit les douleurs reparaître avec autant ou presque autant d'intensité, après quelques heures ou quelques jours de repos. Si des malades ont paru guéris en vingt-quatre ou quarante-huit heures, parce qu'ils avaient cessé de souffrir et parce que les douleurs ne se sont pas reproduites, la plupart ont exigé de six à douze jours et plus, avant d'obtenir la guérison complète. Cette longueur du traitement a paru grave, et elle a fait douter de l'efficacité ou de l'action du remède. Elle a fait douter si la maladie, abandonnée à elle-même, n'aurait pas guéri tout aussi promptement, *naturâ medicatrice*. On a eu des craintes pour l'encéphale dans l'administration de ces doses énormes d'opium; mais l'expérience et les raisons données par M. Brachet les ont dissipées, et aujourd'hui on est un peu plus familiarisé avec ces hautes doses.

La méthode calmante de Ranque est jugée par son auteur lui-même. Selon lui, la durée moyenne du traitement est de onze jours et demi, et quelquefois de quinze à vingt. Elle est en outre des plus incommodes, des plus embarrassantes. On lui a fait à tort le reproche de causer une éruption douloureuse. Le tartre stibié, ainsi mélangé, ne produit pas d'éruption, au moins le plus souvent.

Les tentatives de M. Bouvier, au sujet de l'éthérisation, à laquelle nous joindrons l'emploi du chloroforme, ont été heureuses, nous le croyons; mais cette méthode calmante est entourée de dangers, que la prudence la plus consommée ne suffit pas pour faire prévenir. Dans le même hôpital, j'ai vu, dans la même semaine, trois chirurgiens du plus grand mérite éprouver trois catastrophes des plus déplorables. Trois malades restèrent morts. Cependant l'un d'eux eut le bonheur de rappeler le sien à la vie après plus d'une heure d'une lutte désespérée. Ces faits, qui sont restés enfouis dans le mystère le plus profond, sont à ajouter aux faits déjà trop nombreux dont la presse nous a entretenus. Ils nous font penser qu'elle n'a pas tout dit, et qu'il y en a bien plus qu'elle n'en a révélé, parce qu'elle n'a pu tout savoir. Le même chirurgien, qui avait eu le bonheur de rappeler son malade à la vie, vient d'en perdre un qui, en deux minutes, n'a plus donné aucun signe de vie. Depuis que j'écrivais ces lignes, ce fait a été publié, et la presse en a révélé un nombre effrayant. Quoiqu'il en soit, ces résultats nous semblent suffisants pour faire proscrire l'emploi d'un moyen aussi dangereux, lorsque surtout on en possède qui sont aussi sûrs et qui ne font courir aucun danger.

M. le docteur Blanchet, de Tours, médecin d'une fabrique de couleurs à base de plomb, vient de faire connaître les bons effets qu'il a retirés du chloroforme administré à l'intérieur. Il en prescrivit huit gouttes dans une potion de cent vingt grammes à un ouvrier qui souffrait cruellement. À la deuxième cueillerée, le calme était remarquable : à la quatrième, il était guéri. Ce fait isolé a besoin d'être sanctionné par de nouvelles observations. Le chloroforme, ainsi administré à l'intérieur, ne nous a jamais procuré un calme aussi complet.

Henckel, Dehaen, Bordeu, Hoffmann, Astruc, Tronchin, Tissot, Dom Heado, Broussais, M. Renauldin, etc., sont des autorités assez imposantes pour inspirer de la confiance dans le *traitement antiphlogistique*. De quelque manière qu'on l'envisage ; qu'il soit restreint à l'emploi des émollients de toute espèce et sous toutes les formes, ou qu'on lui associe les évacuations sanguines générales et locales, ce traitement a obtenu de nombreux succès, et il en compte tous les jours encore. Il combat la phlogose qu'une violente irritation fait toujours supposer, toutefois il en prévient les conséquences et il procure une guérison rapide et certaine, sans inspirer aucune crainte, sans substituer aucun danger à celui de la maladie. Ses moyens sont toujours innocents.

MM. Deboûteville, Thomas, Piquenot, etc., ont puisé principalement dans le service de M. Renauldin, à Beaujon, des matériaux importants dans les faits qu'ils y ont recueillis et qu'ils ont consignés dans leurs thèses. Selon M. Palais, la méthode antiphlogistique, aussi certaine que prompte dans ses résultats, n'expose pas les malades aux diverses affections chroniques. Elle est la seule qui doive fixer l'attention et le choix des praticiens. Elle mérite tellement la confiance, que, dans les observations qu'il a choisies, il en est plusieurs dans lesquelles le traitement de la Charité n'avait fait qu'exaspérer les accidents et rendre l'abdomen plus sensible. Malgré ces avantages, jamais la méthode antiphlogistique n'a réuni un assentiment aussi général, aussi unanime que la plupart des autres; les reproches qu'on lui a adressés l'ont presque toujours tenue dans une sorte d'isolement.

Combalusier s'élève contre les émollients et surtout contre la saignée, parce qu'ils ont été nuisibles aux malades qu'il a observés, et que même l'un d'eux en a été victime. Bouvart et Vandermonde se prononcent avec virulence contre cette méthode de Tronchin, au point de reprocher à cet auteur d'avoir à peine vu des malades atteints de cette affection. « Il est, dit Bouvart, de notoriété publique parmi les médecins de la Charité et tous ceux qui les accompagnent à leurs visites, que les malades qui, avant d'y être conduits, ont été traités par des huileux, des délayants, des émollients, et surtout par des saignées, ont beaucoup plus de peine à guérir que les autres, ou sont souvent du nombre de ceux qui ne guérissent pas. » C'est aussi d'après l'observation que Gardane ne craint pas de repousser avec énergie le traitement émollient. On voit même que, sur neuf malades, Dehaen en a perdu trois, et que les autres ont été très-longs à se remettre. M. Andral ne peut pas moins faire que de condamner cette médication, au-dessus de laquelle il place bien haut la méthode purgative, plus prompte, plus sûre et moins exposée aux récidives. M. Mirambeau a fait connaître son impuissance dans la *Revue Médicale*, 1825, tome III, page 416.

Il est fâcheux pour la doctrine antiphlogistique qu'elle n'ait pas distingué les cas de complication de la colique avec les phlogoses abdominales, des cas de colique simple, parce qu'alors elle aurait limité l'indispensable nécessité de son traitement à ces cas de complication; mais elle ne pouvait pas mentir à son principe phlegmasique, puisque, selon elle, la colique est une phlegmasie.

Les *spécifiques* ne constituent point une méthode générale de traitement. Chacun d'eux a été envisagé en particulier, et a compté ses apologistes et ses détracteurs. Nous n'essayerons pas, par un abus de mots trop fréquent aujourd'hui, d'assimiler tous les moyens aux spécifiques, sous le prétexte que plusieurs auteurs, dans leur enthousiasme, n'ont pas craint de les regarder comme tels. Ainsi les purgatifs, les narcotiques, les antiphlogistiques ont tous reçu les honneurs de cette dénomination, qui cependant ne leur convient pas, attendu qu'ils ont un mode d'action qui peut s'expliquer physiologiquement, qui peut constituer une méthode rationnelle thérapeutique. Ce n'est pas d'eux non plus que nous devons nous occuper, d'autant moins que déjà ils ont fait le sujet de nos réflexions dans les paragraphes précédents. Nous ne devons parler que des moyens qui agissent directement sur la substance métallique ou sur les tissus malades, de manière à les modifier.

La limonade sulfurique et la limonade hydrosulfurique ont reçu des éloges bien grands de la part de MM. Gendrin, Bouchardat, Rayer. En admettant plus haut l'action des préparations plombiques insolubles, nous avons d'avance jugé et apprécié à leur juste valeur les méthodes chimiques qui ne parlent que de neutraliser le plomb, soit dans les voies digestives, avec MM. Sandras et Bouchardat, soit à la peau avec M. Legroux. D'ailleurs que penser d'un traitement qui dure de six jours à deux mois, et dans lequel les opiacés, les purgatifs et les bains sont administrés conjointement? Ne vaudrait-il pas mieux laisser la nature se suffire? Que penser de traitements où les médecins sont contradictoires et agissent en sens inverse? MM. Piorry et Melsens veulent éviter la conversion en sels insolubles que recherchent la plupart des chimistes, pour obtenir, par l'acide nitrique, des sels solubles plus faciles à éliminer.

L'alun est de tous les spécifiques celui qui a reçu le plus d'éloges. Nous savons tous les avantages que M. Kapeler dit en avoir retirés. Nous savons combien M. Gendrin s'est loué de son administration, et nous avons vu M. Montanceix le mettre au-dessus du traitement de la Charité.

La médication spécifique n'a pas été moins attaquée que les autres. On lui a reproché de guérir beaucoup plus lentement, et même de ne pas guérir du tout ou de nécessiter l'aide des purgatifs. Y aurait-il quelque chose de mérité dans ces reproches? Le peu de retentissement de cette médication semblerait le faire croire. Employée depuis près de deux siècles, elle n'a constitué une méthode véritable que depuis que M. Kapeler en a fait une méthode exclusive et que M. Gendrin lui a donné de la publicité. Elle a trouvé une grande opposition, et de la part de M. Fournier, qui en attribue toute l'action aux laxatifs et surtout aux lavements dont se sert le médecin de Saint-Antoine, et de la part de M. Tanquerel, qui, n'ayant obtenu que des succès douteux sur huit cas, la repousse avec amertume et s'écrie avec ironie : « Quant aux merveilles que MM. Kapeler et Gendrin disent avoir observées, je voudrais les voir pour y croire. M. Grisole va plus loin (page 799) ; il place l'alun au nombre des médicaments *dont l'expérience a démontré l'inutilité et même le danger ;* mais il ne dit pas l'avoir jamais employé.

Les autres spécifiques ont peut-être excité moins de répulsion ; mais ce qui est pire, ils sont oubliés, tandis que l'alun figure au nombre des médicaments efficaces de la colique des peintres.

D'après cet exposé de la science sur les différentes médications de la colique saturnine, c'est-à dire, d'après les opinions et l'expérience des hommes qui font la science, à quelle méthode thérapeutique donnera-t-on la préférence ? Peut-on avoir le courage de se décider pour l'une plutôt que pour les autres? Peuvent-elles avoir des droits égaux ? Quand on les voit riches de tant d'éloges, n'est-on pas tenté de les adopter toutes ? Quand on les voit flétries par tant de blâmes et de reproches, ne doit-on pas les proscrire toutes sans exception ? Voilà donc de grands médecins en contradiction avec de grands médecins. Les faits et l'expérience sont également invoqués pour et contre. Ils n'ont manqué ni aux prôneurs ni aux détracteurs. Que faire au milieu de ce conflit d'opinions ? Comment en déduire la médication rationnelle qui nous est demandée? La chose serait-elle donc impossible? Ou bien nous faudra-t-il, avec M. Fournier, exclure ce que chaque méthode a de particulier, pour n'adopter que la forme commune d'une *médication déconstipante unique*, dans l'emploi des lavements qu'elles conseillent toutes, comme adjuvants ? Nous ne croyons pas devoir insister sur ce moyen; l'Académie nous reprocherait avec juste raison, d'avoir manqué notre but. Un vice d'observation presque général, c'est de conclure trop vite avec le peuple : *post hoc, ergo propter hoc.* Il n'est pas un auteur qui n'ait regardé comme une preuve décisive en faveur de la méthode qu'il a adoptée, le succès de celle-ci après l'impuissance des autres. Il n'en est pas un qui ne fasse sonner bien haut cette apparence de supériorité. Pour nous, ces faits sont insignifiants. Quel que soit le médicament que vous aurez employé pendant cinq, huit ou dix jours : ou bien il n'a rien fait, et la nature médicatrice a eu le temps d'user la maladie, c'est-à-dire qu'elle l'a conduite au moment de sa terminaison, et le remède qui arrive alors a les honneurs d'une guérison qui ne lui est pas due; ou bien ce moyen a déjà opéré une modification vitale, qui rend bien plus facile l'action du remède qui est alors administré. Aussi nous voyons les antiphlogistiques et les calmants réussir après les purgatifs, et des purgatifs guérir des coliques rebelles aux calmants. Ces faits sont bien simples et bien naturels pour celui qui a étudié les actes de la vie. Ils ne sont à nos yeux d'aucune valeur thérapeutique ni pour ni contre aucune médication. Ils ne pourraient avoir quelque importance, qu'autant qu'ils seraient constants. Qu'il nous soit permis d'emprunter à Thomson un passage qui nous paraît convenir à ces réflexions. « On blâme tout traitement des autres, on en propose un qu'on trouve toujours efficace. Ce fait curieux s'explique par l'avidité avec laquelle la plupart des praticiens cherchent la réputation, dans leur répugnance à la partager avec d'autres. Une matière médicale composée par un corps de praticiens expérimentés qui auraient renoncé à l'exercice de leur profession, nous donnerait, sur les propriétés médicales de beaucoup de remèdes, des notions bien différentes de celles que l'on trouve dans les traités rédigés par ceux qui, en commençant à être auteurs, ne font que d'entrer dans la pratique de l'art de guérir, et qui sont avides de prendre leur part dans la célébrité. »

Pour sortir d'embarras, nous ne voyons qu'un seul moyen, c'est de recourir à une nouvelle expérimentation, à une expérimentation dégagée, s'il est possible, de toute prévention, de toute idée préconçue. Mais qui osera prétendre à un semblable honneur ? Qui osera se croire à l'abri des reproches qu'on sera en droit de lui adresser comme aux autres observateurs ? Les difficultés naissent de tous côtés. Cependant il faut en finir. Eh bien ! Sans avoir aucune prétention, sans songer à me mettre au-dessus des hommes les plus distingués dont j'ai invoqué les témoignages contradictoires, je présente modestement le résultat d'une pratique de trente-trois ans, d'une pratique nombreuse, dans une ville populeuse, où tout m'a servi pour me faire recueillir des faits de toute espèce, à cause surtout d'un hôpital immense, où j'ai eu pendant vingt-cinq ans l'occasion d'observer à chaque instant la colique de plomb. J'ai essayé toutes les méthodes avec cet esprit avide de lumière qui ne préjuge rien. Je les ai souvent variées et combinées selon l'exigence et jamais selon la passion. Convaincu de la véracité de ceux qui proposaient un moyen nouveau, je l'ai toujours accueilli avec empressement, toujours je l'ai mis en présence des moyens déjà connus. Pinel et Mérat furent d'abord mes guides. Broussais et Palais eurent bientôt leur tour. La nécessité de calmer des douleurs aussi atroces eut aussi son moment de faveur. Enfin, les spécifiques furent mis à l'ordre du jour. C'est à cette étude pratique faite dans le but unique d'arriver à un meilleur traitement pour mes malades, que je vais en appeler aujourd'hui, en apportant dans la balance des médications le fruit de mes recherches, le résultat de mes observations. Ce qui peut contribuer à m'inspirer de la confiance, c'est que je n'ai rien fait, rien essayé par esprit de système. Je me suis toujours laissé conduire par le désir d'être utile à mes malades. Je n'avais jamais songé à faire usage des faits qui ont passé sous mes yeux; c'est le programme seul de la savante Académie de Toulouse qui m'a décidé à fouiller dans mes archives pour y puiser des matériaux qui y fussent restés éternellement enfouis. Quelle que puisse être la valeur de ces considérations, nous les avons crues nécessaires avant d'exposer ce que nous avons vu nous-mêmes.

§ VII. — *Etudes cliniques de l'auteur.*

Pendant au moins huit ans, je n'ai pas employé d'autre méthode que le traitement de la Charité: les succès que j'obtenais, ne me permettaient pas de songer à une autre. Cependant, je dois l'avouer, ce n'était jamais qu'en tremblant que je faisais pénétrer des purgatifs aussi violents dans des organes aussi *irrités*. Plus de cinquante malades ont été soumis à ce traitement, tous ont été guéris sans accidents; mais aucun ne l'a été avant six jours; beaucoup ont attendu jusqu'à dix et même douze jours. Il n'en fallait pas davantage pour me faire désirer un moyen qui fût tout à la fois aussi efficace, plus prompt et moins effrayant. La doctrine physiologique régnait avec splendeur. Sa simplicité, son unité de principe semblaient en assurer le triomphe perpétuel. Quelques essais infructueux que j'avais vus sous mes yeux, étaient loin de me décider en sa faveur. Il en fut un surtout qui fut décisif pour moi. M. Couture faisait un commerce immense sur la céruse. Il fut, pour la troisième fois, pris d'une colique de plomb. Elle fut atroce. Un de nos médecins les plus distingués fut appelé. Il mit en œuvre tous les ressorts de la doctrine physiologique la plus active. Pendant dix jours, sangsues, boissons émollientes, bains de six à dix heures, rien ne put appaiser l'atrocité de la souffrance. Je fus appelé pour remplacer son médecin absent. L'impuissance du traitement antiphlogistique me fit recourir presque en tremblant aux purgatifs. En dix heures, des selles eurent lieu, le malade fut soulagé d'abord et bientôt guéri. En fallait-il davantage pour me confirmer dans l'emploi des purgatifs? Bien que ce succès ne fût pas décisif, il fut suffisant pour me faire préférer encore longtemps cette méthode en apparence si incendiaire. L'empirisme seul m'y retenait: car mes tendances physiologiques me portaient vers la méthode antiphlogistique, dont les revers journaliers m'éloignaient de plus en plus. Elle était jugée pour moi. Cependant, je me permis le raisonnement physiologique suivant. Une douleur atroce caractérise la maladie. Essayons de calmer cette douleur, non point avec des doses minimes, mais comme le veut Stoll, avec de fortes doses d'opium. J'étais bien assuré que dans ces cas extrêmes, ce médicament n'exerçait pas d'influence narcotique et qu'on pouvait le donner sans danger. Néanmoins je cherchais à dissiper toute crainte de narcotisme, en prévenant la possibilité de la congestion cérébrale par une déplétion sanguine satisfaisante, par la soustraction du matériel de la congestion, le sang. J'opérai donc la combinaison des deux méthodes antiphlogistique et calmante. Pendant deux ans, les coliques des peintres affluèrent dans mon service à l'hôpital et dans ma pratique en ville. J'en ai traité ainsi plus de quarante. Vingt-cinq sangsues étaient appliquées sur l'abdomen; on faisait couler abondamment le sang: on était rarement obligé de revenir à une seconde application. En même temps, je faisais donner par cuillerée, d'heure en heure, une potion dans laquelle entraient de vingt à cinquante centigrammes d'opium, soit en nature, soit en sirop, soit en laudanum. Il est inutile de dire que les boissons émollientes, les lavements et les cataplasmes émollients étaient en même temps administrés. Cette médication a fait des prodiges. Des malades ont été guéris en dix heures, d'autres en 24 heures, en deux ou trois jours. Je me croyais arrivé au point de perfection de ce traitement. Cependant des succès aussi éclatants ne se soutinrent pas toujours. La guérison se fit attendre souvent six à dix jours; et alors le mal ne cédait quelquefois qu'à l'administration d'un purgatif; il est vrai que la purgation était plus facile. Chez plusieurs malades le soulagement était prompt; mais la guérison complète ne s'obtenait ensuite qu'avec une lenteur incroyable. Chez quelques malades j'eus le désagrément de voir la guérison, que je croyais franche et complète, n'être en quelque sorte qu'une suspension de la maladie, qui se reproduisait au bout de quelques jours ou de quelques semaines, soit après une bien légère exposition aux émanations plombiques, soit même sans exposition nouvelle. Je restai ainsi flottant et indécis, associant systématiquement les purgatifs aux émollients, aux sangsues et aux narcotiques.

Ce fut alors que M. Gendrin fit paraître ses recherches

sur l'alun, sur la limonade sulfurique et sur la limonade hydro-sulfurique. Je saisis avec empressement ces indications, parce qu'au mérite de l'efficacité, elles joignaient la simplicité et l'absence de tout danger.

La limonade hydrosulfurique fut la première à laquelle j'eus recours; plus de dix malades y furent soumis. Ils en burent deux, trois et même quatre pintes par jour. Aucun n'en éprouva le moindre amendement. La limonade sulfurique eut son tour. Je fus encore moins heureux; car chez plusieurs malades les coliques furent ou parurent exaspérées. Dès lors je dus renoncer, et pour toujours, à ces deux moyens. Ces essais furent faits en ville.

Voici la petite note que je trouve dans le compte-rendu médical abrégé que l'administration fit imprimer pour l'année 1838 :

« Depuis longtemps j'avais associé les deux méthodes, antiphlogistique et calmante, pour n'en former qu'une véritable rationnelle. De suite après les évacuations sanguines abondantes, je faisais administrer l'opium à haute dose, et en deux, trois ou quatre jours au plus, la guérison était obtenue. Le succès avait répondu à mes espérances, lorsque, au mois d'avril, il entra au n° 11 de la salle Sainte-Anne, un peintre atteint d'une violente colique de plomb. Les évacuations sanguines et les opiacés échouèrent; les douleurs parurent même augmenter. Quatre jours s'étaient passés dans ces tentatives infructueuses. J'eus alors recours au sulfate acide d'alumine et de potasse. J'en prescrivis huit grammes dans une potion, et je fis prendre la limonade minerale pour tisane. Le lendemain il y eut un soulagement marqué. Le surlendemain le mieux était beaucoup plus grand, et en trois jours les douleurs furent calmées.

« Quatre autres malades se sont présentés dans le courant de l'année avec la colique de plomb. Tous les quatre ont été mis de suite à l'usage du sulfate acide d'alumine à haute dose, et tous ont été soulagés sur-le-champ, et complètement guéris en deux ou trois jours. Ces faits sont précieux pour la science et pour l'humanité, puisqu'en indiquant les succès d'un moyen prompt et efficace contre une maladie cruelle par ses souffrances, ils attestent les progrès de l'art de guérir. »

Voilà ce que j'écrivais en 1838. Depuis ce moment, je n'ai pas cessé d'administrer le sulfate acide d'alumine, et jamais il n'a trompé mes espérances, jamais il n'a occasionné le moindre accident. Lorsque des vomissements ne permettaient pas de l'aministrer par le haut, je le faisais donner en lavement, et il agissait avec autant d'efficacité. Si des signes d'inflammation étaient évidents, je débutais par l'application des sangsues, afin de combattre cette complication, et après seulement j'avais recours à l'alun. Je le prescris ordinairement dans une potion gommeuse, où je fais entrer quarante ou cinquante gouttes de laudanum liquide de Sydenham. Si le ventre ne s'ouvre pas de lui-même avant le troisième jour, alors un purgatif léger rétablit les selles. Telle est la méthode que je suis depuis dix ans, tel est le remède avec lequel je n'ai encore obtenu que des succès au nombre de plus de cent cinquante. Peut-être dira-t-on que le laudanum a dû agir, et que c'est à lui que doivent revenir les honneurs de la cure. Son action, je ne la nie point; mais je nie son opération absolue. Seul, il ne produirait pas autant d'effet. Ainsi associé, il coopère à la guérison; il y exerce sa part d'influence; c'est ma pensée. Jusqu'à quel point? Je n'en sais rien. Auprès des malades, j'ai toujours en vue de les guérir, et non d'expérimenter. Aussi je fais part de ce que j'ai vu, et non de ce qu'il aurait fallu faire pour voir mieux et davantage. Quant aux purgatifs, je ne pense pas qu'on veuille les rendre seuls agents de la cure; nous savons qu'à de si faibles doses ils n'agiraient pas, ou qu'ils n'agiraient que bien lentement. Lors même qu'on reprocherait à l'alun de ne pas opérer seul la guérison, ne serait-ce pas déjà un grand bienfait de sa part que de la préparer, et de la rendre si facile par un léger purgatif?

Bien que fidèle, ce résumé manque de faits particuliers. Il aurait bien plus de valeur si nous pouvions y joindre une série de faits recueillis aux pieds du lit du malade. Pour éviter la longueur d'une trop nombreuse citation, je vais transcrire seulement les feuilles de juin, juillet, août et septembre 1845, qui me tombent sous la main. Elles ont été recueillies par le docteur Pomier, alors chef de clinique dans mon service.

Ire OBSERVATION. — Michel Brandin, âgé de 25 ans, entre au n° 10 le 11 juin 1845. — Depuis plusieurs années ce malade a eu, à semblable époque, des coliques qu'il a fait disparaître en buvant un mélange d'eau-de-vie et d'huile d'olive. Il y a huit jours, ses coliques sont revenues avec une violence inaccoutumée. Elles ont débuté par une douleur très-vive à l'ombilic, qui de là s'est étendue à tout le ventre. Elle était accompagnée de nausées, de vomissements et de phénomènes généraux intenses. Ces symptômes se sont amendés depuis quelques jours sous l'influence de son remède ordinaire.

Aujourd'hui le malade est abattu, la peau est chaude, le pouls fréquent, la respiration douloureuse. Tout l'abdomen est douloureux, surtout à la région ombilicale. La pression exercée sur une petite surface en augmente l'intensité; mais elle diminue par une pression lente et légère faite avec toute la largeur de la main. La langue est couverte d'un enduit jaunâtre à la base, blanchâtre au centre; elle est rouge sur les bords. L'haleine est fétide. Il a soif; anorexie, constipation. Les testicules sont douloureux. Tisane de guimauve. Potion avec sirop diacode, 40 grammes. Lavement purgatif. Le 14, lavement supprimé. Le 17, trois selles le matin. Guim. miellée, lavement purgatif, lait. Le 19, sorti guéri.

Ce fait n'a aucun rapport avec le sulfate acide d'alumine. Je ne l'ai transcrit que parce qu'il se trouve le premier, et pour faire connaître le remède bannal qui paraît être employé par les ouvriers, et ses mauvais effets. Grâce à son action irritante, les accidents d'une phlegmasie entéro-péritonéale ont pris la place de la colique qui avait été en partie guérie. Aussi nous n'avons prescrit que des boissons adoucissantes et quelques lavements laxatifs. Nous avions la persuasion que des selles abondantes jugeraient favorablement la maladie, et en opéreraient la solution ou la crise. L'événement a justifié nos prévisions, et la guérison a eu lieu le sixième jour aussitôt que les selles ont été rétablies.

IIe OBSERVATION. — Dumonceau, âgé de vingt ans, plâtrier (dans notre ville les plâtriers sont aussi peintres) entre au n° 23, le 9 juillet 1845. *Causes*, action de la céruse. Depuis huit jours il a éprouvé des coliques. Il a cessé de travailler. Point de selles depuis deux jours. Le ventre est douloureux, plutôt contracté que ballonné; les douleurs cessent par la pression. Douleur dans les membres inférieurs, avec faiblesse dans les supérieurs. La contraction musculaire est diminuée. La langue est normale. Pouls plein sans fréquence.

Le 10, limonade sulfurique, deux litres; potion calmante avec alun, quatre grammes.

Le 11, amélioration; alun, deux grammes.

Le 13, plus de phénomènes morbides.

Le 14, l'alun est supprimé. On ne donne que la tisane de violette et tilleul édulcorée et un julep tempérant. On le garde jusqu'au vingt.

Le caractère de la maladie ne peut pas être douteux. La médication a été franche, et son effet prompt, puisque au bout de vingt-quatre heures il y avait une grande amélioration, et qu'au bout de trois jours tout avait disparu.

IIIe OBSERVATION. — Soigne, âgé de vingt-deux ans, d'un tempérament sanguin, peintre en bâtiment, entre au n° 22, le 13 juillet. Il avait déjà eu trois fois des coliques saturnines. *Causes*, emploi de la céruse. Depuis huit jours, douleurs violentes dans les jambes et l'abdomen, faiblesse générale, céphalalgie. Les parois abdominales sont rétractées. Tout l'abdomen est douloureux à la pression. Pas de selles depuis quatre jours. Langue normale, légère coloration jaune des conjonctives. Le pouls est lent et dur.

Le 14, limonade sulfurique, deux litres; potion calmante avec alun, quatre grammes.

Le 15, douleurs des testicules. On double la dose de l'alun.

Le 16, le ventre est plus douloureux, pas de selles encore; même prescription; saignée.

Le 17, la saignée a été bien petite; l'état est le même. Dix-huit sangsues vers l'ombilic.

Le 18, amélioration; pas de selles; traitement continué.

Le 19, médecine simple; trois selles enlèvent complètement les douleurs; violette et tilleul; guéri. On le garde jusqu'au 24.

Dans cette observation, le sulfate acide d'alumine n'a pas procuré un soulagement aussi prompt que dans la précédente. Est-ce la faute du remède? Est-ce la faute de quelque autre circonstance? L'augmentation des douleurs de l'abdomen par la pression, la plénitude et la dureté du pouls annonçaient un état phlegmasique ou tout au moins d'irritation qui n'avait pas lieu dans le cas précédent. Il a donc fallu combattre cette disposition complicante, et ce n'est qu'après qu'elle a été atténuée par les évacuations sanguines, que l'alun a pu agir convenablement: elle était un obstacle à son action. Cependant l'amélioration a commencé le quatrième jour. Nous devons noter que l'emploi de l'alun n'a pas aggravé la disposition irritative, la phlegmasie, puisque cette complication a été rapidement combattue par les moyens appropriés. C'est un point important; il prouve que ce médicament ne produit pas d'effets nuisibles d'excitation.

IVe OBSERVATION. — Martin, Philippe, âgé de vingt-deux ans, peintre-vitrier, est reçu, le 14 juillet, au n° 9. Il avait eu déjà une colique de plomb, il y a un an. *Causes*, action de la céruse. Depuis six jours, douleurs dans les genoux, ensuite dans le ventre. Perte d'appétit, constipation, faiblesse des membres avec douleur vive au toucher et mobilité insolite. Le ventre est rétracté; la pression soulage le malade. La langue est saburrale, épaisse. Pas de selles depuis vingt jours; ténesme. Le pouls est lent, plein et vibrant.

Le 15, limonade sulfurique, deux pintes; potion calmante avec sulfate acide d'alumine, quatre grammes.

Le 16, même état, même prescription.

Le 17, amélioration dans les douleurs abdominales; point de selles.

Le malade se plaint de souffrir dans les jambes.

Le 18, bien-être complet; purgation ordinaire; eau gommée; julep tempérant; selles abondantes. Le 20, il sort guéri.

Bien qu'intense, la colique était, dans cette observation, dégagée de toute espèce d'accessoire ou de complication : car nous ne pensons pas qu'on veuille regarder les douleurs des membres comme une complication. Aussi elle a été attaquée d'emblée par la médication alumineuse qui en a triomphé en deux jours. Cependant une purgation a été administrée pour ouvrir le ventre, et l'on a vu qu'elle l'avait fait avec aisance, puisque le surlendemain le malade est sorti.

Ve OBSERVATION. — Aubri, Pierre-Désiré, âgé de quarante-six ans, peintre en bâtiments, est reçu, le 15 juillet, au n° 24. Il avait eu une colique de plomb, il y a cinq ans. Depuis trois semaines, douleurs de tête, faiblesse générale, perte d'appétit, genoux au niveau de l'épigastre, selles rares. Malgré cela le malade a pu continuer ses occupations jusqu'à hier. Alors, douleurs violentes dans l'abdomen, dans les lombes, dans les membres inférieurs et dans les testicules; vomissements réitérés : coloration terne et un peu ictérique de la peau; langue humide, un peu bileuse; abdomen rétracté, douloureux à la pression; pas de selles depuis trois jours; pouls lent.

Le 16, eau gazeuse édulcorée avec le sirop diacode. Lavement avec la décoction de mauve, alun 8 grammes, laudanum liquide de Sydenham 15 gouttes. — Le lavement n'est gardé qu'une demi-heure. Les vomissements sont arrêtés. Les douleurs abdominales et la constipation persistent, le ventre est fortement rétracté.

Le 17, limonade sulfurique; potion calmante avec sulfate acide d'alumine, 8 grammes.

Le 18, même état. Limonade continuée; on ajoute cinquante gouttes de laudanum à la potion; lavement de séné, cataplasme émollient arrosé de baume tranquille sur l'abdomen.

Le 19, il a eu trois selles peu abondantes; soulagement marqué, même prescription.

Le 20, il a eu 5 à 6 selles; les douleurs ont disparu. Eau gommée, potion calmante. — Le 24, il sort guéri.

Voilà une des coliques les plus intenses qu'on puisse voir. Les vomissements ne permettant pas d'administrer l'alun par le haut, il a été donné en lavement le premier jour. Il n'a pas eu le temps de produire aucun effet, puisqu'il n'a été gardé qu'une demi-heure. Le lendemain, aussitôt que sous l'influence de l'eau gazeuse et du sirop diacode, les vomissements ont été suspendus, l'alun a été donné par le haut. Il a été bien supporté, et le deuxième jour il a amené du soulagement. Du troisième au quatrième, la guérison a été confirmée en aidant les évacuations alvines par l'administration de quelques lavements de séné. Je ferai observer que l'action de l'alun n'a pu commencer que le 17, puisque le lavement n'a pas été gardé, et que deux jours ont suffi pour produire du soulagement, et quatre pour guérir. De ce que le lavement n'a pas été gardé dans cette circonstance, il ne faut rien en conclure contre son administration. Toutes les fois que les vomissements ne permettent pas de faire prendre l'alun par le haut, c'est par le bas que je l'administre. Toujours alors je lui associe le laudanum à la dose de 15 à 30 gouttes, moins pour agir contre le mal, que pour favoriser la rétention du lavement; et j'ai obtenu du remède les mêmes avantages que lorsqu'il était donné par la bouche. On voit encore avec quelle facilité de simples lavements de séné provoquent alors des selles, qu'ils n'eussent pas obtenues, si l'alun n'avait pas été administré.

VIe OBSERVATION. — Martinalio, Jean, peintre-plâtrier, entre, le 28 juillet, au n° 9. Il avait eu une colique de plomb, il y a un an. — *Causes*, intoxication saturnine. Depuis quelques jours, le malade était faible; il éprouvait des douleurs à l'épigastre et avait des naussées. Aujourd'hui, faiblesse dans les jambes, rétraction des tendons fléchisseurs de la main droite. Pas de selles depuis trois jours. Coliques très-violentes diminuant par la pression, ventre dur, rétracté, pas de fièvre. Le 29, potion calmante avec 50 gouttes de laudanum. Lavement de séné, une selle, soulagement. Le 30, idem.

Il sort, le 1er août, très-bien.

Le 3 août, il rentre. Les coliques ont reparu avec intensité.

Le 4, limonade sulfurique, potion calmante avec alun, 6 grammes.

Le 6, soulagement. — Le 7, bien-être complet. — Le 8, boissons émollientes. Il sort le 11 parfaitement guéri.

Nous trouvons, dans cette observation, les bons effets de l'opium. Une potion avec cinquante gouttes de laudanum a fait disparaître les accidents en 24 heures, et le malade est sorti trois jours après son entrée. Ce fait nous prouve en même temps combien peu l'on doit compter sur l'opium pour une guérison complète. Tous les accidents ont disparu rapidement; et au bout de quatre jours ils se sont reproduits aussi intenses. Il en résulte, pour nous qui avons vu beaucoup d'autre faits semblables, que l'opium n'est point un moyen curatif de la colique saturnine. Il calme un des phénomènes dominant, la douleur; son action sur le système nerveux cérébral explique cela, mais il n'exerce pas d'autre influence sur la colique. Il n'a rien de spécifique à opposer à une maladie spéciale; vouloir lui demander plus serait une erreur. Bien souvent on s'égare, parce qu'on exige des remèdes plus qu'ils ne peuvent nous donner. Accoutumons-nous à ne leur demander que ce qu'ils peuvent accorder, que ce qui est de leur ressort ou dans leurs propriétés, et nous éviterons bien des mécomptes. Ce n'est que pour vouloir étendre l'action d'un remède au-delà de sa sphère qu'on arrive souvent à le déprécier, parce qu'alors il ne répond pas à l'espérance qu'on s'en faisait. Je le répète, n'exigeons des remèdes que ce qu'ils peuvent nous donner, et nous ne nous exposerons plus à de semblables déceptions. L'opium calme la douleur; c'est tout ce qu'il peut faire. Or, la colique des peintres n'est pas une douleur simple, elle est quelque chose de plus, et c'est ce quelque chose que l'opium n'atteint pas et ne peut pas atteindre, parce qu'il n'est pas dans ses attributions; aussi la rechute ne s'est pas fait attendre. Alors, traité par l'alun et la limonade sulfurique, le malade a été soulagé le second jour et guéri le quatrième. On ne peut pas demander mieux, on ne peut pas obtenir de résultat plus satisfaisant. Il n'est pas de médication qui soit plus sûrement expéditive.

VIIe OBSERVATION. — Moschelto, Charles, âgé de 23 ans, peintre-plâtrier, entre le 5 août au n° 4. Il avait déjà eu une colique de plomb il y a un an. Invasion depuis trois jours. Au début, faiblesse dans les membres inférieurs, constipation, douleurs abdominales très-intenses que la pression soulage, parois du ventre rétractées, pas de selles, ulcération à la face interne des lèvres.

Le 6, limonade sulfurique, potion avec laudanum cinquante gouttes, alun 6 grammes, lavement avec décoction de séné.

Le 7, soulagement, mêmes remèdes, mieux bien prononcé.

Il y a deux selles. Les ulcérations s'étendent, mêmes remèdes, gargarismes astringents, grands bains, le quart.

Le 9, plus de douleurs. Infusion de violettes et de feuilles d'oranger, potion calmante, lavement avec le bouillon de tripes.

Sous l'influence de la nourriture trop abondante, ou de la saison, le malade prend la diarrhée. Eau de riz, potion calmante. Elle le retient jusqu'à la fin du mois.

Ce fait est encore on ne peut plus favorable à l'action thérapeutique de l'alun. Dès le premier jour de son emploi il y a eu du soulagement, et, au bout de trois jours, les coliques avaient disparu. On peut se demander si la diarrhée qui est survenue n'a pas été occasionnée par le sulfate acide d'alumine, et si, en conséquence, cette complication consécutive n'est pas un obstacle à son administration. Comme, dans aucun autre cas, le remède n'a produit un pareil effet, nous sommes autorisé à ne pas le rendre responsable d'un épiphénomène qui était la maladie régnante de la saison. Dans presque tous les autres cas, en effet, et même dans celui-ci, l'art a été obligé d'aider la nature pour obtenir les selles, en faisant prendre tantôt un purgatif, tantôt un lavement. L'objection ne pourrait donc pas être sérieuse. Elle tombe d'elle même devant les considérations que nous venons de présenter.

VIIIe OBSERVATION. — Détenard, Auguste, âgé de vingt ans, peintre, entre, le 28 août, au n° 7. *Causes*, emploi prolongé de la céruse. Invasion depuis huit jours. Dès le début, douleurs abdominales intenses, vomissements de couleur parracée, constipation, perte d'appétit, peu de soif; faiblesse dans les membres inférieurs et surtout du côté gauche. Aujourd'hui, l'abdomen est douloureux à la pression, la langue est humide et un peu saburrale à la base; plaques nacrées sur les gencives, qui présentent vers les dents une teinte violacée et un commencement d'ulcération. Pas de selles depuis huit jours. Le pouls n'a pas de fréquence.

Le 29, limonade sulfurique; potion calmante avec alun, huit grammes; lavement avec la décoction de séné; frictions avec le baume tranquille sur le ventre. Il y a trois selles.

Le 30, mieux marqué, pas de douleurs, mêmes remèdes moins le lavement.

Le 1er septembre, guérison complète; infusion de fleurs de violettes et de mauves.

Pourrait-on se refuser à l'évidence des bons effets de l'alun? Soulagement dès le premier jour, selles provoquées par un seul lavement purgatif, et guérison en deux jours. Cependant l'alun a été continué un jour de plus. Qu'il me soit permis de placer deux réflexions au sujet de cette administration prolongée de l'alun. Il semble qu'avec la disparition des symptômes le mal a disparu, et qu'il n'est plus besoin d'administrer un remède contre un mal qui n'est plus. Le raisonnement est spécieux : car pour cette maladie, comme pour beaucoup d'autres, la disparition des symptômes n'est pas toujours la guérison. Les tissus affectés conservent encore, sinon la maladie, du moins le germe, qu'on me passe cette expression; et si l'on cesse le remède, avant que ses dernières racines soient extirpées, la maladie se reproduit. Ainsi, un jour de continuation d'alun nous a paru nécessaire pour achever la guérison, pour prévenir les récidives et les rechutes. Cette précaution nous a réussi.

IXe OBSERVATION. — François Muzy, âgé de trente-un ans, peintre-plâtrier, entre, le 4 septembre, au n° 18. Il avait déjà éprouvé plusieurs coliques saturnines assez fréquemment répétées. Invasion depuis quatre jours; douleur très-vive dans l'abdomen, soulagée par la pression. Pas de réaction fébrile; langue naturelle, soif ordinaire; constipation opiniâtre. On lui fait prendre sur-le-champ une potion purgative et un lavement purgatif. Selles, amélioration complète; le 5, limonade sulfurique, potion calmante simple. Le mieux se soutient et le malade sort le 7.

Dans cette observation, nous trouvons les bons effets des purgatifs, que nous n'avons jamais niés. Le cas était simple. Nous ne l'avons consigné ici que parce qu'il a été recueilli en même temps que les autres et que sa feuille était mêlée à celles des autres.

Xe OBSERVATION. — Colin, âgé de trente ans, peintre, entre, le 8 septembre, au n° 18. Depuis un mois, il avait quelques coliques vagues. Invasion, cinq jours. Depuis cette époque, douleur dans les lombes et dans les différentes articulations avec faiblesse presque paralytique dans les membres supérieurs et inférieurs; un peu de douleur dans le ventre, mais sans colique. Le malade a maigri depuis qu'il a éprouvé les premiers accidents saturnins. Pas de céphalalgie ni de trouble des sens; pas de fièvre; chaleur naturelle de la peau; langue humide et naturelle; soif et appétit comme à l'état sain. Selles naturelles; rien du côté de la poitrine.

Le 9, limonade sulfurique, potion avec alun, quatre grammes; liniment ammoniacal laudanisé.

Le 10, on prescrit en outre une pilule faite avec cinq milligrammes de strychnine. Ce traitement est continué jusqu'au 20.

Le malade sort, quoique malade encore. Il n'éprouve plus de coliques depuis longtemps, mais les pieds et surtout le droit sont encore douloureux et gênés, et la faiblesse des membres supérieurs semble s'être concentrée sur les deux doigts du milieu.

Ce fait est presque étranger à la colique saturnine, puisque le malade n'a éprouvé que de faibles douleurs vers l'abdomen, puisque surtout il n'y avait pas de constipation. C'était une véritable arthralgie avec intoxication générale. J'ai cru néanmoins devoir le rapporter ici, d'abord parce qu'il fait nombre avec les autres faits recueillis à la même époque, et, en second lieu, parce que le sulfate acide d'alumine, administré et continué pendant onze jours, n'a exercé qu'une bien faible influence sur l'arthralgie. Ce fait devient donc précieux en ce qu'il semble donner un démenti à l'opinion qui veut faire de toutes les affections saturnines une maladie identique, dont les phénomènes, quel qu'en soit le siége, ne sont qu'une forme différente, qui réclame un traitement unique et identique: comme dans la syphilis, les différents phénomènes ne sont que l'expression de la même infection et exigent le même spécifique pour être guéris. Cette opinion peut avoir quelque chose de spécieux et même de vrai; mais, on le voit, le traitement ne se trouve pas d'accord avec elle. L'alun a échoué ou à peu près. Cependant onze jours auraient suffi pour constater sa vertu, s'il en avait eu contre l'arthralgie, encore il était aidé par l'emploi de la strychnine. Eh bien! ces onze jours n'ont rien produit de bien avantageux : les seules coliques ont été dissipées. Si la maladie était la même, elle devrait être guérie par le même remède et dans le même espace de temps, ou bien il faudrait admettre des remèdes différents pour les formes différentes. Alors, où est l'identité de l'affection, puisqu'il n'y a plus identité de traitement, puisque le remède qui guérit l'une ne guérit pas l'autre? Je sais que ce fait ne suffit pas pour faire conclure affirmativement. Il faut un plus grand nombre de preuves; mais au moins il vient s'inscrire en faux contre les prétentions de cette opinion, et il est là comme une pierre angulaire posée la première pour combattre cette identité présumée. Quant à nous, nous ne l'avons jamais pu constater. Au reste, abandonnons cette disgression; elle est étrangère à notre sujet.

Dix observations recueillies dans l'espace de trois mois dans le même service, font présumer, avec juste raison, que la quantité des maladies qu'elles ont pour objet doit être considérable pendant tout le courant de l'année. Mais qu'on ne s'abuse point; on serait dans une grande erreur si l'on voulait prendre cette partie de l'année pour mesure du nombre définif qu'il doit y en avoir pendant toute sa durée. Cette époque est, en effet, celle où il y a toujours, au moins dans notre cité, un bien plus grand nombre d'affections saturnines. La raison en est simple : c'est l'époque de l'année où se font les changements de domicile les plus nombreux ; c'est par conséquent l'époque où les peintres ont le plus d'appartements à vernir. Dès-lors, ils sont, dans ce moment, beaucoup plus que dans tout autre, plongés dans une atmosphère chargée de la poussière plombique. Ils respirent en quelque sorte la céruse par tous les pores. Ainsi, pendant les trois autres quarts de l'année, il y a beaucoup moins de ces affections; cependant il s'en présente toujours quelques-unes. Somme totale, on voit, par ce relevé, combien il a dû passer de coliques de plomb sous nos yeux. Quand nous les évaluons à plus de trois cents, nous sommes bien certainement au-dessous de la vérité.

Cette disposition statistique du plus grand nombre de coliques, pendant les grandes chaleurs, nous conduit à nous faire une question relative à la cause de cette différence; d'autant mieux quelle se trouve en opposition formelle avec l'observation faite par Stoll à Vienne, où les coliques de plomb sont beaucoup plus fréquentes en hiver qu'en été. Néanmoins le plus grand nombre des peintures à la céruse s'y fait en été, comme en France. Les fabriques de céruse en fournissent davantage, dira-t-on. Cependant les autres villes, comme Paris, où cette préparation se fait en grand, n'ont pas fait cette remarque. Cela tiendrait-il à ce que, dans ces fabriques, l'air est moins renouvelé en hiver à cause du froid? Pour notre ville la remarque subsiste dans son entier : le plus grand nombre des affections saturnines se développe à l'époque de la Saint-Jean, pendant les chaleurs de l'été. Nous l'attribuons à l'activité plus grande de la peinture des appartements à cette époque. Nous faisons donc abstraction de l'influence directe de la saison. Cependant ne poussons pas trop loin cette dénégation. Bien qu'en général ce soit alors que nous ayons le plus grand nombre de coliques, il est des années où l'inverse est arrivé. Ainsi, en 1846, nous n'avons pas reçu une seule colique des peintres, quoique les travaux de peintures à la céruse ne se soient pas ralentis. Cette circonstance bizarre est-elle un simple effet du hasard, ou plutôt ne tiendrait-elle pas à une influence de la saison elle-même? Telle est la question. La réponse ne nous paraît pas facile; car il faudrait pour la faire s'être livré à une recherche statistique, dont nous avouons ne nous être pas occupé. Toutefois notre pensée est que cette influence est réelle. Ce n'est point la saison, ce ne sont point les chaleurs qui occasionnent la colique; mais la saison exerce sur notre économie une action qui la met dans des conditions plus ou moins favorables à l'action des miasmes plombiques. Or, cette influence n'est pas due uniquement à la chaleur : il y a quelque chose, ce *quid divinum*, que l'analyse chimique ou physique ne peut pas saisir, et qui fait qu'une constitution médicale sera différente d'une autre constitution, quoique toutes les deux soient nées dans la même localité et avec des conditions physiques absolument semblables ; qui fait que la même maladie, née sous les mêmes influences constitutionnelles, sera différente d'elle-même, puisque le remède qui réussira dans une circonstance échouera ou même sera nuisible dans une autre. Cette remarque n'avait pas échappé à l'illustre Sydenham, lorsqu'il plaignait les premiers malades qui étaient frappés dans une épidémie, parce qu'il avait vu que chacune portait son cachet spécial et qu'elle demandait des moyens différents. Ainsi nous croyons que le plus grand nombre des coliques saturnines, en été, tient à la plus grande activité des peintres dans cette saison ; mais nous croyons en même temps que, toute chose égale d'ailleurs sous le rapport du nombre, il y aura des années où la colique sera infiniment plus nombreuse que dans d'autres, à cause de l'influence que la constitution médicale exercera sur les économies pour leur donner une dose plus ou moins grande de prédispositions. Notre opinion diffère donc de celle de beaucoup d'auteurs, qui ne reconnaissent que l'influence du plomb. Joseph Frank lui-même refuse à la saison toute espèce d'influence. Cependant il a vu, durant les étés de 1820 et de 1821, une si grande quantité de coliques de plomb chez les maçons, qu'on aurait pu croire à une épidémie. Il l'attribue simplement à ce que la reconstruction d'un plus grand nombre d'édifices dans ces deux années occupa un plus grand nombre d'ouvriers.

Puisque nous avons abordé cette question de l'influence de la constitution médicale, nous ne pouvons pas quitter ce sujet sans faire une réflexion, qui pourra nous donner en partie la raison de la différence que le même remède a présenté dans ses résultats, à des époques différentes et entre des mains différentes. Ce point mérite plus d'attention qu'on ne lui en accorde en général en thérapeutique. Comme nous venons de le voir, Sydenham l'avait bien senti. Puis donc que la constitution médicale exerce une influence sur le caractère de la maladie, elle doit en exercer une aussi sur l'efficacité du remède, elle doit rendre plus efficace une fois une méthode, et plus efficace une autre méthode une autre fois. Cela a lieu pour les épidémies, pour les constitutions médicales, pourquoi n'en serait-il pas de même pour les coliques saturnines? Dès le moment que nous avons admis une influence sur la production de la maladie, et peut-être sur chacune de ses modifications, nous devons étendre cette influence à sa thérapeutique. Telle est notre pensée. De là nous tirons la conséquence que le remède qui réussira une année ou plusieurs années pourra moins réussir l'année suivante ou les autres années. De là nous tirons la conséquence qu'on s'est peut-être quelquefois trop pressé de proscrire un remède qui avait été prôné par quelques médecins, aussitôt qu'il avait échoué dans quelques cas.

Nous étendrons ces considérations aux localités différentes, et nous admettrons qu'un moyen qui réussit dans une contrée, dans un hôpital, peut ne pas réussir aussi bien dans un autre lieu, dans un autre hôpital. — Par toutes ces raisons, nous pensons qu'avant de rejeter définitivement un remède, il faut le soumettre à de nouvelles expériences; il faut bien s'assurer si les circonstances dans lesquelles il a réussi ne se représenteront pas. Loin de nous toutefois l'intention de vouloir trop généraliser ce principe. Il y a ici de plus que dans les autres épidémies et constitutions une cause matérielle et toujours uniforme, le plomb.

Ce métal, en conséquence, doit exercer une action identique. Nous le savons, et nous le reconnaissons. Mais, comme nous l'avons dit, il peut trouver des corps différemment prédisposés, et à cause de cette prédisposition différente, il peut produire des effets mixtes différents, qui nécessitent des agents différents.

§ VIII. — *Conclusions.*

Ces considérations ne peuvent que nous rendre très-réservés sur le choix que nous devrons faire de la médication à adopter et du remède à employer. Il nous faut pourtant arriver à une conclusion. Nous avons vu que les phénomènes essentiels de la maladie avaient fourni des indications assez prononcées. Nous avons vu que ces indications avaient été la source de médications bien tranchées. Nous avons examiné ces médications et leurs moyens d'après les auteurs. Nous avons cherché, dans l'état de la science, quelle était la meilleure. Le bien et le mal que chaque prôneur d'une méthode disait de la sienne et de celle des autres ne nous a pas permis de nous prononcer pour l'une plutôt que pour l'autre. Nous les avons soumises au creuset de notre observation et de notre expérience personnelle, et nous avons essayé d'apporter avec défiance notre mince tribut dans la balance. Or, voici quel en est le résultat définitif, ou du moins ce qu'il nous paraît être. Toutes les méthodes ont réussi ; aussi elles comptent toutes de chaleureux apologistes. Il ne s'agit donc point de savoir si l'une doit être conservée exclusivement, et si les autres doivent être rejetées sans merci. Nous pensons qu'elles doivent toutes être conservées, parce que toutes peuvent trouver le moment de leur application préférable. Il s'agit donc seulement de décider quelle est la méthode, quelle est le moyen qui doit être préféré dans la majorité des cas, nous le répétons, sans exclure pour cela les autres. Or, le moyen que nous devons préférer sera celui qui réunira au plus haut degré ces trois conditions demandées par un des princes de la médecine, par Celse : *Citò*, *tutò* et *jucundè*. A en croire chaque auteur, la méthode qu'il a adoptée et dont il s'est fait le champion est toujours celle qui est la meilleure et qui par conséquent réunit ces trois conditions. Pour nous qui n'avons imaginé aucune méthode, aucun remède; pour nous qui nous sommes empressé d'accueillir tous les moyens avec cette envie seule d'être utile, avec cet esprit investigateur dégagé de toute prévention; pour nous qui avons cherché la vérité de bonne foi, nous ne nous dissimulons point les difficultés que nous avons eues à surmonter et celles que nous rencontrons encore. Cependant le narré que nous avons fait des phases de notre pratique saturnine doit faire pressentir notre pensée, doit faire augurer nos conséquences d'après les résultats que nous avons obtenus.

Les purgatifs réussissent; ils réussissent presque toujours. Nous-même nous leur devons des succès que nous ne craignons point d'avouer. Aussi nous n'admettons pas dans leur entier les reproches exagérés qu'on leur a adressés. Cependant nous convenons avec leurs partisans eux-mêmes que le succès se fait le plus souvent attendre de six à douze jours, que le remède échoue quelquefois et que même il ajoute des accidents graves à ceux qui existent déjà, enfin qu'il est fort désagréable pour les malades. De toutes les méthodes, c'est même celle qui offre la plus grande mortalité. Ils ne remplissent donc pas avec autant de certitude que nous le voudrions les trois conditions que Celse désirait. Aussi, après les avoir longtemps employés, nous les avons en partie abandonnés, et le traitement de la Charité n'est plus celui auquel nous donnons la préférence.

Les calmants sont moins désagréables, moins effrayants.

Ils font quelquefois cesser le mal comme par enchantement, ou du moins ils en calment le phénomène le plus pénible, la douleur. Nous ne les avons pas vu occasionner des accidents; mais ils échouent bien souvent. Souvent aussi ils ne guérissent qu'imparfaitement, et au bout de quelques jours la maladie reprend toute sa férocité, comme nous l'avons vu dans l'observation VI. Par ces raisons, nous avons abandonné cette méthode exclusive.

La méthode antiphlogistique et sa combinaison avec les calmants, nous ont inspiré moins de craintes que la purgative. Si elles nous ont procuré des succès dont la rapidité était admirable, elles nous ont aussi exposé à des récidives bien plus fréquentes, et quelquefois à des longueurs de malaises que les purgatifs seuls faisaient cesser. Cette méthode et sa combinaison, bien que favorables sous beaucoup de rapports, n'ont pas pu nous fixer, et nous ne pensons pas que personne, à part M. Renauldin, l'ait conservée dans sa pureté.

Dans la méthode spécifique, un seul remède a fixé notre attention. Nous nous en sommes tenus à lui depuis plus de dix ans parce qu'il a été fidèle à ses promesses. Je sais que, s'il fallait établir la certitude d'une méthode ou d'un remède sur huit observations seulement, ce nombre serait bien insuffisant. Mais ici, ce n'est plus huit observations que nous invoquons, c'est le résumé de vingt fois autant d'observations que nous donnons dans ce petit nombre pris au hasard, car c'est le hasard seul qui m'a fait trouver ces faits. Les autres ont été tout aussi favorables à l'action du sulfate acide d'alumine pendant les dix ans que nous l'avons employé. Nous n'avons compté aucun insuccès, aucun revers. Toujours le remède a répondu à notre appel. Toujours il a été fidèle à son action thérapeutique. Toujours il a d'abord soulagé promptement, et ensuite bien guéri les coliques de plomb. Ainsi le spécifique alun est le meilleur des remèdes de la colique des peintres. Seul il remplit les trois conditions voulues par Celse. Il guérit promptement, puisque le plus souvent il guérit dans les trois premiers jours. Il guérit sûrement, puisque MM. Gendrin, Kapeler et nous, nous n'avons jamais observé de rechutes. Il guérit agréablement, au moins auprès de l'assemblage dégoûtant du remède de la Charité, ou de la saveur repoussante du croton, et auprès de l'innombrable quantité de sangsues dont la méthode antiphlogistique fait labourer les téguments de l'abdomen. Cependant disons la vérité toute entière, le sulfate acide d'alumine ne nous a jamais procuré un soulagement aussi prompt que celui que nous avons noté avec l'opium. C'est pour cela que nous l'avons associé à cet agent à la dose de cinq à vingt centigrammes. Par cette combinaison, le soulagement est toujours plus prompt. Il se fait sentir dans les vingt-quatre ou quarante-huit heures.

Nous avons dit ce qu'il fallait penser du chloroforme, à cause des dangers dont il est entouré.

Convenons encore d'une chose, c'est que l'alun ne suffit pas toujours pour rétablir les selles ; la constipation se prolonge quelquefois indéfiniment ; mais alors, une purgation légère, ou même un lavement purgatif suffit pour la dissiper. Aussi, lorsqu'au troisième jour les selles n'ont pas eu lieu, nous administrons un purgatif bien simple, et toujours le ventre s'ouvre. Si l'on m'objectait que ce n'est plus une méthode simple, un remède pur que j'emploie, ma réponse serait facile. Ce n'est point une expérimentation que je fais, c'est le résultat de l'expérience que je donne, c'est le moyen qui guérit le mieux auquel je donne mon approbation. Ce moyen fût-il mille fois plus composé, mille fois plus compliqué, je le préférerais encore s'il guérissait le mieux. Disons-le en passant, la thérapeutique moderne, en voulant déblayer cet assemblage souvent monstrueux de remèdes, en voulant nettoyer cette étable d'Augias, a quelquefois outré ses proscriptions. En faisant rejeter presque toutes les combinaisons, en ne voulant, comme l'homœopathie, que des remèdes purs, elle s'est privée bien des fois de moyens, plus compliqués, il est vrai, mais peut-être plus efficaces. Qui sait combien ces modifications de compositions substantielles peuvent apporter de modifications thérapeutiques dans notre économie malade, dans nos tissus viciés ? C'est une étude immense à faire ; elle promet des résultats importants à celui qui saura à la fois apprécier les combinaisons qu'il administrera et les mille modifications vitales et morbides dans lesquelles il les emploiera. Cette réflexion générale nous a paru nécessaire pour appuyer notre manière de voir. Ainsi, tout en admettant l'emploi de l'alun comme méthode spécifique la meilleure, nous reconnaissons la nécessité 1° : de l'associer aux calmants pour assoupir plus vite la douleur. 2° de lui faire souvent succéder les purgatifs afin d'ouvrir plus promptement le ventre, afin d'opérer plus sûrement la cure en rendant tous les organes à leurs fonctions.

Il est encore une circonstance sur laquelle je dois fixer un moment l'attention de mes juges. Dans les faits que j'ai cités, comme dans tous ceux que j'ai observés, plusieurs fois les accidents ont été amendés dès le premier ou le second jour, de façon que la maladie a pu paraître guérie ou même être guérie complètement. Cependant, j'ai continué l'administration du remède pendant au moins un ou deux jours après cette amélioration. Cette pratique est fondée sur la pensée qu'il faut une certaine quantité du remède, soit pour neutraliser le principe toxique, comme le veulent quelques médecins, soit pour opérer une modification vitale thérapeutique durable, en en prolongeant l'action au-delà de la première sensation de l'organe malade. Nous avons pensé qu'il fallait saturer en quelque sorte la modification morbide, pour qu'elle ne pût plus exercer son influence, ni faire reparaître la maladie. Cette cruelle affection s'est montrée trop souvent rebelle, trop souvent nous l'avons vue renaître pour ainsi dire de ses cendres, pour que nous ne prenions pas toutes nos précautions, en poursuivant jusqu'à extinction un mal ou une modification vitale assez intense pour faire craindre qu'il ne puisse pas être détruit complètement par un traitement trop léger ou trop tôt suspendu. Que ce raisonnement théorique soit ou non adopté, cela ne change rien à notre pratique. Nous la présentons avec confiance, puisqu'elle nous a constamment réussi, puisque jamais elle ne nous a exposé aux récidives que nous avons vues si fréquentes avec les autres méthodes.

Il résulte de toutes ces considérations que le sulfate acide d'alumine est supérieur à tous les autres moyens, parce qu'il remplit mieux toutes les conditions exigées d'un remède pour guérir. La guérison est plus prompte, au moins d'une manière soutenue. Les purgatifs exigent de cinq à dix jours ; l'alun guérit en deux, trois ou quatre jours. Les purgatifs augmentent souvent les douleurs abdominales ; l'alun les soulage souvent dans les premières 24 heures. Les calmants opèrent souvent un soulagement assez prompt. Avec eux on fait parfois cesser les douleurs en quelques heures. Mais un certain malaise et la constipation indiquent assez que la maladie n'est pas terminée. Il faut souvent bien des jours pour la voir finir complètement, lorsque toutefois on réussit. Ce calme n'est pas toujours durable ; quelquefois, après ce silence de la douleur, elle reprend aussi aiguë qu'auparavant, malgré la continuation des calmants. Avec l'alun rien de semblable n'est à craindre, à moins qu'on en cesse trop tôt l'administration. Non seulement le soulagement se soutient, mais il est le prélude de la guérison. Les antiphlogistiques procurent un soulagement assez prompt, mais la guérison se fait attendre plus longtemps, et souvent le calme qu'on avait obtenu s'évanouit. Toutefois la guérison n'a guère lieu avant le cinquième jour ; elle se fait attendre ordinairement de huit à douze jours ; quelquefois même elle ne s'opère pas du tout.

Ainsi le sulfate acide d'alumine guérit la colique de plomb au moins aussi vite et même plus vite que les autres remèdes. La guérison qu'il procure est au moins aussi solide. Il met à l'abri des accidents consécutifs, paralysie, inflammation, etc. ; puisque ceux qui l'ont employé et qui ne cessent pas de l'employer n'en ont jamais observé la moindre atteinte. Peut-on en dire autant des purgatifs, des antiphlogistiques, etc. ? Les purgatifs sur la certitude desquels on compte le plus ont aussi fourni le plus grand nombre de décès. Serait-ce parce que le remède est infidèle ? Serait-ce parce qu'il occasionne lui-même des accidents ? Cette dernière proposition nous paraît la seule vraie : car bien souvent la colique s'accompagne d'une modification plus que nerveuse, il y a déjà une irritation phlegmasique et même de la phlogose. On conçoit combien alors les purgatifs peuvent être nuisibles. C'est ce qui nous explique les reproches qu'on leur a adressés avec trop d'acharnement ; parce qu'on peut éviter ces accidents en ne donnant le remède qu'après avoir combattu cette disposition phlegmasique. Malgré ces précautions, il est des personnes qui ont une prédisposition inflammatoire si grande, une sorte de diathèse telle, qu'elles voient surgir des phlegmasies pour la moindre cause. Quelquefois enfin, les purgatifs, sans occasionner d'inflammation, augmentent les douleurs pendant quelques heures ou quelques jours. Rien de semblable n'est à craindre avec l'alun, rien de semblable n'arrive, ni phlogose, ni douleur. Du moins nous ne l'avons jamais vu.

Si les calmants et les antiphlogistiques ne produisent pas des accidents nouveaux, la lenteur de leur action et la fréquence des rechutes sont des inconvénients assez graves pour les faire rejeter.

Le traitement avec l'alun n'a rien de repoussant ni par sa composition pharmaceutique, ni par son administration. Trois ou quatre potions à prendre en trois ou quatre jours, sont une chose bien simple, beaucoup plus simple que toutes les autres méthodes.

Tout nous ramène à une préférence bien marquée en faveur de l'alun. Nous pouvons donc nous prononcer avec certitude : les faits sont là. Ils nous disent que ce remède réunit à un plus haut degré que les autres toutes les conditions qu'on peut exiger, *citò, tutò et jucundè*. Ce n'est pas à dire pour cela que nous proscrivions les autres médications, les autres remèdes, loin de nous une semblable pensée. On peut, on doit les conserver. Chacun d'eux peut trouver des cas où il sera le plus, disons même le seul convenable. Cet aveu n'a rien de contradictoire pour ceux qui connaissent la vie et ses milles modifications morbides, même dans la même maladie. C'est parce qu'on ne s'est pas assez rendu compte de ces différences et de leurs résultats, qu'on est souvent tombé dans une sorte de confusion lorsqu'il s'est agi d'établir une méthode rationnelle de traitement, et de répulsion insurmontable quand on a voulu choisir une médication générale. C'est ainsi que la science est bien souvent arrêtée dans ses progrès. Cependant Stoll, avec sa sagacité ordinaire, avait déjà fait ressortir la nécessité de varier ou de modifier le traitement selon la saison et selon les complications inflammatoire, bilieuse, saburrale. N'oublions pas que toutes les médications peuvent échouer, et qu'alors une autre peut réussir ; mais n'en concluons rien ni pour ni contre aucune, parce que ces circonstances sont réciproques et communes.

Nous voilà donc arrivé à la solution du troisième membre de la question. Nous avons fait connaître les indications curatives dans la nécessité d'apaiser la douleur, de dissiper la constipation, et surtout de modifier l'état morbide qui constitue la maladie. Nous avons fait connaître les différentes médications, les différents remèdes qui ont été préconisés. Nous les avons mis en présence pour les comparer ; nous les avons discutés en les opposant les uns aux autres, afin de faire saillir les avantages et les inconvénients de chacun, et nous sommes arrivé à nous déterminer en faveur du sulfate acide d'alumine et de potasse. C'est là une médication rationnelle ; c'est elle que nous présentons comme la plus satisfaisante, comme la plus propre à atteindre le but et à remplir les indications. Cependant, pour rendre son action plus efficace, nous lui associons les calmants à dose convenable, et nous faisons donner un purgatif le deuxième ou troisième jour. Je dis que cette médication est rationnelle, parce que tout remède sanctionné par l'expérience n'est plus seulement empirique, il devient rationnel et seul rationnel. Le traitement de la fièvre intermittente par le quinquina est un traitement rationnel et peut-être le seul rationnel. Le traitement de la syphilis par le mercure est rationnel. Le traitement de la paralysie par la noix vomique est rationnel, etc. Cependant ces moyens ne sont devenus spécifiques que par l'empirisme le plus grand et le plus pur. — Telle est notre conclusion thérapeutique. Il n'est pas besoin, je pense, de reproduire la description de la médication et de ses formules. Ce serait une répétition qui ne ferait qu'allonger ce travail déjà bien trop long.

Nous avons négligé d'indiquer plusieurs particularités qui se rattachent au traitement de la colique saturnine, sans en faire une partie essentielle. Ainsi, pour l'éloigner des émanations saturnines, on sortira le malade de l'atelier ou de la fabrique où il travaille ; on lui enlèvera les objets qu'il pourrait avoir avec lui, et surtout on lui changera son linge. On lui lavera les mains, et même on lui fera prendre quelques bains tièdes, afin de bien nettoyer son corps de toutes les portions de céruse ou autre poussière plombique, qui pourraient s'y être attachées. Le malade sera soumis à la diète la plus sévère pendant les premiers jours. On ne commencera à lui donner du bouillon que le troisième, ou quatrième, ou cinquième jour. On le graduera selon les besoins et l'état du malade. On ne passera que progressivement à des aliments plus substantiels. Rien ne favorise les rechutes comme une alimentation trop abondante. On conçoit comment.

Disons en finissant que la thérapeutique possède assez de remèdes satisfaisants. Il serait par conséquent téméraire de vouloir en expérimenter de nouveaux, qui, à la fois incertains et énergiques, compromettraient le malade et la dignité de l'art. Il est permis d'expérimenter tant que la science avoue son impuissance; mais lorsqu'une fois elle a reconnu l'efficacité d'un traitement, il y aurait de l'imprudence et de l'inhumanité à expérimenter de nouveaux moyens.

Si la maladie a passé à l'état chronique, le médecin se conduira selon les accidents qui seront survenus. Nous indiquerons comme moyens qui peuvent alors être ajoutés avec avantage aux autres moyens, les ventouses, les cautères, la strychnine et surtout l'iodure de potassium.

Traitement des complications.

La colique des peintres n'est pas toujours aussi simple que pourrait le faire présumer le traitement uniforme que les auteurs ont conseillé et que nous avons conseillé nous-même. Souvent elle est compliquée dès son début avec une autre affection soit locale, soit générale. Souvent aussi elle se complique de différents accidents qu'il n'est pas permis d'ignorer, et encore moins de négliger quand ils se présentent. C'est même à ces complications essentielles ou accidentelles qu'il faut attribuer la plupart des insuccès de plusieurs méthodes, et surtout les malheurs en assez grand nombre qu'on a observés. Autrement on ne comprendrait pas comment M. Mérat a pu voir mourir cinq malades sur cinquante-sept. Ces complications, de même que la malignité de la maladie, qu'on me passe cette expression, sont assez ordinairement le résultat de l'influence de la saison ou de la constitution médicale. De quelque part qu'elles viennent, il est essentiel de les connaître et de leur appliquer un traitement convenable, qui modifie et quelquefois change complètement ou suspend le traitement spécial.

Lorsque les signes d'une inflammation existent, lorsque le pouls est dur et plein, il faut commencer par attaquer cet état phlegmasique avant de s'occuper de la colique. Le traitement antiphlogistique le plus énergique convient. C'est alors que les évacuations sanguines par la lancette ou par les sangsues seront efficaces.

Si les douleurs sont violentes et qu'il y ait un état général de spasme et d'agitation, on aura recours aux opiacés et autres calmants donnés à haute dose, seuls ou associés aux autres méthodes. Les bains émollients et calmants sont alors aussi d'une grande utilité. Il en est de même des lavements. Dans les cas où la chaleur du ventre est considérable, on pourra recourir aux lavements d'eau froide fréquemment répétés. Quelques affusions froides sur l'abdomen et sur les membres inférieurs pourront également convenir. Lorsqu'une ardeur vive torture les intestins, Harlam se trouve bien d'associer le sucre de saturne à l'opium et au calomélas, ainsi que nous l'avons dit plus haut. Les douleurs des membres, selon Bouchardt et Frank, seront soulagées par les bains préparés avec le foie de soufre et par les liniments camphrés. Hillary veut qu'on oppose le musc aux convulsions. Stokes préfère l'opium avec l'application d'un vésicatoire à la nuque.

S'il y avait une congestion cérébrale sanguine et surtout

apoplectique, on ne saurait employer un traitement antiphlogistique trop énergique : saignées, révulsifs à l'intérieur et sur les membres, en proportionnant toutefois chaque chose à l'intensité du mal et surtout à l'état du malade.

Si l'ischurie était violente et qu'elle parût tenir à une irritation phlegmasique, on la combattrait par les sangsues, les bains prolongés, les fomentations, les cataplasmes et les lavements de graines de lin. Si toutefois elle n'est que symptomatique, ce qui est le cas le plus ordinaire, elle se dissipe avec la colique. Un peu de camphre à l'intérieur la soulage.

Une ictère bien franche accompagne quelquefois la colique de plomb. Alors les évacuants et les dépuratifs conviennent. C'est sans doute pour éviter l'irritation gastro-hépatique que M. Martin Solon préfère de les administrer en lavements. Cette pratique lui a réussi.

Si après le calme la constipation restait opiniâtre, on emploirait les lavements purgatifs. Le docteur Harlam dit s'être bien trouvé de ceux qui étaient préparés avec de la térébenthine ou de la mélasse dissoute dans l'eau avec le sel de cuisine.

Si, pendant la durée du traitement, il survient du délire ou des convulsions, ce que nous n'avons jamais vu, on suspendra d'abord la médication employée, et on cherchera la cause de ces graves accidents ; on ne saurait y apporter trop d'attention et de prudence. Si l'intensité des accidents faisait craindre une congestion fluxionnaire vers le cerveau, on leur associerait les révulsifs sur les membres inférieurs, afin de rompre cette direction nerveuse vers l'encéphale, afin de faire sur les membres inférieurs un appel fluxionnaire capable de prévenir la congestion ou la phlegmasie que l'excitation convulsive pourrait opérer du côté du cerveau. Lorsque ces épiphénomènes sont le produit d'une congestion déjà formée, ou même d'une encéphalite ou d'une méningite, le traitement le plus énergique sera mis en usage. Une ou plusieurs saignées, une ou plusieurs applications de sangsues conviennent d'abord, en même temps qu'on cherche à détourner la direction fluxionnaire qui se fait sur l'encéphale : les révulsifs sur les membres inférieurs, les purgatifs à l'intérieur et surtout le calomelas conviennent essentiellement.

Dans des cas aussi graves, on ne négligera rien de ce qui peut concourir à ramener l'état normal. Ce n'est point ici le lieu d'entrer dans les détails d'un traitement complet pour chaque affection. Ce n'est que lorsqu'elles sont dissipées qu'on doit revenir au traitement de la colique, si toutefois elle ne s'est point, en quelque sorte évanouie pendant ce traitement accessoire, ou même par l'effet de ce traitement.

Nous ne pensons pas qu'on nous fasse un reproche de ne pas nous être occupés du traitement de la paralysie, de l'arthralgie et de l'encéphalopathie saturnines. Ces accidents sont des maladies à part. Si elles succèdent quelquefois à la colique de plomb, elles en sont le plus souvent indépendantes : elles reconnaissent la même cause. Voilà tout le rapprochement qu'il peut y avoir entre elles. Nous pensons avec Stoll que la colique bien traitée n'est jamais suivie d'aucune de ces affections; comme lui, nous n'avons jamais rencontré cette succession. Au surplus, nous ne pourrions que tracer d'une manière bien imparfaite le traitement de chacune de ces affections, car il demanderait un article bien circonstancié sur tous les cas qui peuvent nécessiter un moyen plutôt qu'un autre, sur l'ordre et la succession de chacun d'eux, sur leur combinaison soit entre eux, soit avec les autres moyens que pourraient nécessiter différentes complications. Ces détails appartiennent à une monographie. Ils ne pourraient qu'être bien tronqués dans un article accessoire de la nature de celui-ci. Qu'aurait-on appris lorsque nous aurions dit vaguement que dans la paralysie il faut mettre en usage et varier selon les indications les toniques, les excitants, l'arnica, la noix vomique, la brucine, les purgatifs, les révulsifs, l'électricité, les bains de mer, les bains d'eaux minérales sulfureuses, etc.? Nous aurions à peu près dit : Faites ce que l'art explique, et pour le connaître, ayez recours aux traités spéciaux et complets. D'ailleurs une semblable tâche n'est pas comprise dans le programme de la question. Nous nous en écarterions en la traitant; nous ferions un volume énorme, si nous voulions ainsi développer tous les points qui s'y rattachent par quelque côté.

Convalescence.

La convalescence est un sujet peut-être trop négligé dans les traités de pathologie. A peine on trouve dans les auteurs quelques lignes qui lui soient consacrées. Cependant il ne suffit pas d'avoir guéri le malade; il faut le mettre à l'abri d'une rechute. Pour cela on emploiera tous les moyens propres à détruire l'état pathologique du sujet. Ainsi, on ne cessera pas brusquement les remèdes; on n'en diminuera la dose que progressivement, ou bien on y reviendra de temps en temps. On s'attachera surtout à combattre les phénomènes qui résistent le plus et qui semblent survivre à la maladie. On administrera les calmants et les antispasmodiques contre les douleurs et les spasmes, les laxatifs contre la constipation, les dérivatifs contre les congestions cérébrales ou autres. Cependant on se tiendra en garde contre l'emploi des purgatifs. Stoll les a vu renouveler les coliques. *A solo emmate eccoprotico recrudescerere morbum multoties vidi.*

Pour relever les forces, on associera aux moyens de traitement les toniques amers, la décoction de rhubarbe, les extraits amers, les pilules faites de savon, de rhubarbe, d'assa-fœtida et de fer ; l'infusion de racines de serpentaire, de valériane, de calamus aromaticus, de fleurs d'arnica ; la décoction de quassia amara, de quinquina et autres moyens semblables.

L'anémie qui succède quelquefois à l'intoxication saturnine se dissipe rapidement sous l'influence du fer et surtout par l'usage des pilules de Blaud ou de celles de Vallet.

C'est au régime surtout que le médecin donnera la plus grande attention. Il sera fortifiant et analeptique, sans être excitant. Les bouillons nourrissants, les gelées, le chocolat, les potages aux herbes, les viandes blanches, les herbages, les fruits cuits conviendront spécialement. Il évitera les aliments venteux et les fécules resserrantes, telles que le riz.

Il ne reprendra pas trop tôt ses habits, et auparavant il les fera nettoyer soigneusement, afin de les dépouiller du plomb dont ils sont chargés. M. Legroux insiste sur ce point, parce qu'il a vu avec quelle facilité ils pouvaient occasionner les rechutes. Il en cite une observation ; c'est la troisième de son premier mémoire.

Le malade ne retournera pas trop tôt se plonger dans l'atmosphère saturée de plomb de son atelier ; il ne reprendra ses travaux plombiques que le plus tard possible.

Rechutes.

Tous les auteurs ont eu occasion de signaler des rechutes, soit parce que les malades n'avaient pas suivi un traitement bien complet, soit parce qu'ils avaient négligé les préceptes hygiéniques que nous avons tracés dans l'article précédent, soit surtout parce qu'ils s'étaient trop tôt exposés aux émanations saturnines, qui trouvent une économie d'autant plus facile à en recevoir les influences qu'à peine elle en est débarrassée. Toutes les méthodes thérapeutiques se sont adressé des reproches à cet égard; elles ont toutes prétendu que leurs antagonistes favorisaient davantage les rechutes. Celles qui nous ont paru assumer sur elles les reproches les mieux mérités sont la méthode antiphlogistique et la méthode calmante. Bien souvent, en effet, ces dernières ne font que modérer ou suspendre le mal, pour le laisser reparaître même sans exposition nouvelle aux émanations plombiques.

La fréquence des récidives a frappé M. Legroux. C'est à cause d'elles surtout qu'il attribue à l'affection un degré de gravité qu'elle n'aurait pas sans elles. « Souvent, dit-il, nous avons été frappé de la facilité avec laquelle les phénomènes d'empoisonnement saturnin s'exaspèrent au moment où la guérison semble prochaine et se reproduisent après une apparente guérison; de la ténacité avec laquelle, dans certains cas, ils résistent aux traitements les plus énergiques; de la marche insidieuse que suivent les accidents encéphalopathiques, dont l'explosion a lieu quelquefois au moment où le malade paraît guéri d'une colique bénigne. Nous nous sommes demandé si ces recrudescences, ces rechutes, cette apparition d'accidents formidables, alors que tout semblait annoncer une solution heureuse et prompte, ne tiendraient pas à des intoxications nouvelles dont le malade porterait sur lui la source; si les sels de plomb dont la peau ou les orifices muqueux conservaient des traces plus ou moins palpables ne feraient pas les frais des empoisonnements nouveaux. » (*Journal des conn. médico-chirurg.*, septembre 1843, page 89.)

Pour prévenir ces rechutes il a tenté de nombreuses expériences. Comme les sels de plomb paraissent séjourner longtemps à la surface du corps malgré les lavages et les boissons, il y fait former du sulfure de plomb noir par les bains sulfureux, afin de l'enlever d'abord avec les bains savonneux avec lesquels on les alterne, en même temps qu'il fait frotter la peau avec une brosse un peu rude. Comme il en faut cinq ou six de chaque, il a mieux réussi avec des lotions vinaigrées, surtout lorsqu'on les pratique immédiatement après la formation du sulfure de plomb à la suite des bains sulfureux. Il pense que de cette manière il rendra impossibles les récidives, et il croit pouvoir ainsi dispenser d'un second et même d'un troisième traitement de la Charité, comme l'ont recommandé quelques auteurs.

Cependant M. Miquel (*Bulletin de thérapeutique*, 1845, tome XXVIII, page 373) regarde le traitement de la Charité comme le seul moyen de prévenir les rechutes. Il cite un fait à l'appui. Il pense qu'on a tort de vouloir lui substituer le croton tiglium et l'alun, parce que seul il remplit toutes les conditions voulues pour le traitement rationnel et empirique de la maladie. Nous avons assez discuté ce point de pratique; nous n'y reviendrons pas.

Nous n'avons pas besoin de rappeler la nécessité de changer de vêtements et de bien nettoyer ceux que le malade guéri reprend.

Prophylaxie.

Bien que la question ne comprenne que la demande des indications et du traitement rationnel, et que la prophylaxie n'en fasse pas une partie essentielle, nous craindrions qu'on nous accusât de ne pas ajouter assez d'importance à cette partie essentielle d'hygiène publique si nous la passions sous silence. Nous ne pourrons pas entrer dans tous les détails qu'elle mériterait; nous nous contenterons d'en présenter un tableau qui en fasse ressortir les points capitaux. Nous n'aborderons aucune discussion; nous exposerons les choses comme elles ont été conseillées, comme elles sont.

Peut-on prévenir la colique de plomb? Telle est la première question qui se présente. Dès le moment qu'il est bien prouvé que la cause de la maladie est le plomb, on pourra répondre : oui, on peut la prévenir ; en évitant la cause, on évitera son effet. Mais on sent qu'une pareille réponse n'en serait pas une. Le plomb est un métal indispensable à une foule d'usages. Il a donc besoin d'être travaillé de plusieurs manières. Il ne peut l'être que par la main des hommes. Les ouvriers qui y sont consacrés sont donc dans un rapport inévitable avec cette cause morbide. La question se rétrécit donc, elle se limite à demander si l'on peut prévenir la maladie chez les personnes qui, par profession, sont obligées de travailler sur le plomb ou sur ses diverses préparations. S'il n'est pas possible de la prévenir d'une manière complète et absolue, on peut, nous le pensons, la rendre moins fréquente, en prenant des précautions dictées par l'art et la prudence. Aussi tous les hommes qui se sont occupés de cet important sujet, ont cherché les moyens ou de garantir les ouvriers qui travaillent le plomb, de l'influence délétère de ce métal, ou d'en atténuer les effets nuisibles. Personne n'a fait à cet égard des recherches plus fructueuses que M. Chevalier (Recherches sur les causes de la maladie dite de plomb. Annal. d'hygiène. 1836. p. 21.), et M. Tanquerel dans le second volume de son remarquable ouvrage. Aussi nous y renvoyons, et peut-être eussions-nous dû ne rien dire de plus.

Deux choses sont à envisager dans cet examen, le sujet qui reçoit l'impression, et la cause matérielle qui la produit. Le sujet ou l'ouvrier, nous l'avons vu, se trouve souvent dans des conditions qui semblent favoriser l'action du métal ; d'autres fois, au contraire, il se trouve dans des conditions qui semblent l'y rendre moins disposé et plus rebelle. L'art aurait-il quelque influence sur cette disposition ? Deux moyens se présentent ici : l'un est pris dans l'hygiène, c'est l'alimentation ; l'autre est pris dans la thérapeutique, ce sont les remèdes.

Depuis long-temps déjà on a conseillé de fortifier le corps

par une alimentation convenable, afin de le mettre dans des conditions qui le rendissent moins apte à recevoir les fâcheuses influences du plomb. La première condition est de maintenir les fonctions digestives dans un bon état. Des intestins malades ou mal disposés seront bien plus facilement compromis que des intestins doués de force, d'énergie et d'activité. Voila pourquoi ceux qui ont eu la maladie y sont beaucoup plus sujets que les autres, surtout s'ils retournent trop tôt à leur travail respirer l'atmosphère plombique. Voilà pourquoi encore ceux qui vont librement à la selle tous les jours y sont moins exposés que ceux qui sont naturellement constipés. Y aurait-il quelques aliments qui jouissent de la propriété de prévenir la colique? Dehaen voulait que les ouvriers mangeassent du lard. Il cite, à l'appui de sa recommandation, l'histoire d'une fonderie dans laquelle aucune colique ne s'était montrée depuis treize ans, époque à laquelle on y avait commencé l'usage du lard. Nous refusons au lard et aux autres corps gras la vertu que leur attribue l'auteur, de former sur l'estomac et les intestins, un enduit gras qui les empêche d'être attaqués par les molécules du plomb. Nous pensons que leur action, si toutefois ils en ont une, consiste à entretenir plus longtemps dans les voies digestives un emploi des forces vitales et une absorption prolongée à cause du temps plus long qu'il faut pour digérer ces substances. Si l'on en croit M. Mialhe, les chlorures de l'économie forment des chlorures plombiques, et ils favorisent le développement de la colique chez les sujets qui font usage du sel. Il voudrait donc qu'on interdît l'usage du sel au moins en grande quantité. Nous adoptons la défense de cet abus, mais seulement pour l'abus. Il veut aussi qu'on supprime l'usage médicamenteux des préparations saturnines, comme Combalusier l'avait demandé. Nous ne sommes pas aussi sévères. Ils ont aussi conseillé l'interdiction des vases de plomb, des réservoirs et des conduits de plomb. C'est une extrémité qui ne sera praticable que lorsqu'on aura trouvé le moyen de remplacer le plomb. Mais il importe d'éviter une alimentation constipante.

La boisson des ouvriers sera tonique. Ils feront usage d'un peu de bon vin, afin de prémunir les organes de la digestion contre les influences métalliques. Henckel et Hoffmann voulaient même qu'on leur fît prendre de l'eau-de-vie, qui dulcifie, disent-ils, les sels âcres par sa partie huileuse.

Il n'est pas moins essentiel de tenir le ventre libre, puisque la constipation est une prédisposition.

Quant aux remèdes préservatifs, ils ne sont guère efficaces comme tels. Quand on songe que le relevé des malades atteints de colique metallique a été de plus de 300, en 1841 et pendant les années suivantes, ce qui fait une quantité au moins aussi considérable que dans les temps antérieurs, on est tenté de se demander à quoi servent les moyens prophylactiques; il faut qu'ils soient ou bien insignifiants ou bien mal exécutés. Ce qui est une raison de plus pour insister sur eux.

Henckel et Hoffmann attribuaient au tabac des vertus préservatives suffisantes pour diminuer l'aptitude à l'absorption, surtout par les voies buccales et respiratrices. Cette méthode généralement adoptée en Angleterre n'empêche pas les ouvrier de prendre la colique.

M. Chevalier a conseillé l'eau sulfhydrique. Ce moyen essayé par MM. Mayer et Tanquerel, n'a pas répondu aux espérances qu'il en avait conçues. M. Mialhe, la jugeant théoriquement, n'est pas disposé en sa faveur. Nous-même nous avons soumis quelques étameurs à son usage, et nous avons vu la colique arriver comme auparavant. Son goût est d'ailleurs bien repoussant.

M. Gendrin lui a substitué l'alun et la limonade sulfurique. Pour masquer le goût acerbe de l'alun, il en fait dissoudre six grammes dans trois verres d'eau vineuse. M. Bouchardat préfère cette limonade alumineuse à la sulfurique. Celle-ci est faite avec quatre grammes d'acide pour un litre et différents adjuvants propres à en masquer l'acidité. M. Gendrin cite des faits qui seraient péremptoires et par conséquent bien encourageants. Il faut qu'il ait été trompé dans les résultats par les ouvriers, car les essais tentés depuis n'ont pas été heureux. Aussi on y a renoncé, à Clichy comme ailleurs. Si l'alun a été impuissant pour prévenir la colique, il n'en a pas été de même pour en combattre les prodromes. En 24 heures et moins, M. Gendrin en a obtenu la disparition en faisant prendre une dissolution de six grammes de ce sel. Plusieurs fois nous avons été aussi heureux que lui, lorsque les malades ont réclamé de bonne heure les secours de l'art, ce qui malheureusement est bien rare; mais ce cas n'est plus de la prophylaxie. Nous avons été moins heureux avec la limonade sulfurique ; jamais elle ne nous a procuré une suspension aussi prompte des prodromes de la colique; quelquefois même ils se sont aggravés pendant son administration. Nous l'avons conseillée à quelques peintres et à quelques étameurs comme moyens préservatifs; elle ne les a point garantis. M. Mialhe croit à son inefficacité par les raisons d'une théorie chimique, qui serait satisfaisante si les choses se passaient dans nos tissus comme dans les cornues. Les essais de M. Tanquerel sont d'accord avec les raisonnements de M. Mialhe ; ils ont tous échoué.

La limonade nitrique a été employée sur quatre ouvriers par M. Grisolle. Elle ne paraît pas avoir obtenu la sanction des praticiens. D'ailleurs, comme le fait observer M. Tanquerel, ne doit-on pas craindre que l'usage habituel de ces moyens actifs, ne fatigue à la longue les organes de la digestion, et ne les rende ainsi plus aptes à contracter la maladie?

MM. Sandras et Bouchardat ont proposé: 1° de faire

prendre souvent, le matin à jeun, deux cuillérées de sirop d'hydrate de persulfure de fer, afin de convertir sur le champ les molécules de plomb en sulfure de plomb insoluble; 2° d'administrer, trois ou quatre fois par semaine, un purgatif aloétique, tel que les grains de vie à dose suffisante pour provoquer deux ou trois selles par jour; 3° des lotions savonneuses sur tout le corps, réitérées chaque soir.

Les purgatifs seuls pourraient être préservatifs en tenant le ventre libre.

La cause matérielle de la colique est le plomb. Puisqu'on ne peut pas l'éluder complètement, il faut au moins chercher à en diminuer l'influence. On peut y parvenir de plusieurs manières; ou bien en agissant sur la matière elle-même, ou bien en agissant sur le sujet, sur l'ouvrier.

I. — Relativement à la matière elle-même, il faut l'envisager sous deux points de vue: sous le rapport de la quantité et sous celui de la qualité.

Sous le premier point de vue, on conçoit en effet que l'action du toxique sera d'autant plus puissante, que les molécules seront plus nombreuses soit dans l'air, soit dans tout autre véhicule qui les mette en rapport avec l'économie. Dès lors on ne saurait prendre trop de précaution pour diminuer leur action en diminuant leur quantité. Ainsi dans les ateliers de céruse et dans toutes les industries où l'on travaille sur le plomb, on emploiera d'abord tous les moyens qui peuvent diminuer la saturation de l'air en diminuant la poussière plombique. Et comme dans plusieurs professions il est impossible de mettre un obstacle complet au dégagement de cette poussière, il faut en prévenir, ou tout au moins en diminuer la condensation en choisissant des ateliers vastes, ou en renouvelant sans cesse ou fréquemment l'air au moyen d'une ventilation convenable qu'on obtient par des vasistas, par de nombreuses et larges fenêtres percées à l'opposite et dans tous les sens, et par des fourneaux d'aérage ou cheminées d'appel de Darcet, fondés sur l'échauffement de l'air, et qui sont bien supérieurs au manche à vent, aux ventilateurs de Sutton, de Duhamel-du-Monceau, de Hales, de Désaguillier, de Wentry. On placera, autant que possible, l'ouvrier au-dessus du vent. Il faudra ou éviter de fermer les fenêtres des ateliers, ou veiller à ce que les fourneaux et les cheminées tirent bien. On fera couvrir les mortiers des pileurs avec des tabliers de peau, qui les ferment bien hermétiquement. Si dans quelques localités la maladie a paru plus fréquente en hiver qu'en été, il faut l'attribuer à ce que les fenêtres restent plus fermées, et à ce que la ventilation se fait beaucoup moins bien.

L'eau, dit un auteur, est un merveilleux moyen pour prévenir la dissémination des particules de plomb. Les ouvriers qui manient le plomb sous l'eau sont à l'abri de tout accident. L'arrosage du sol avec de l'eau ou de la sciure de bois humide s'oppose à l'ascension de la poussière saturnine.

Aussi nous ne saurions trop préconiser le procédé de M. Versepuy, d'après lequel la céruse est fabriquée dans des appareils fermés d'où elle n'est extraite que mélangée à l'eau.

Lorsqu'au mois d'octobre dernier, le gouvernement ordonna de n'employer que le blanc de zinc dans la peinture des bâtiments de l'Etat, les ouvriers des fabriques de céruse s'émurent et ils présentèrent une pétition à l'académie des sciences pour lui demander de nommer une commission à cette fin d'examiner le procédé humide qu'ils emploient et sa vertu préservative des coliques. La commission, toute favorable aux résultats qu'elle avait observés, s'est vue cependant obligée de modifier ses conclusions. Il nous semble aussi qu'elle ne s'est pas assez occupée de l'emploi ultérieur de la céruse. Peut-on en effet la faire toujours servir ainsi détrempée sans la faire sécher auparavant?

Voici le moyen qu'avait déjà proposé M. Bouchardat (annuaire de thérapeutique, 1836, p. 218) : « Il serait plus simple de prohiber la fabrication de la céruse en poudre, et de prescrire le procédé suivant de préparations de couleur à la céruse qui m'a très-bien réussi, et à l'aide duquel les ouvriers ne seraient plus exposés aux poussières de céruse. Il consiste à précipiter la solution d'acétate de plomb basique par l'acide carbonique. On décante, on lave, et, au lieu de dessécher la céruse, on mêle dans la pâte humide une quantité suffisante d'huile de lin. On évapore l'eau avec précaution et on obtient une couleur à la céruse qui peut être immédiatement employée. » C'est aux gens de l'art à juger la bonté et l'opportunité de ce moyen.

Il serait avantageux que, dans les fabriques où l'on prépare le plomb en grand, on cherchât à diminuer le plus que possible la main d'œuvre et le nombre des ouvriers, en substituant des moyens mécaniques mis en jeu par différents appareils et surtout par la force puissante de la vapeur.

Bien que la pesanteur du plomb, de sa poussière et de ses vapeurs, ne lui permette pas de s'écarter pour aller au loin infecter les localités voisines, cependant il sera toujours convenable de ne placer les ateliers en grand que dans des lieux bien aérés, élevés et surtout éloignés des habitations, parce que des vents un peu forts peuvent souffler pendant quelque temps et emporter, plus loin qu'on ne le pense, des émanations qui alors peuvent devenir délétères.

On ne saurait trop veiller à la falsification des vins, des cidres, de la bière et autres boissons par l'addition de la litharge. On ne saurait donner trop d'attention à la propreté et aux bonnes conditions des vases de plomb et des étamages dont on fait usage dans les cuisines, chez les marchands de vin, et dans la distribution des eaux. Pour ces dernières, on tiendra autant que possible le réservoir toujours plein, puisque c'est dans ses alternatives de plénitude et de vacuité que se forment les oxydes et sels de plomb qui se mêlent à l'eau. Ne pourrait-on pas le remplacer par le zinc ? Depuis douze ans j'ai un réservoir en zinc et aucun effet nuisible ne s'est manifesté. Selon M. Proust, l'étamage fait avec le plomb et l'étain en parties égales est toujours sans danger. Il en donne une explication chimique à laquelle nous ne donnons ni approbation, ni improbation.

On apportera une sévère attention dans la coloration des bonbons et dans la préparation des cosmétiques, dans lesquels on fait quelquefois entrer des substances plombiques.

Ce n'est pas ici le lieu d'indiquer les procédés à l'aide desquels on pourra reconnaître la présence du plomb dans les substances alimentaires ou dans les boissons; nous ne pouvons que renvoyer à MM. Orfila, Devergie, Galtier, etc.

On ne pourra jamais se passer du plomb; cependant si l'on pouvait en diminuer la consommation en lui substituant d'autres substances qui fussent aussi avantageuses, qui atteignissent le même but, on aurait rendu un grand service à l'humanité, parce que d'une part la substance qu'on substituerait n'exposerait pas les ouvriers à la colique; parce que, d'autre part, la consommation moins grande du plomb en diminuerait d'autant la préparation et par conséquent le nombre des ouvriers. Ne pourrait-on pas, dans les peintures en bâtiment, remplacer la céruse par quelqu'autre métal dont l'intoxication serait moins fâcheuse ? Ne pourrait-on pas employer l'oxyde blanc d'antimoine, ainsi que M. Ruolz l'a proposé ? M. Rousseau a indiqué un procédé pour le retirer du sulfure d'antimoine naturel; moins cher que le blanc de céruse, son exploitation remettrait en prospérité l'exploitation languissante des mines d'antimoine qui abondent en France. J'ai vu quelques essais de ce minéral. Il donne un blanc au moins aussi pur que celui du plomb, et probablement aussi inaltérable. Pour l'emporter sur le plomb, il ne lui manque donc rien que l'abondance. Si donc on pouvait faire la découverte de quelques mines d'oxyde blanc d'antimoine naturel, on aurait rendu un service immense, non pas seulement à l'industrie et aux arts, mais surtout à l'humanité. Eh bien! ce que nous mettons en supposition est un fait. A quatre-vingts lieues au-delà de Constantine, il existe des mines d'antimoine. J'en ai vu des échantillons représentant un oxyde bien pur et bien blanc. C'est avec cet oxyde que j'ai vu faire des essais. Espérons que le gouvernement fera exploiter cette branche d'industrie, qui était presque accordée, lorsque des circonstances impérieuses l'ont fait ajourner indéfiniment. Si les résultats en sont aussi satisfaisants que nous le désirons, le grand problème de la prophylaxie des affections saturnines se trouvera ainsi presque résolu; car les peintres en bâtiment et les cérusiers sont au moins dix fois aussi nombreux que les autres ouvriers qui travaillent sur le plomb.

Le carbonate ou blanc de zinc pourrait aussi être substitué au blanc de céruse dans la peinture en bâtiment. Dépourvu de toute propriété délétère, moins cher, inaltérable, se mêlant à toutes les couleurs, recommandé par l'académie d'architecture, proposé depuis 1781, le blanc de zinc est resté ignoré ou méconnu. Cependant il préserverait de graves accidents les peintres en bâtiment; on ne saurait trop leur en recommander l'usage. Nous apprenons par la *Gazette des Hôpitaux*, du 20 février 1849, que M. Leclaire en fait usage depuis 1839, et que depuis lors aucun de ses ouvriers n'a eu de coliques de plomb. Les journaux d'octobre 1849, nous l'avons dit, nous ont annoncé que le gouvernement venait d'en ordonner l'emploi exclusif pour la peinture des bâtiments de l'état.

Nous n'avons pas cru devoir entrer dans les détails relatifs à chaque profession en particulier. Nous nous écarterions du sujet de la question, qui ne demande qu'une médication rationnelle : nous ferions une monographie; nous reproduirions le traité de M. Tanquerel.

II. — Pour ce qui concerne l'ouvrier, il faut veiller avec

le plus grand soin à ce que les trois voies par lesquelles le plomb peut être absorbé soient le moins possible mises en rapport avec sa substance ou avec sa poussière. On dirigera donc son attention et par conséquent ses moyens de précautions sur ces trois voies ouvertes à l'action toxique.

On veillera à ce que le plomb soit mis le moins possible en rapport avec les téguments. Pour cela l'ouvrier se tiendra le plus éloigné qu'il pourra de la poussière ou de la vapeur plombique. Il en garantira le plus qu'il pourra la surface du corps et surtout les mains. Lorsque celles-ci en auront été imprégnées ou recouvertes, il les lavera le plus promptement qu'il pourra. Par la même raison, il prendra souvent des bains afin de nettoyer soigneusement la peau. Il est de remarque générale que les ouvriers malpropres sont plus facilement malades. Il est vrai que les professions qui travaillent sur le plomb sont essentiellement sales et que les ouvriers renchérissent encore sur cette malpropreté. On ne saurait donc trop insister sur les moyens de propreté. On leur fera même rincer la bouche et les narines avec de l'eau tiède pour entraîner les parcelles métalliques qui pourraient s'y être déposées. Il aura des vêtements assez denses et imperméables pour s'opposer au passage de la poussière plombique : il les étendra sur toute la surface de la peau en forme de blouse serrée par un lac sur les membres. Il portera même des gants, et surtout des gants de peau, quoique leur utilité soit douteuse. Il quittera ses vêtements en sortant de l'atelier, surtout la blouse et les gants. L'appareil du colonel Paulin aurait l'avantage d'isoler l'ouvrier et de lui constituer une atmosphère pure, qui se renouvellerait sans communiquer avec l'air de l'atelier; mais sa complication, sa pesanteur et son prix en rendent l'adoption générale bien difficile. Il est à désirer qu'on puisse le simplifier. L'ouvrier changera souvent de linge pour ne pas laisser sur les téguments celui qui est imprégné et saturé des molécules plombiques. La propreté du corps et des vêtements est donc rigoureuse. Il se peignera souvent pour enlever toute la poussière de plomb que pourraient avoir retenue ses cheveux; pour les garantir, il portera un bonnet ou tout autre coiffure qui lui enveloppe bien la tête.

Quelques auteurs ont conseillé d'oindre le visage et toute la peau avec des corps gras, afin d'empêcher l'absorption des corps métalliques. Cet avantage est compensé par l'inconvénient de retenir la poussière plombique sur les téguments et de l'y agglutiner, ce qui rendrait ces onctions peut-être plus nuisibles qu'utiles.

Nous ne saurions trop insister sur la nécessité de laver les mains et surtout la paume, soit à l'eau simple, soit au savon, soit à l'eau sulfurée, et même de les brosser après.

Il en est de même de la bouche qu'on nettoiera avec la brosse et avec des gargarismes sulfuriques ou avec du charbon en poudre.

Ne serait-il pas nécessaire de faire usage de masques particuliers? Celui qu'a décrit Boissart paraît réunir beaucoup d'avantages. Il est en cuir avec des yeux de verre, et garni, vers l'orifice de la bouche et des narines, d'éponges mouillées avec une eau sulfurique, afin d'arrêter et de décomposer la poussière qui se précipite dans la bouche avec l'air de la respiration, et qui, dissoute par la salive ou le mucus, est absorbée ou avalée seule ou mêlée aux aliments. A défaut de masques, de simples éponges peuvent suffire. Il faut avoir soin de les nettoyer deux ou trois fois par jour, afin de leur enlever la poussière qu'elles retiennent. Nous n'entrerons pas dans les détails qui se rapportent à leur confection et à la manière de les maintenir. Le moyen le plus simple sera le meilleur, et tout le monde le conçoit.

On défendra à l'ouvrier de jamais manger dans les ateliers et dans les lieux où les préparations pulvérulentes de plomb sont employées. On évitera ainsi de porter dans l'estomac des aliments qui s'en seraient imprégnés.

On ne permettra pas à l'ouvrier d'aller travailler, l'estomac vide, le matin surtout. Le corps est alors avide de réparations. Il demande, et l'absorption est plus active. Si elle n'est pas occupée dans l'estomac à puiser des molécules alibiles, elle s'occupera par tout le corps à absorber toutes les substances qui se présenteront. On fera prendre des aliments substantiels, comme le lard recommandé par Dehaen et Christison, le bouillon gras conseillé par James, et tous les corps gras et de longue digestion. *Quidquid pingue est et obesum præ cœteris confert ad præservationem*, a dit Vogel, tome II, page 38. Buchan a fait la même recommandation. Le lait, si facile à se procurer et toujours prêt, offre pour cela de grandes ressources. Mais il faut le faire prendre chaud ou tiède; froid, il pourrait causer des coliques et devenir nuisible. En général, la nourriture de l'ouvrier sera saine et substantielle. Les viandes lui conviennent. Il évitera les fécules et surtout celles qui sont venteuses, ou du moins il n'en fera qu'un usage modéré. Un peu de vin ou de bière pour boisson favorisera la digestion. Rien ne prouve mieux la futilité des prétentions de la chimie que les contradictions dans lesquelles elle tombe. Joseph Frank, d'après Backer, conseille d'éviter les aliments et les boissons acides. Un peu plus loin il recommande les acides pour rendre insolubles les préparations de plomb, et surtout l'acide sulfurique d'après M. Gendrin; l'acide tartrique d'après Monro, Bemerkk; le vinaigre d'après Af. Gruseus; l'acide nitrique d'après M. Piorry. Au milieu de ce dédale et de ces contradictions, nous dirons de se défier des théories chimiques lorsqu'elles ne sont pas sanctionnées par l'expérience.

Les excès dans le boire, le manger et les plaisirs de l'amour seront interdits, parce qu'ils disposent aux atteintes des maladies saturnines, et qu'ils les rendent plus dangereuses en fatiguant et épuisant l'économie et en prédisposant l'appareil digestif.

De temps en temps l'ouvrier s'absentera pendant quelques jours de son atelier, et il en profitera pour aller à la campagne et pour bien se nettoyer. Cela se pratique ainsi à Clichy. Le directeur Richard Harlam est parvenu, dit-il, à prévenir la colique saturnine dans la fabrique de plomb des Etats-Unis d'Amérique, en y faisant relever les ouvriers toutes les heures.

Quelles que soient les précautions qu'on adopte, il faudra les disposer de manière à faire perdre le moins de temps possible aux ouvriers; mais il est essentiel de les rendre obligatoires. Pour cela il conviendrait d'établir, pour chaque infraction, une amende qu'on ferait tourner aux profits d'une caisse commune à laquelle auraient droit les malades et les infirmes.

Pour veiller à l'exécution de ces préceptes et de ces mesures, il serait indispensable que des médecins inspecteurs fussent nommés pour les diriger, et pour les modifier, les corriger, et les améliorer selon les localités et selon les observations qu'ils auraient pu faire eux-mêmes. Ils serviraient surtout à combattre de suite les premiers accidents de la colique et à les faire ainsi avorter. Cette mesure a déjà été prise dans plusieurs fabriques. Depuis longtemps elle est en vigueur dans les pays de l'Allemagne paternelle, et par tout on s'en trouve bien.

L'importance de la prophylaxie est grande. Il s'agit de la santé et même de la vie d'une classe laborieuse, d'autant plus intéressante qu'elle est plus malheureuse. Quand on songe qu'il meurt en France au moins dix à douze personnes par an de la colique de plomb, on se demande s'il ne serait pas urgent d'appeler l'attention des gouvernants sur les moyens de rendre cette prophylaxie meilleure, sur les moyens surtout de transformer nos recommandations hygiéniques en articles réglementaires, en ordonnances légales. L'administration ne devrait-elle pas intervenir, en forçant les chefs d'ateliers et les ouvriers à s'y conformer sous peine d'être condamnés à des punitions sévères? Hommes politiques, hommes d'intelligence, qui êtes appelés à veiller sur nos destinées, descendez dans nos ateliers; voyez-y la misère et les maladies y décimer des hommes vos semblables. Là, vous trouverez du bien à faire. Là votre philanthropie trouvera à s'exercer. Vous pouvez beaucoup; vous pouvez améliorer. Malheureusement ce rôle modeste d'amélioration n'est pas toujours celui qui flatte les grandes passions; les bénédictions du pauvre renfermé dans son humble réduit n'ont pas assez de retentissement. Il leur faut des utopies turbulentes, il leur faut des bouleversements, il leur faut ruer les classes de la société les unes sur les autres, il leur faut renverser et détruire. Organiser est un mot qui ne s'accorde guère avec leurs principes. Mais l'ordre renaît, et semble éclaircir un horizon rembruni. Hommes du pouvoir, devenez hommes, et si cette philanthropie ne vous éleve pas autant sur la tourbe agitée des hommes, elle ne vous expose pas à ces chutes épouvantables qui effraient les populations. Elle vous réserve la récompense la plus douce pour un cœur bien né, la reconnaissance des malheureux que vous aurez soulagés.

P. S. Je retrouve dans mes notes un fait assez curieux, recueilli par M. H. Guéneau de Mussy sur les hôtes du château de Claremont, et publié en 1849. Les accidents qu'ils éprouvaient furent longtemps méconnus. Il en découvrit enfin la véritable origine plombique. Les drastiques ouvrirent le ventre et ne soulagèrent pas les douleurs. Les opiacés calmèrent les douleurs et ne guérirent pas non plus. La méthode sulfureuse, proposée par MM. Chevalier et

Rayer, Mialhe, etc., put seule procurer une guérison complète par l'élimination cutanée du plomb. M. Guéneau en conclut que cette médication seule est efficace et que les autres sont impuissantes. Nous avons apprécié autre part la valeur des prétentions fondées sur des faits isolés.

FIN.

www.ingramcontent.com/pod-product-compliance
Ingram Content Group UK Ltd.
Pitfield, Milton Keynes, MK11 3LW, UK
UKHW010231240726
13926UKWH00013B/2131

9 782016 162330